Ecografía de la cadera en el lactante

Su importancia diagnóstica y terapéutica

Ecografía de la cadera en el lactante

Su importancia diagnóstica y terapéutica

Ecografía de la cadera en el lactante

Su importancia diagnóstica y terapéutica

6ª edición

Reinhard Graf

Colaboradores

Kurt Lercher
Christian Tschauner
Florian Baumgartner
Florian Plattner
Antonio Díaz Martínez
Javier de la Fuente Ortiz de Zárate

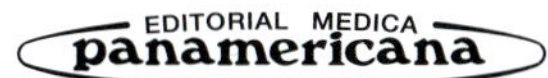

EDITORIAL MEDICA **panamericana**

BUENOS AIRES - BOGOTÁ - CARACAS - MADRID - MÉXICO - PORTO ALEGRE
www.medicapanamericana.com

Título del original en alemán

Sonographie der Saüglingshüfte und therapeutische Konsequenzen. Ein Kompendium. 6., Vollständing überarbeitete Auflage, de Reinhard Graf y con la colaboración de Kurt Lercher, Christian Tschauner , Florian Baumgartner y Florian Plattner. © 2010 Georg Thieme Verlag KG. Stuttgart, Germany

Traducción de Editorial Médica Panamericana
Efectuada por el Dr. Antonio Díaz Martínez y el Dr. Javier de la Fuente Ortiz de Zárate

Los editores han hecho todos los esfuerzos para localizar a los poseedores del copyright del material fuente utilizado. Si inadvertidamente hubieran omitido alguno, con gusto harán los arreglos necesarios en la primera oportunidad que se les presente para tal fin.

Gracias por comprar el original. Este libro es producto del esfuerzo de profesionales como usted, o de sus profesores, si usted es estudiante. Tenga en cuenta que fotocopiarlo es una falta de respeto hacia ellos y un robo de sus derechos intelectuales.

Las ciencias de la salud están en permanente cambio. A medida que las nuevas investigaciones y la experiencia clínica amplían nuestro conocimiento, se requieren modificaciones en las modalidades terapéuticas y en los tratamientos farmacológicos. Los autores de esta obra han verificado toda la información con fuentes confiables para asegurarse de que ésta sea completa y acorde con los estándares aceptados en el momento de la publicación. Sin embargo, en vista de la posibilidad de un error humano o de cambios en las ciencias de la salud, ni los autores, ni la editorial o cualquier otra persona implicada en la preparación o la publicación de este trabajo, garantizan que la totalidad de la información aquí contenida sea exacta o completa y no se responsabilizan por errores u omisiones o por los resultados obtenidos del uso de esta información. Se aconseja a los lectores confirmarla con otras fuentes. Por ejemplo, y en particular, se recomienda a los lectores revisar el prospecto de cada fármaco que planean administrar para cerciorarse de que la información contenida en este libro sea correcta y que no se hayan producido cambios en las dosis sugeridas o en las contraindicaciones para su administración. Esta recomendación cobra especial importancia con relación a fármacos nuevos o de uso infrecuente.

EDITORIAL MÉDICA
panamericana

Visite nuestra página web:
http://www.medicapanamericana.com

ARGENTINA
Marcelo T. de Alvear 2.145 (C 1122 AAG)
Ciudad Autónoma de Buenos Aires, Argentina
Tel.: (54-11) 4821-2066 / Fax: (54-11) 4821-1214
e-mail: info@medicapanamericana.com

COLOMBIA
Carrera 7a A Nº 69-19 - Bogotá - Colombia
Tel.: (57-1) 235-4068 / Fax: (57-1) 345-0019
e-mail: infomp@medicapanamericana.com.co

ESPAÑA
Quintanapalla, 8, 4.ª planta - 28050 Madrid, España
Tel.: (34-91) 1317800 / Fax: (34-91) 4570919
e-mail: info@medicapanamericana.es

MÉXICO
Hegel 141, 2.º piso. Colonia Chapultepec Morales
Delegación Miguel Hidalgo - 11570 - México D.F., México
Tel.: (52-55) 5262-9470/5203-0176 / Fax: (52-55) 2624-2827
e-mail: infomp@medicapanamericana.com.mx

VENEZUELA
Edificio Polar, Torre Oeste, Piso 6, Of. 6-C
Plaza Venezuela, Urbanización Los Caobos,
Parroquia El Recreo, Municipio Libertador
Caracas Depto. Capital - Venezuela
Tel.: (58-212) 793-2857/6906/5985/1666
Fax: (58-212) 793-5885
e-mail: info@medicapanamericana.com.ve

ISBN: 978-84-9835-387-7

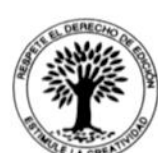

Prólogo a la 6ª edición

Desde la última edición en el año 2000, la ecografía de la cadera ha seguido desarrollándose, y el tiempo transcurrido hasta esta nueva edición ha estado caracterizado por el deseo de incrementar su precisión. Debido a su amplia utilización, especialmente en el cribado ecográfico de los recién nacidos en Austria, Alemania y ahora también en Suiza, es necesario ofrecer un estándar claro de calidad. Los fundamentos del método se expresan de forma más precisa y certera, por lo que son más fáciles de enseñar y de aprender.

No ha sido necesario modificar su estructura básica. Las «listas de verificación» y los bloques «puntos clave que se deben tener presente» constituyen parte del material nuevo para esta edición. Se ha mantenido lo fundamental para quien presenta un interés científico, pero los nuevos bloques posibilitarán una sencilla revisión, tanto para quien busca una orientación práctica como para quien es conocedor del método.

Este libro debería por ello facilitar el estudio a los principiantes y ser una sinopsis para los más avanzados. Su nuevo diseño didáctico debería ayudar a los expertos en la ecografía de la cadera a confeccionar sus cursos.

La ecografía de la cadera debe ser considerado un medio para conseguir el objetivo, esto es, el inicio de un tratamiento precoz y óptimo. Este objetivo, por otro lado, está en claro aumento, por lo que se da cada vez mayor relevancia al tratamiento guiado por la ecografía.

Finalmente, espero que este libro sea de ayuda a los directores de cursos y a los formadores, así como en los cursos prácticos como hilo conductor para una formación estandarizada y uniforme.

Reinhard Graf

Aquel que crea haber encontrado su método, debe reflexionar y revisar exhaustivamente si no se le ha dormido una parte del cerebro.

Henry Ford

Prólogo a la 1ª edición

La luxación congénita de cadera tiene una importancia similar para los ortopedas, pediatras y radiólogos. Por esa razón la literatura científica existente sobre este tema es enorme y casi inabarcable.

Cuando este libro aumente la lista en la literatura es porque la valoración de la cadera infantil, especialmente antes del tercer mes de vida, con los métodos que tenemos hasta el presente no ha dado resultados seguros.

Con la exploración ecográfica de la cadera, sin embargo, será posible en el futuro valorar las partes no osificadas de la articulación del recién nacido y, sobre todo, controlarlas. Tanto la ausencia de radiación como el hecho de que sea un procedimiento no invasivo son ventajas notables.

Motivados por las publicaciones y comunicaciones personales de Kraps y Lenschow (1978), empezamos a explorar la cadera del recién nacido.

Cabe señalar al respecto que esto sólo ha sido posible porque el Instituto de Electromedicina y Biomedicina de la Universidad Técnica de Graz, el Fondo para la Investigación Científica de Viena y la industria nos han ayudado y apoyado de forma notable.

El avance tecnológico de los últimos 7 años permitió que en la actualidad la cadera del recién nacido se pueda explorar con los ecógrafos disponibles en el mercado. El desarrollo está en marcha. Y dado que la ecografía permite una valoración más exacta de las partes no óseas (blandas) del aparato locomotor, pronto ganará en importancia también en otros campos de la medicina, como la ortopedia.

Este compendio, que solamente trata sobre la cadera del recién nacido, refleja el nivel de conocimientos actuales. A todos los lectores interesados se les ofrece la posibilidad de conocer, tanto la técnica de los ecógrafos actualmente existentes, como, por otro lado, descubrir las múltiples posibilidades de la ecografía y sus posibles fuentes de error.

Finalmente, tengo la necesidad de indicar que no siempre se consigue que ideas buenas, que están en el aire, puedan llegar a ser útiles desde un punto de vista terapéutico.

Con los trabajos de Reinhard Graf y sus colaboradores hemos conseguido sustituir unos criterios para la valoración de la luxación congénita de la cadera y de la displasia de cadera del recién nacido, que no eran seguros, por un procedimiento no invasivo, exacto, reproducible y poco molesto para el bebé.

Nos alegramos de este notable éxito y tenemos la esperanza de que la ecografía no sólo encuentre un lugar en la valoración de la cadera del recién nacido, sino que también, en el futuro, lo halle en otros ámbitos de la ortopedia. Para ello es indispensable que todos los que deseen emplear este método, lo aprendan con exactitud, para lo cual este libro les será de gran ayuda con toda seguridad.

Stolzalpe, enero de 1985

Univ. Prof. Dr. H. Buchner
Director Médico de la LSKH, Stolzalpe
1963-1988

Colaboradores

Médico Jefe Dr. Florian Baumgartner
Hospital General y Ortopédico Stolzalpe
8852 Stolzalpe/Austria

Prof. Univ. Prim. Reinhard Graf
Director Médico
Hospital General y Ortopédico Stolzalpe
8852 Stolzalpe/Austria

Kurt Lercher, RT
Hospital General y Ortopédico Stolzalpe
8852 Stolzalpe/Austria

Dr. Asist. Florian Plattner
Hospital General y Ortopédico Stolzalpe
8852 Stolzalpe/Austria

Doc. Priv. Dr. Christian Tschauner
Hospital General y Ortopédico Stolzalpe
8852 Stolzalpe/Austria

Dr. Antonio Díaz Martínez
Ex Jefe Clínico Servicio de Cirugía Ortopédica y
Traumatología
Hospital Universitario Niño Jesús. Madrid

Dr. Javier de la Fuente Ortiz de Zárate
Jefe de Servicio de Cirugía Ortopédica
y Traumatología
Clínica Pakea. San Sebastián

Índice de capítulos

5   Colocación del lactante y técnica de realización   77

6   Técnica de medición y errores de medición   93

7   Clasificación ecográfica de los hallazgos obtenidos en la cadera   103

8   Hallazgos en el ecograma de cadera   121

9   Pruebas de estrés o esfuerzo (estudio dinámico)   127

10 Particularidades y fuentes de error 133

11 Tratamiento guiado por la ecografía 141

12 Programa de formación: resumen de palabras clave, consejos y trucos 155

13 Ejercicios prácticos 165

14 Bibliografía 185

Índice analítico 199

1 De la luxación congénita al trastorno de maduración de la cadera

La historia del diagnóstico y del tratamiento de la llamada luxación congénita de cadera es tan emocionante como una novela criminal (Müller y Engelbert, 1998).

Ya en la mitología griega Homero describió una variedad de figuras malformadas y raquíticas, entre las cuales se encontraba también *Hephaisto*, quien con su marcha claudicante desafiaba a los dioses con escarnio y burla. El mismo Hipócrates conocía las formas de aparición de la luxación de cadera y describió diversas variantes de la luxación así como de la marcha claudicante. Dado que la luxación traumática de la cadera era muy conocida, se dedujo también la etiología de la lesión congénita de la cadera. Ésta se producía por una dislocación sufrida en el vientre materno, y la atrofia muscular y ósea se producían de forma secundaria por la menor carga de la cadera luxada. Resulta interesante el hecho de que Hipócrates en su escrito sobre las articulaciones se distanciara del espíritu de aquel tiempo, que consistía en matar a los neonatos débiles y malformados, y además, alentara a los médicos a tratar precozmente y con cuidado a los niños con luxaciones de cadera. Escritos del siglo I antes de Cristo confirman que era ya conocida y aplicada la extensión en el tratamiento de la luxación de cadera. A lo largo de todos los siglos anteriores y prácticamente hasta la actualidad, los médicos han tratado la luxación congénita de cadera en casi todos los círculos culturales. Tampoco faltaron errores y confusiones. Médicos persas y árabes trataron la luxación de cadera según su tradición mediante hierros candentes, bajo la argumentación de combatir la causa de la luxación, supuestamente la acumulación de líquidos en la articulación.

La luxación de la cadera es la deformidad congénita más frecuente del aparato locomotor. En centroeuropa se halla presente en un 1–5% de los recién nacidos (Batory, 1982; Mau y Michalis, 1983; Gekeler, 1988; Katthagen y cols., 1986 y 1988). El objetivo principal de su tratamiento es el diagnóstico precoz, lo más temprano posible, para conseguir una curación prácticamente anatómica. Según los estudios de V. Rosen (1969) y Barlow (1962) el consecuente reconocimiento de una alteración en el proceso de maduración de la cadera inmediatamente después del nacimiento puede posibilitar una curación prácticamente completa y anatómica siempre que se instaure un tratamiento adecuado de forma inmediata. Según Becker (1979) y Schultheiss (1965) iniciar el tratamiento después del primer trimestre ya únicamente consigue una curación completa en aproximadamente dos tercios de los casos.

Historia

Frecuencia y comienzo del tratamiento

Revisión de los procedimientos diagnósticos hasta la fecha

Permanece indiscutible la necesidad de una exploración clínica inmediata, aunque el valor de la exploración clínica se ha visto claramente modificado con la introducción de la ecografía. Antes de la incorporación de la ecografía ya se había cuestionado la seguridad de la exploración clínica, dado que depende de muchos factores subjetivos (Ackermann y Kupper, 1984; von Rosen, 1977; Weickert, 1975). Los conocidos como «casos mudos» dificultan de forma notable un diagnóstico a tiempo.

A pesar de que hoy día se sabe que muchos de los signos clínicos que describiremos en los capítulos siguientes no son suficientes para reconocer una luxación de cadera y menos aún una displasia de cadera, sí que por razones históricas se considera necesaria una mención resumida de ellos.

Diagnóstico clínico

Limitaciones de la movilidad

Una contractura de la musculatura aductora, que produce una limitación de la abducción, se asocia con bastante frecuencia a una alteración de la maduración de la cadera. Teniendo en cuenta que la limitación de la movilidad de la cadera enferma en comparación con la sana sólo supone 10° de limitación (Tönnis y Brunken, 1968), es fundamental realizar la exploración clínica en decúbito supino. El valor de este signo fue racionalmente cuestionado por muchos autores (Ackermann, 1984; Holler, 1980). Las limitaciones bilaterales de la aducción son difíciles de reconocer pudiendo incluso no existir, como en el caso de una luxación bilateral de la cadera. Una limitación de la abducción, especialmente unilateral, puede tener su importancia relativa después del período neonatal, por lo que, en cualquier caso, debería aclararse.

Asimetría en los pliegues

También se ha pretendido relacionar el relieve de los pliegues con el diagnóstico temprano de una luxación de cadera. Sin embargo, este signo fue considerado no significativo e irrelevante por muchos autores de renombre (como Ackermann y Hoferichter, 1979; Ackermann y Kupper, 1984; Barlow, 1962; Tönnis, 1984). Así, Ryder y cols. (1962) informaron que en un 30-36% de las caderas normales existen diferencias en los pliegues de la cadera. Estudios realizados por Komprda (1984) encontraron incluso diferencias en dichos pliegues en el 56% de niños considerados absolutamente normales. Por todo ello, las diferencias en los pliegues cutáneos de la cadera no se consideran hoy día válidas para el diagnóstico temprano y no se deberían seguir citando como un parámetro del diagnóstico clínico.

Exploración manual de la cadera

Roser (1964) describió la laxitud capsular y el hecho de que la cabeza femoral puede ser desplazada fuera del acetábulo mediante aducción y presión. Fue Ortolani quien en 1937 describió de forma extensa una prueba de abducción-aducción, convirtiéndose su maniobra exploratoria en un estándar para establecer un diagnóstico precoz. Desde entonces el resalte o *clic* se considera según Roser-Ortolani, el criterio diagnóstico más importante para la valoración de situaciones articulares inestables.

Schmitt (1981) es de la opinión de que el valor diagnóstico más alto de esta exploración se produce durante los primeros días de vida. Este signo de Roser-Ortolani se pone de manifiesto tanto en casos de caderas displásicas con cápsula articular laxa, como también en casos de subluxaciones o luxaciones completas de la cadera, en las que el sonido puede originarse por la salida y entrada de la cabeza femoral del acetábulo. Con frecuencia, el ruido que puede percibirse por el resalte durante las primeras 24 horas no puede ser posteriormente reproducido debido a la situación de estabilidad articular que seproduce con posterioridad.

Signo de Roser-Ortolani

Tönnis (1984) describe el signo de Roser-Ortolani de la siguiente forma: el signo Roser-Ortalini es un resalte audible que se produce en los primeros días y semanas en caderas inestables cuando la cabeza femoral puede desplazarse fuera del borde acetabular mediante aducción y presión, y posteriormente vuelve a entrar en el centro del acetábulo mediante abducción, lo que produce un resalte palpable y audible.

El procedimiento exploratorio y otras técnicas descritos en 1962 por Barlow se producen durante la luxación de la cabeza femoral y su posterior reducción, lo que se acompaña de sonidos variables durante el resalte y la reposición.

Signo de Barlow

En el caso de movimientos pasivos de la cadera puede notarse un ligero *clic* sin un claro fenómeno de luxación. Sommer (citado por Tönnis, 1984) denomina este signo como el *clic de la cadera seca*. Aparece con una frecuencia 6 o 7 veces superior a un signo verdadero de Roser-Ortolani. Según Ackermann y Kupper (1984) no se debe dar a este signo un valor patológico. Una visión resumida de las diferentes técnicas manuales exploratorias se encuentra en Ackermann (1984) y Tönnis (1984).

Dry hip clic

> La sola exploración clínica no se considera suficientemente válida para reconocer con toda certeza una alteración en la maduración de la cadera.

La interpretación de las imágenes radiográficas en el período neonatal es difícil y además no es inequívoca (Tönnis, 1984; Witt y Woltersdorf, 1986; Werzinger, 1989) debido a las limitaciones de una imagen que sólo permite la visualización de las partes osificadas (Heipertz y Maronna, 1982). Esto suele tener como consecuencia que la indicación de la exploración radiológica se realice generalmente a partir del tercero o cuarto mes de vida.

Diagnóstico radiológico por la imagen

Radiografía estándar

Las radiografías de la pelvis poseen los siguientes inconvenientes: radiación, valor limitado antes del tercer mes de vida y errores de posicionamiento (giros o inclinaciones, o mal posicionamiento de las piernas) que pueden limitar el valor y la calidad de sus mediciones. Una radiografía está indicada al finalizar el tratamiento de una cadera descentrada para descartar una necrosis de la cadera.

La artrografía, por su capacidad de mostrar partes blandas y no osificadas, se acerca bastante a las posibilidades que ofrece la

Artrografía

Figura 1-1. Artrografía de cadera derecha (preparado de cadáver).

1. *Labrum* (rodete acetabular)
2. Pericondrio
3. Promontoio (borde) acetabular
4. Techo acetabular cartilaginoso preformado
5. Cápsula articular

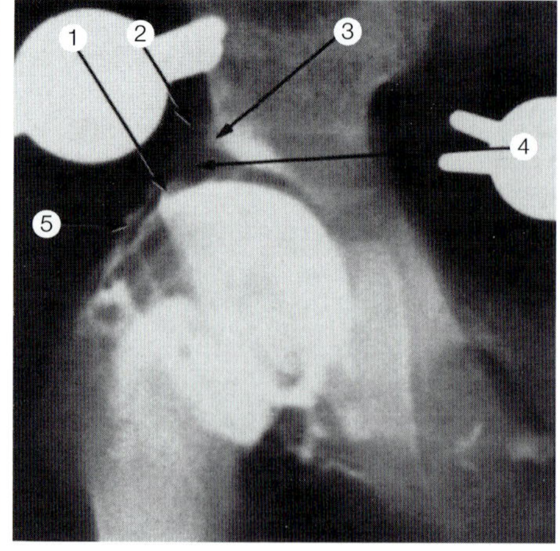

ecografía. La posibilidad de comparación facilita al ecógrafo inexperto la interpretación de las relaciones anatómicas y la situación de la cadera (Fig. 1–1). La indicación de la artrografía de la cadera se ha visto limitada de forma extrema debido a las posibilidades que ofrece la ecografía. Los inconvenientes de la artrografía de cadera, como la radiación y su invasividad, contrastan con las ventajas que presenta la ecografía de cadera, que permite reconocer incluso modificaciones de la trama cartilaginosa. Sin embargo, cabe reconocer la gran aportación del diagnóstico artrográfico para entender la patomecánica del mecanismo de la luxación (Faber, 1938; Schwetlick, 1976; Niethard y Gärtner, 1982; Peic, 1981; Büschelberger, 1982; Tönnis, 1987).

Tomografía computarizada
y resonancia magnética

Las porciones cartilaginosas del acetábulo pueden mostrarse a través de tomografía computarizada (TC) y resonancia magnética (RM). Es posible incluso obtener imágenes dinámicas articulares con aparatos de nueva generación gracias a sus cortos tiempos de grabación. La TC de la cadera del lactante no se considera una técnica de rutina (Tönnis, 1984) y debería utilizarse sólo en caso de dudas específicas cuando se han agotado todas las otras técnicas de rutina. De ninguna forma debe utilizarse como prueba rutinaria para el diagnóstico de la luxación o la displasia de cadera.

> Un inconveniente de la tomografía computarizada es la necesidad de que la articulación se halle en completo reposo. Por ello, con frecuencia es necesario sedar a los niños de corta edad.

Todo ello también es lógicamente válido para la RM. Aporta imágenes excepcionales y permite visualizar con claridad, dependiendo de los aparatos y del grosor de corte, las finas estructuras anatómicas de la cadera del lactante. Su uso como prueba preliminar o sistemática también está fuera de toda discusión. Entre las técnicas de imagen, tiene un lugar claramente definido: para visualizar la correcta reducción de casos difíciles y valorar la posición de la cabeza femoral en el acetábulo.

Cabría pensar que las aves nocturnas deberían tener ojos grandes y con buena visión. Sin embargo, en el caso de los murciélagos sucede justamente lo contrario. Presentan de forma característica ojos muy pequeños y, por el contrario, orejas muy grandes. Eso llevó ya hace más de 200 años al investigador italiano Ballanzani a la idea de realizar estudios sobre la capacidad de orientación de los murciélagos: en un espacio cerrado colocaba hilos transversales tensados, de los que colgaba campanillas, oscurecía el lugar y dejaba volar libremente a los murciélagos. A pesar de la completa oscuridad ningún murciélago chocaba contra los hilos. Sin embargo, en los casos en los que les fueron pegadas las orejas, los murciélagos movían frecuentemente los hilos e incluso se golpeaban contra la pared. Estos estudios de Ballanzani constituyen la primera piedra sobre la que se basará el conocimiento de que los murciélagos utilizaban ultrasonidos para su orientación según el principio de la reflexión, no audibles para el ser humano.

A través del descubrimiento llevado a cabo por los hermanos J. y P. Curie en 1880 del denominado efecto piezoeléctrico, se produjeron por primera vez ondas de ultrasonidos. La primera utilización práctica del eco fue desarrollada por A. von Sternbert en la catástrofe del Titánic en 1912, cuyo uso abrió la posibilidad de la aplicación marítima del ultrasonido.

- El uso pacífico del ultrasonido se emplea desde hace tiempo para la localización de los bancos de pescado y también en geología para la exploración de las profundidades marinas.
- El uso militar del ultrasonido fue desarrollado durante la Primera Guerra Mundial por el físico francés P. Langevin para la localización de submarinos.
- En los campos técnicos es conocida desde hace tiempo la utilización del ultrasonido en los materiales para la localización de defectos, así como para la certificación de la ausencia de daños.

La entrada del ultrasonido en la medicina se realiza por primera vez en la neurología por el neurólogo K. Th. Dussig. Junto a su hermano, un técnico radiológico, realizaron sus primeros estudios entre 1938 y 1942 poniendo de manifiesto modificaciones en el interior del cráneo. Sin embargo, estos estudios no consiguieron romper la barrera de la tecnología ultrasónica existente en la medicina, lo que produjo un relativo silencio en el desarrollo del ultrasonido.

Con la introducción por parte de J. G. Holmes en el año 1954 de una nueva generación de ecógrafos que disponían de una cámara de agua se produjo un nuevo impulso de esta tecnología. Los estudios llevados a cabo en cardiología por los cardiólogos J. Edler y C. H. Hertz asombraron al mundo y sentaron las bases de la ecocardiografía. El posterior desarrollo acelerado de la técnica tuvo su máximo apogeo con el desarrollo por J. Donald y T. E. Braun de un transductor sin cámara acuosa. De esta forma se permitía el acceso y la reproducción en dos dimensiones de prácticamente todos los

Ultrasonidos y desarrollo de la ecografía de la cadera

Historia

Campos de aplicación técnica

Campos de aplicación médica

órganos en el abdomen, pero también del corazón y de la glándula tiroides.

Hay que agradecer las continuas mejoras técnicas a la estrecha colaboración de médicos y técnicos sanitarios. Así, J. Wild y J. M. Reid introdujeron su uso para visualizar estructuras finas en la mama. Hoy en día se utiliza también para guiar la punción con aguja fina o de forma intraoperatoria.

Estimulados en 1978 por informaciones personales y manifestaciones de Kramps y Lenschow, nosotros comenzamos a estudiar de manera sistemática las posibles aplicaciones del ultrasonido en el aparato locomotor. Esos aparatos de entonces, muy sencillos en comparación con los actuales, permitían lógicamente sólo un uso limitado. Mientras que la visualización de los músculos y tendones era relativamente sencilla, su uso en el hueso parecía poco prometedor, debido a la completa reflexión de la onda sonora en su superficie. Sólo con la incorporación de los escáneres de alta resolución con cabezales de 5 y 7 MHz (en aquella época eran más la excepción que la regla), fue posible la reproducción de un menisco en vivo.

Estimulados por estos resultados comenzamos a realizar exploraciones ecográficas en las caderas de los lactantes: el resultado fue poco estimulante, porque se obtenía un mapa con múltiples cambios de zonas hipoecoicas e hiperecoicas, que no se correspondía en absoluto con nuestros conocimientos anatómicos. Sin embargo, con la expectación creada comenzamos a realizar preparaciones en caderas de cadáveres, en las cuales colocábamos marcadores reflectantes (colofonio, trozos de metal) en determinadas estructuras para poder así identificarlas posteriormente en el ecograma.

Mediante una permanente comparación de los ecogramas con preparaciones en cadáver, radiografías, artrogramas, cortes planos de caderas e imágenes diáfanas, fuimos progresivamente mejorando la identificación de las estructuras anatómicas en el ecograma. Series comparativas de ecogramas de caderas luxadas y no luxadas mostraban patrones diferentes pero constantes. En aquel tiempo, todavía determinados por las imágenes radiográficas, nos concentrábamos sólo en el contorno óseo ecográfico, así como en sus modificaciones en función de la posición de la cabeza femoral. Con esta técnica se consiguió establecer al menos la distinción entre cadera luxada y no luxada (Graf, 1980). La situación dio un paso adelante fundamental cuando las investigaciones que realizábamos por *hobby*, con materiales comprados de nuestros bolsillos y con un ecógrafo que un amigo nos había prestado, fueron sustituidas por un proyecto oficial de investigación con fondos del gobierno austriaco.

Con la mejora de la tecnología de los ultrasonidos nuestro interés se desvió hacia el estudio de las modificaciones y deformaciones de las estructuras no óseas de la cadera del lactante. La idea de poder reconocer la denominada *luxación congénita de cadera* inmediatamente después del nacimiento sin radiografía parecía increíble y fue criticada con los suficientes motivos debido a la escasa calidad de las imágenes de entonces, si se comparan con el estándar actual. La clasificación de las diferentes formas de la porción cartilaginosa del acetábulo en caderas tanto sanas como enfermas permitió reconocer que existe un amplio abanico de variaciones dentro del concepto sano o enfermo. De tal modo que el concepto *luxado* quedó dividido en varios subtipos. De la misma forma que el concepto *fisiológicamente inmaduro* era responsable de algunos errores de tratamiento.

Curiosamente fue un consultor ortopédico, concretamente el Dr. Röhr de Bamberg, quien a través de las primeras publicaciones (Graf, 1980), se introdujo *in situ* en esta técnica, que todavía se hallaba en una fase incipiente. Fue con K. Rossak y su entonces alumno P. Schüler (Hospital St. Vincenz, Karlsruhe) cuando la ecografía de la cadera comenzó a presentar interés y se le dio entrada en el ámbito clínico. A K. Rossak se le debe el mérito de ser el incansable mentor del desarrollo de la ecografía en Alemania, mientras que P. Schüler realizó una comprobación crítica de la certeza científica de los hallazgos, además de ser quien organizó en Alemania los primeros cursos de formación para médicos interesados en la materia.

Con la introducción de los escáneres a tiempo real, el soporte cuna y una mejora de la estandarización de la técnica exploratoria se simplificó enormemente la dinámica de la exploración. Con ello se despejaba el camino para una amplia utilización, lo que obligó también a la necesidad de desarrollar un control de calidad de todos los programas formativos estandarizados que se consideraban necesarios.

El método se ha seguido desarrollando, como lo demuestra la progresiva ampliación de la clasificación. Los requisitos de precisión han ido aumentando, lo que ha llevado a continuar con su desarrollo y renovación. Así, debido a la mejor capacidad de resolución, se han podido diferenciar más los ecos de sumación del pericondrio proximal (Graf y Fronhöfer, 1997), poner mayor atención a los errores de inclinación (Graf, 1997) y para evitarlos, desarrollar una pinza guía del transductor.

La ecografía de cadera fue introducida como exploración universal de todas las caderas de los recién nacidos en Austria en 1992, en Alemania, en 1996 y en Suiza, en 1997.

2   Técnica de la ecografía de cadera y equipamiento

Resulta lógico y razonable que en el estudio de las ondas sónicas se adopten conceptos físicos de la óptica. Esta analogía es válida dado que el ultrasonido se expande linealmente en el cuerpo humano de forma similar a la de la luz en las ondas ópticas. Además, como en la óptica, nos encontramos con interferencias y fraccionamientos. El sonido se propaga en el medio a través de ondas longitudinales que oscilan periódicamente en función de la densidad. En tejidos sólidos también son posibles las ondas transversales.

Conocimientos básicos

Ecografía

La cifra de oscilación por segundo se mide en hercios (Hz). Hasta los 16 Hz las frecuencias no son audibles por el oído humano por lo que se conocen como infrasonidos. El oído humano reconoce frecuencias desde los 16 hasta los 20 Hz. Oscilaciones por encima de la barrera audible de la persona se conocen como ultrasonidos. Las frecuencias que se utilizan en el diagnóstico médico se mueven en un rango entre los 1–9 megahercios (MHz). En algunos campos especiales también se utilizan frecuencias de 12 MHz.

Frecuencia

La velocidad del sonido en el aire es de 0,3 km/s. En materias acústicamente densas aumenta. Así, en el agua aumenta hasta 1.500 m/s, en el hierro 6.000 m/s. En el hueso las velocidades de conducción oscilan entre 2.700 y 4.100 m/s. A medida que aumenta la frecuencia se acorta la longitud de las ondas. En la utilización diagnóstica del ultrasonido (1 hasta 12 MHz) resultan longitudes de onda de entre 1,5 y 0,128 mm. Diferencias de temperatura entre 20 y 37 °C no afectan a la velocidad de propagación del sonido en el tejido humano.

Velocidad de la onda sonora

Un impulso sonoro se refleja en las diferentes superficies de los tejidos del cuerpo con distintas características sonoras. La intensidad de la reflexión depende de la diferencia entre los diferentes tejidos y del ángulo de incidencia. Las dos características acústicas más importantes de los tejidos son la densidad y la elasticidad. De ellas se deriva la velocidad de propagación y la resistencia al haz sonoro, definida como impedancia acústica. En la frontera entre dos tejidos con el mismo valor de impedancia no se produce reflexión sonora. En el caso de una gran diferencia de impedancia (p. ej., tejido conectivo–aire, musculatura–hueso) se refleja prácticamente la totalidad de la energía sonora. Dado que con excepción del aire y del hueso, los valores de la impedancia acústica de los diferentes tejidos corporales son muy próximos entre sí, sólo se reflejan cantidades de energía de menos del 1% del impulso sonoro.

Reflexión del sonido

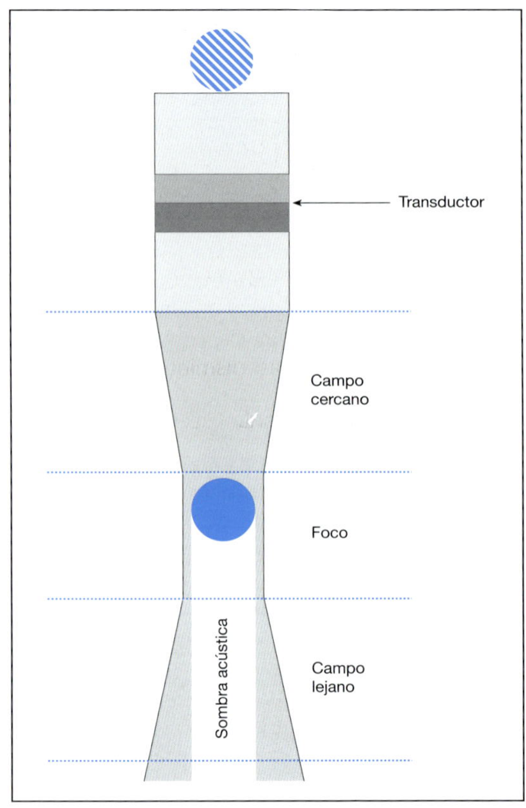

Figura 2-1. Transductor con campo cercano y lejano, con un objeto en la zona focal.

Principios físicos

Generación de ondas ultrasónicas

A través de la deformación mecánica de determinados cristales de cuarzo, se origina proporcionalmente una gran tensión superficial. De forma inversa puede también producirse una modificación en la dimensión del cristal y una oscilación similar a través de la aplicación de una corriente externa (efecto piezoeléctrico).

El núcleo central de todo ecógrafo es por ello el transductor con su cristal piezoeléctrico. El transductor tiene dos funciones: por un lado sirve como emisor con una intensidad de 5-50 mW/cm^2, y por otro, como receptor que permite registrar intensidades acústicas de 1-10 W.

Campo cercano y lejano

Las ondas ultrasónicas que se emiten por el ecógrafo discurren al principio paralelas y posteriormente van divergiendo de forma similar a los haces luminosos. Así, se pueden reconocer dos zonas (Fig. 2-1):

1. El *campo cercano,* en el cual las ondas sonoras discurren paralelas o todavía convergentes.
2. El *campo lejano,* en el cual las ondas sonoras divergen.

Resolución

Entre el campo cercano y lejano se encuentra la zona focal, en la cual la capacidad de resolución es máxima. La resolución se define como la distancia mínima a la que el ecógrafo es capaz de diferenciar dos puntos de la imagen. Sólo a efectos de completar este concepto hay que mencionar la diferencia entre la resolución axial (plano en la dirección del haz sonoro) y la resolución lateral (plano perpendicular al haz sonoro).

Las ondas sonoras se fraccionan al pasar de un medio a otro con diferente densidad. Sólo en el caso de que el haz sónico incida de forma perpendicular no es de esperar este fraccionamiento. En tejidos homogéneos las ondas se propagan de forma lineal.

En el caso de que el ultrasonido se encuentre con un obstáculo, las ondas sonoras se flexionan en este obstáculo. Dado que este fenómeno de inflexión depende de la frecuencia, cuando aumenta la frecuencia (longitudes de onda más cortas) disminuye la flexión.

Dado que las ondas sonoras inciden sólo excepcionalmente de forma perpendicular a los límites entre los diferentes tejidos, y dado que en los tejidos biológicos debido a la irregularidad de sus superficies no se suelen encontrar superficies lisas, por lo general se suele producir una gran dispersión. A mayor frecuencia aumenta esta dispersión.

El haz sónico que atraviesa el cuerpo sufre un «adelgazamiento óptico», preferentemente por absorción y dispersión. Por ello la reflexión sonora de las capas más profundas es más débil. Los reguladores de profundidad del aparato compensan el eco más débil en la profundidad. De estas normas físicas que se han mencionado, se deducen dos hechos importantes:

- Baja frecuencia –mayor profundidad de penetración– mala resolución.
- Alta frecuencia –poca profundidad de penetración– buena resolución.

Para la elección de la frecuencia del ultrasonido y dependiendo del órgano por explorar, debe buscarse un compromiso entre estos dos hechos.

Se plantea la pregunta de a qué distancia deben estar dos objetos similares para aparecer en la imagen como dos puntos separados. La capacidad de resolución aumenta con una longitud de onda menor, es decir, con el aumento de la frecuencia, siendo más desfavorable una resolución lateral que axial.

- La resolución axial es la resolución en la dirección de propagación del haz sónico y está determinada por la duración del impulso.
- La resolución lateral está determinada por la amplitud del impulso sonoro (Fig. 2-2).

Los artefactos (artificios) son formas gráficas que no representan estructuras anatómicas. Es muy importante reconocerlos para evitar errores de interpretación.

Este fenómeno se produce cuando las ondas son reflejadas o absorbidas en zonas limítrofes. La onda sonora reflejada produce

Fraccionamiento

Inflexión

Dispersión

Absorción sonora

Capacidad de resolución

Artefactos y fenómenos específicos de la cadera

Artefactos de sombra acústica

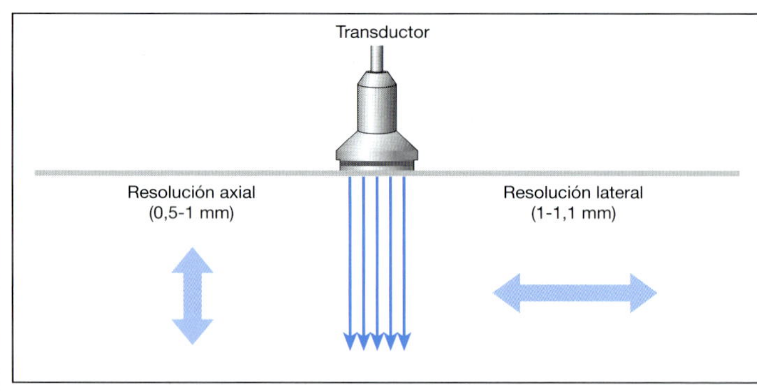

Figura 2-2. Imagen de la resolución axial y lateral.

un eco potente en la zona limítrofe. Por detrás (en la «sombra») no es posible realizar ninguna valoración diagnóstica.

Articulación de la cadera: sombra acústica siempre detrás de estructuras óseas.

Artefactos de repetición (ecos múltiples, reflexión repetida, reverberación, empalizada)

En el caso de que se continúen superficies con grandes diferencias de impedancia, se producen artefactos lineales paralelos. Estos artefactos lineales son paralelos entre sí y respecto a la superficie del transductor.

Articulación de la cadera: porción medial de la línea osteocartilaginosa.

Los ecos de repetición se pueden producir también por un mal contacto del transductor y por la existencia de dos superficies paralelas diferentes.

Artefacto de arco

Las estructuras altamente reflectantes refuerzan también en la imagen los bordes del campo sonoro.

Articulación de la cadera: fenómeno en semiluna del núcleo de osificación de la cadera. Con ello el núcleo de osificación de la cadera no se reproduce como un potente reflejo redondo, sino que muestra ecos que se arquean lateralmente.

Artefacto de grosor de capa (en espejo)

En zonas fronterizas muy reflectantes los haces acústicos pueden ser reflejados según el principio de reflexión y posteriormente incidir sobre un objeto. Este objeto se reproduce como una imagen en espejo detrás de plano fronterizo.

Articulación de la cadera: se produce muy excepcionalmente.

Efectos biológicos y cuestiones sobre la seguridad

A pesar de que hasta la fecha no se conocen efectos negativos en la utilización de la ecografía diagnóstica, reiterativamente se plantean preguntas sobre sus efectos biológicos y posibles daños: ¿existen posibles daños en la utilización del ultrasonido diagnóstico? Aunque no en una única exploración, ¿sí a lo mejor en frecuentes exploraciones? ¿Desempeña un papel el tiempo de exploración ecográfica? ¿Existe un posible efecto sumatorio? En la cadera y dada la relativa cercanía a las gónadas, es necesario plantearse la cuestión de los posibles daños producidos por la ecografía.

Efecto primario

Para entender los efectos biológicos del ultrasonido es necesario conocer sus efectos fisicoquímicos. Todos los efectos primarios dependen de la intensidad del ultrasonido y de la frecuencia. Los aparatos diagnósticos que se utilizan hoy tienen rendimientos de 5–50 mW/cm², muy por debajo de cualquier posible daño que se haya reproducido experimentalmente. La utilización diagnóstica del ultrasonido se diferencia con ello y de forma clara de las radiaciones ionizantes, en las cuales los efectos primarios son independientes de la dosis y la intensidad.

Generación de calor

El grado de calentamiento depende, por un lado, del tiempo de exploración ecográfica, de la intensidad del eco, de los coeficientes de absorción y de la conductividad del tejido, y por otro lado, de la capacidad conductora del calor de la sangre. La utilización terapéutica del ultrasonido con alta intensidad se produce desde hace tiempo con aparatos de irradiación ultrasónica. Sin embargo, en el caso de intensidades diagnósticas la producción de calor del ultrasonido no juega un papel determinante (Rott, 1984.)

Microflujos y cavitación

El fenómeno de la *cavitación* sólo se produce en casos terapéuticos, no con intensidades diagnósticas. Mediante el ultrasonido se induce la producción de burbujas en colecciones líquidas y tejidos. En el caso de que en la fase de presión éstas se colapsen, se alcanzan niveles de presión y temperatura altos, que podrían producir secundariamente destrucciones celulares o tisulares. Estas burbujas oscilantes vibran de forma asimétrica. Los movimientos resultantes de los líquidos y del plasma se conocen como *microflujos*. Con ello se producen fuerzas de fricción, de manera que no se pueden descartar teóricamente daños en membranas y células.

Efectos térmicos

En la bibliografía se describen efectos despolimerizantes en macromoléculas (Rott, 1984). Estos efectos también se demostraron de forma experimental en diferentes proteínas, entre otras en el ADN aislado. El tamaño molecular del ADN celular es demasiado pequeño para este efecto, con lo que la energía mecánica de una longitud de onda no puede ser efectiva para producir la despolimerización.

Efectos biológicos

Wood y Loomis (1927) pudieron haber provocado la muerte de peces y ranas después de aplicar una radiación con ultrasonidos de alta energía. Estudios experimentales demostraron que, en el caso de aplicar intensidades, frecuencias y duraciones elevadas del ultrasonido, se producían efectos térmicos por cavitación, con producción de necrosis y hemorragias, así como destrozos tisulares. Intensidades diagnósticas del ultrasonido no pueden producir este tipo de lesiones.

Teratogenicidad

Sólo en ensayos con animales se pudo conseguir un efecto teratogénico, concretamente en el ratón. Este efecto se asimiló a un efecto térmico. Amplios estudios y reseñas de la literatura científica no han podido poner de manifiesto abortos o malformaciones en fetos expuestos al ultrasonido (Rott, 1984).

Mutagenicidad

Se han realizado estudios en bacterias y plantas, así como en cultivos animales y humanos para estudiar la capacidad mutagénica del ultrasonido (Abdullah y cols., 1971; Wegner y cols., 1980). En plantas e insectos se encontraron repetidas aberraciones cromosómicas después de la radiación con frecuencias inferiores a 0,8 MHz e intensidades terapéuticas. Esto se atribuyó al daño producido por los microflujos, dado que los organismos radiados presentaban oquedades llenas de aire. En el hombre no se ha podido poner de manifiesto ninguna mutagenicidad. Tampoco se ha podido aclarar definitivamente la pregunta de la comutagenicidad, es decir, que el ultrasonido potenciara la acción de un agente mutagénico. Hasta la fecha no se ha encontradoun claro indicio sobre la comutagenicidad.

Demostración de efectos biológicos del haz sonoro en mamíferos in vivo *American Institute for Ultrasound in Medicine. Declaración*

En el rango de frecuencias de pocos megahercios no se han podido encontrar efectos biológicos con total seguridad, cuando se utilizan intensidades menores a 100 mW/cm² en mamíferos. Tampoco se han encontrado efectos similares en el caso de utilizar frecuencias más altas, cuando los tiempos de utilización del ultrasonido eran inferiores a 500 s y superiores a 1 s, el producto de intensidad y tiempo de irradiación era menor de 50 J/cm². Para ello la intensidad es un valor máximo en el espacio y medio en el tiempo, medido en un medio libre como es el agua. El tiempo de radiación sónica implica el tiempo total e incluye el tiempo de salida y llegada del impulso sonoro.

Resumen

El ultrasonido se utiliza de forma diagnóstica desde hace unos 30 años, sin que hasta la fecha haya demostrado ser dañino cuando se utiliza para la exploración. Por ello, en función de los conocimientos actuales puede considerarse que la utilización diagnóstica de ultrasonidos con las intensidades actualmente usadas es inocua y está exenta de riesgos.

Los aparatos que se encuentran hoy día en el mercado trabajan muy por debajo de los valores de intensidad fijados por el *American Institute for Ultrasound in Medicine*. De ninguna manera puede confundirse esta utilización diagnóstica del ultrasonido con la utilización terapéutica que se basa en la producción de calor con altas intensidades.

Requisitos técnicos de los aparatos

Sector lineal-curvo

Los ecógrafos *Compound*, antaño utilizados, han sido sustituidos por sistemas de alta resolución en tiempo real, bien sectoriales o lineales.

Dado que los escáneres sectoriales y lineales presentan ventajas e inconvenientes en función de su lugar de utilización, la elección de los diferentes cabezales dependerá de la zona que se desea explorar. Mientras que la ecografía de menisco sólo puede mostrar datos suficientes con la utilización de escáneres sectoriales, en el hombro se emplean transductores sectoriales y lineales, aunque también curvos. Sin embargo, la experiencia ha demostrado que también en el hombro el transductor lineal presenta ventajas sobre los otros.

La posibilidad de mostrar el movimiento en los aparatos a tiempo real presenta un valor incalculable, especialmente en los denominados estudios dinámicos de estrés. En las zonas por explorar situadas muy cercanas a la superficie puede precisarse un mejor acople, lo que se logrará con la ayuda de agua o gel.

El escáner conocido como *transductor curvo* busca compensar las ventajas e inconvenientes de los escáneres sectoriales y lineales. No debe utilizarse para el diagnóstico de una alteración en el proceso de maduración de la cadera.

No cesaremos de hacer hincapié en el hecho de que la elección del escáner depende por principio del órgano que se desea explorar.

Básicamente cabe diferenciar entre problemas metodológicos o de manejo. En un tiempo en el que la reproducción de una cadera luxada mediante ultrasonidos era considerada revolucionaria, y sólo se precisaban criterios morfológicos y ninguna otra cuantificación, no se apreciaban diferencias entre los escáneres lineales y los sectoriales.

Con el deseo de mayor precisión y un aumento de los requerimientos en materia de cuantificación e información morfométrica de la cadera, se pusieron de manifiesto las características diferencias entre las dos técnicas de escaneo. Ello llevó a realizar estudios intraoperatorios *in vivo*, que derivaron en un aumento en la recomendación de utilizar los transductores lineales en la cadera del lactante (Graf y Soldner, 1989). Para conseguir menores distorsiones angulares producidas por dobleces y fraccionamientos en los tejidos en función de la ley de fraccionamiento de Snellius, los haces sónicos deben incidir en el tejido en una posición lo más paralela posible. En caso contrario, el coeficiente de fraccionamiento se modifica, coeficiente producido por el ángulo oblicuo de incidencia, así como por la diferente velocidad del haz en la musculatura y el cartílago hialino de la cabeza, que es responsable de la distorsión angular en el caso de que los haces sónicos no incidan de forma paralela.

Schneider (Graf, 1993) realizó una comparación crítica de las ventajas e inconvenientes de los escáneres lineales y sectoriales utilizados en la ecografía de cadera. Gracias a las exploraciones y los cálculos realizados por algunos físicos (Müller, 1998) hay que remarcar de forma expresa que, en el caso de que los haces sónicos no incidan de forma paralela, se pueden producir distorsiones, lo que tendrá como consecuencia cifras erróneas en la medición de los ángulos. Estos cálculos realizados en modelos computarizados confirman la experiencia clínica de que son posibles claras distorsiones en el ecograma de la cadera, cuando se inclina el transductor y los haces sónicos inciden en la cadera de forma oblicua (v. también capítulo 5, apartado *Errores de inclinación del transductor*).

La ecografía de la cadera exige de forma imperiosa un haz sónico que incida de una forma lo más perpendicular posible al eje corporal. En caso de que dichos haces sónicos incidan de forma oblicua y debido a la modificación de la velocidad de transmisión en el músculo, el cartílago y el hueso, se producen distorsiones por el principio de la ruptura de Snellius. Estas posibles distorsiones pueden llevar a errores de interpretación.

Según los últimos estudios, parece que los transductores trapezoidales son similares a los escáneres lineales.

Transductor sectorial frente a lineal en el diagnóstico de la displasia de cadera mediante ecografía

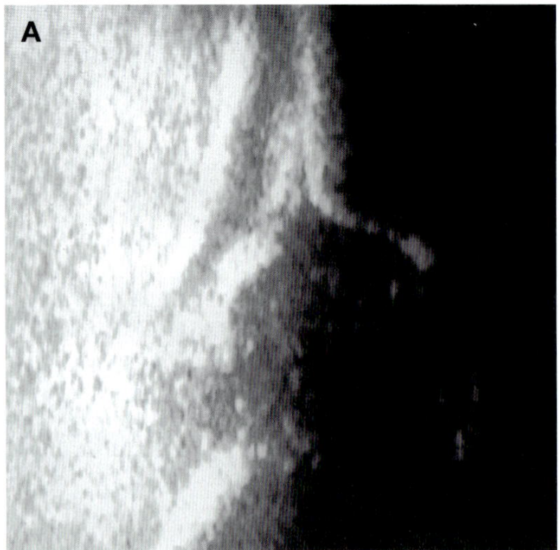

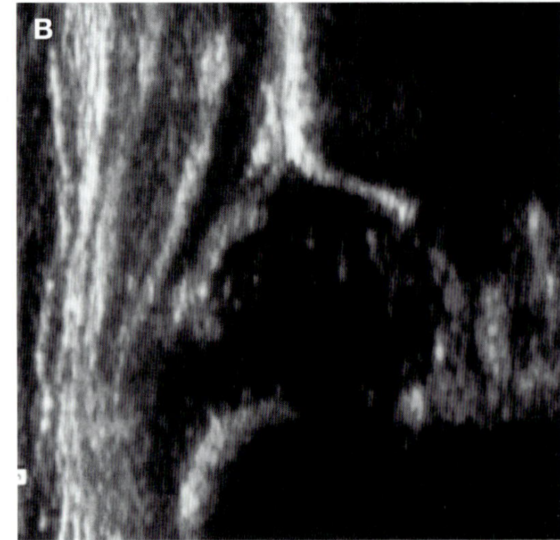

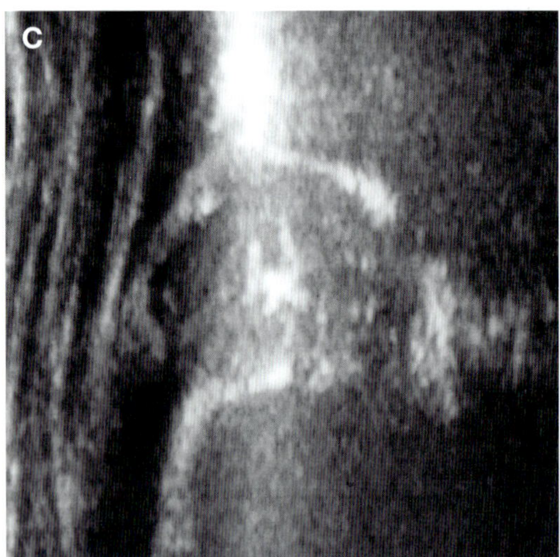

Figura 2-3. A. Los ecos iniciales están demasiado reforzados. **B.** Regulación óptima del ecograma, la intensidad podría ser ligeramente superior. **C.** Los ecos en profundidad están demasiado reforzados, el ecograma está quemado.

Sintonización del aparato y frecuencias

Los principales reguladores para la fijación de la imagen son: *a)* el regulador de la intensidad del eco, *b)* el ajuste de la profundidad, *c)* el regulador del contraste y *d)* el preprocesado y el posprocesado.

a) *Regulador de la intensidad del eco.* Determina la energía sonora que atravesará el tejido. Para la exploración de zonas más profundas de tejido se necesita mayor intensidad.

b) *Ajuste de la profundidad.* Es comprensible que los reflejos sonoros disminuyan de intensidad a mayor profundidad, es decir, que los impulsos en la profundidad sean más débiles. Para conseguir una imagen de similar luminosidad, es preciso potenciar los reflejos sonoros resultantes de zonas más profundas que los impulsos de zonas medias o superficiales (Fig. 2-3).

c) *Regulador del contraste.* La regulación del contraste se produce a través del filtrado de los ecos más débiles. La visualización de los contornos de los órganos puede mejorar y la delimitación entre ellos y los órganos vecinos también puede mejorar de forma clara. En la ecografía de la cadera del lactante, antes se prefería la llamada imagen contrastada, es decir, una imagen dura muy contrastada. Como contraposición existe la imagen menos contrastada o blanda (de los tejidos blandos), con muchas escalas de grises, como se utiliza en el abdomen o en la ecografía del hombro. Con los modernos aparatos de alta resolución pueden reproducirse microestructuras como sinusoides sanguíneos en la cabeza femoral, por lo que hoy en día se recomienda la imagen blanda.

> **!** El cartílago de la cabeza femoral con pocos ecos –no anecoico– puede considerarse la regla básica para una correcta graduación del contraste.

d) *Preprocesado y posprocesado.* Las funciones anteriormente descritas se regulan durante la fase de construcción de la imagen, por lo que se incluyen dentro del *preprocesado.* Los aparatos actuales con mejor ajuste tecnológico incluyen ajustes digitales de imagen que permiten modificar posteriormente el contraste y la luminosidad *(posprocesado).*

El detalle de la imagen puede ser reforzado y detallado de varias maneras para el observador; sin embargo, y por principio, no es posible obtener información adicional. Esto significa que un mal preprocesado nunca puede compensarse durante el posprocesado, a pesar de que se realice con sistemas técnicamente muy sofisticados y costosos.

> Para regular el aparato en las exploraciones ecográficas de la cadera del lactante se debe utilizar el *foco cercano.* El regulador de la intensidad, el ajuste de la profundidad y el regulador del contraste se ajustan de tal modo que el cartílago hialino aparezca hipoecoico.

La figura 2-3 muestra los errores de ajuste. En la figura 2-3 A, los ecos en la cercanía están excesivamente reforzados. La imagen aparece sobreexpuesta en la porción izquierda. En la figura 2-3 B la imagen presenta una luminosidad similar de izquierda a derecha. En la figura 2-3 C los ecos en la profundidad están excesivamente reforzados, con lo que los ecos en la cercanía están infraexpuestos.

La frecuencia y la profundidad de penetración se comportan entre sí de forma inversamente proporcional: con frecuencias más altas aumenta la capacidad de resolución en zonas de menor profundidad y a la inversa. Las caderas de los neonatos, con sus tiernas estructuras anatómicas en zonas poco profundas, se exploran de forma adecuada con cabezales de 7,0-7,5 MHz. En niños de más edad, en quienes la profundidad del cabezal de 7,0 MHz no es suficiente para representar correctamente los criterios detallados de la imagen, sobre todo el borde inferior del ilion en la profundidad de la fosa acetabular, la exploración deberá realizarse con un trans-

Frecuencias

ductor de 5 MHz. Frecuencias superiores, de 10 MHz, por ejemplo, no aportan, según los conocimientos actuales, beneficios determinantes en relación con las sondas de 7 MHz. Frecuencias por debajo de 5 MHz no se deben de utilizar más en las caderas de los lactantes, dada su escasa resolución.

Los transductores multifrecuencias son útiles, pero en función de nuestra experiencia, no presentan beneficios determinantes en comparación con los transductores de una única frecuencia.

Zona de enfoque

En la zona de enfoque del ecógrafo la resolución es máxima. La zona de enfoque puede variarse en profundidad. Según el tamaño del niño que se pretende explorar, es posible mover esta zona de enfoque. Los neonatos, en quienes la cadera está relativamente cercana, precisan enfoques más cortos; niños mayores con estructuras más profundas precisarán enfoques medios o más largos. Con la elección del enfoque correcto puede mejorarse claramente la resolución.

La larga experiencia formativa de los compañeros de diferentes especialidades, con diferentes niveles de formación y de destreza manual, nos ha enseñado que es esencial contar con un buen aparato, pero en ningún caso constituye una garantía para obtener un buen ecograma de cadera. La cadera se debería de explorar a ser posible bajo condiciones estandarizadas. Para ello deben minimizarse todas las insuficiencias debidas al natural pataleo del niño, así como a insuficiencias provocadas por el propio explorador. Esto llevó a desarrollar una mecánica muy especial durante la exploración (v. también capítulo 5, apartado *Técnica)* así como a desarrollar un soporte cuna exploratorio –una mesa de exploración– y, más recientemente, para evitar errores de inclinación, se ha desarrollado un dispositivo pinza guía para el transductor.

Equipo específico para la ecografía de cadera

Soporte cuna

Para que una técnica exploratoria sea estandarizada, es condición indispensable una colocación estandarizada. Esto se consigue preferiblemente con un soporte cuna especialmente diseñado, que si se usa correctamente, ofrece al lactante una cómoda cuna y ayuda a impedir los movimientos y su pataleo defensivo. Está también construida según el principio de la hamaca: el lactante se encuentra muy cómodo en su interior, pero es difícil salirse de él.

Por principio se recomienda realizar la exploración de pie. Para ello es necesario montar el soporte cuna sobre una mesa exploratoria, eventualmente junto a la pinza guía del transductor. La altura de la mesa exploratoria debería elegirse de tal forma que los antebrazos descansen a la altura y sobre los bordes almohadillados del soporte cuna con el codo flexionado 90°. Sobre dichos bordes almohadillados se extiende un paño que permite la introducción del niño, y que junto a los bordes almohadillados del soporte forman una construcción similar a la de una hamaca. De esta manera puede también utilizarse el soporte cuna para niños de diferente tamaño. No se recomienda la utilización de pañuelos o soportes de papel,

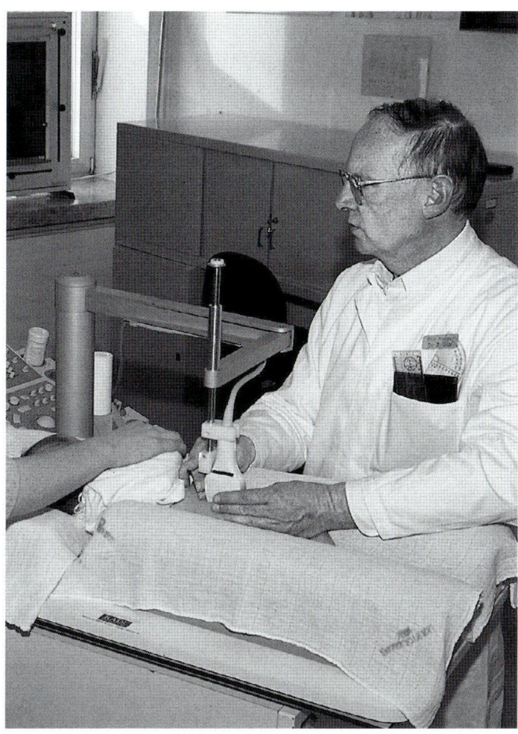

Figura 2-4. Soporte guía del transductor para una exploración sin errores de inclinación.

que sustituyan al paño, puesto que se pierde este efecto hamaca. Las nuevas bandejas de espuma especialmente construidas funcionan también según este principio de hamaca con encaje elástico. Asimismo, permiten el uso de soportes de papel y responden a las normas higiénicas.

El dispositivo pinza guía del cabezal es un instrumento de precisión (Fig. 2-4) que permite dirigir el transductor al milímetro. Solamente permite aquellos movimientos que son necesarios para la exploración de la articulación. No permite una inclinación involuntaria de la sonda en el eje longitudinal o transversal que pueda producir distorsiones de la imagen o errores diagnósticos. El desarrollo de la exploración se reduce de esta manera a unas escasas posiciones totalmente estandarizadas. El dispositivo puede también ser montado *a posteriori* sobre soportes cuna.

Pinza guía del transductor

El gel para la exploración debería situarse directamente en un soporte sobre la mesa exploratoria, para evitar la pérdida de tiempo que supone su búsqueda. Se puede guardar a temperatura ambiente, no considerándose necesario su calentamiento en el caso de realizar una técnica exploratoria correcta, dado que ello produce un aumento de su liquidez, lo que puede empeorar las características de transmisión. De cualquier forma, sí es posible regular la temperatura óptima del gel en el caso de que se utilice un calientabiberones.

Gel para la exploración

Elección del aparato

La mejora tecnológica ha conseguido que dispongamos de aparatos óptimos para la ecografía de la cadera del lactante. La experiencia ha demostrado que se puedan realizar algunas recomendaciones específicas sobre el aparato.

Se deberían utilizar solamente aparatos que permitan conexiones para sondas de 5-7,5 MHz o de frecuencias superiores. Durante la exploración puede ser necesario el cambio rápido de sonda debido a diferentes profundidades de penetración o a diferente resolución. Un preproceso y un posproceso suficientes pueden mejorar sustancialmente la calidad de la imagen.

Las teclas de parada son imprescindibles, tanto a la altura del ecógrafo como del pedal. Una tecla de parada únicamente en el aparato no resulta suficiente. El efecto *zoom* debe tener un buen rendimiento, considerándose hoy en día como el nivel menor de aceptación la capacidad de ampliación de 1,7:1 en el monitor (v. capítulo 2, apartado *Documentación sobre la ecografía de cadera)*.

Sistemas que permitan la medición angular para la cuantificación del ecograma de cadera son beneficiosos pero no imprescindibles. Un monitor adicional que se conecte a la salida de vídeo del aparato puede también ser útil y aportar comodidad a la hora de su manipulación, dado que se puede posicionar libremente en la dirección del explorador. Puesto que dichos monitores adicionales se asocian a un efecto de ampliación de la ecografía, ello facilita el diagnóstico en el caso de que el zoom inicial sea poco potente. Con el giro del monitor puede modificarse el ecograma de la cadera, desde la posición de decúbito de la cadera hasta la proyección de la cadera derecha erguida, más habitual (proyección anatómica) (v. capítulo 2, apartado *Criterios formales de imagen)*.

Actualmente son numerosos los fabricantes de ecógrafos que ofrecen aparatos que, por medio de un botón, permiten girar la ecografía desde la típica imagen en decúbito, en la ecografía abdominal, hasta la imagen «erguida» o en bipedestación.

Conceptos clave que se deben tener presente

- Soporte cuna.
- Pinza guía del transductor.
- Gel (a mano).
- Sonda $>$ 5 MHz.

Documentación de la ecografía de cadera

Por principio deben realizarse un informe descriptivo y un ecograma de cadera con determinados criterios documentales. La importancia y el significado de la descripción de los hallazgos morfológicos se describen en el capítulo 8, apartado *Descripción de los hallazgos*. Con respecto a los requisitos del ecograma de cadera, deben distinguirse criterios de imagen tanto formales como metodológicos.

Hay que definir necesariamente determinadas pautas en cuanto al tamaño de la imagen, su proyección y el número de imágenes de la cadera que se pretende documentar.

Criterios formales de imagen

Escala de imagen

Si para las escalas de la imagen en los aparatos de ecografía se aplican determinados requisitos, éstos deben también tenerse presente en el momento de su documentación. La imagen documentada y finalizada no debe ser, por lo tanto, tampoco inferior a la

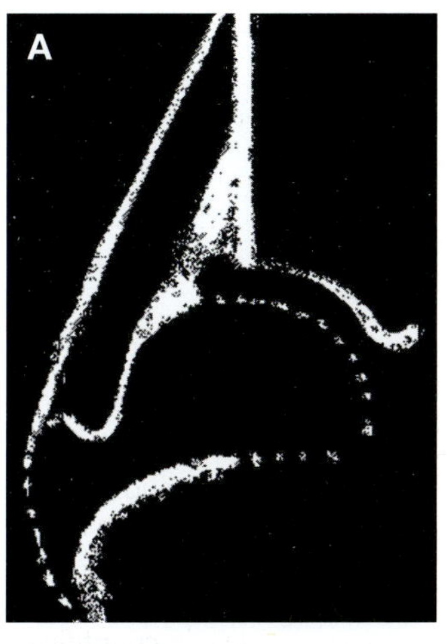
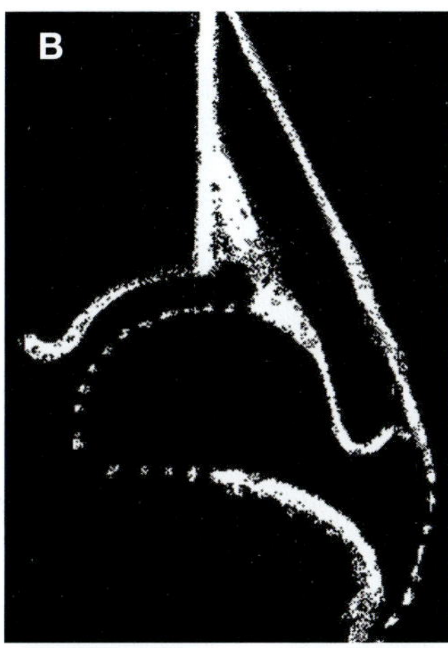
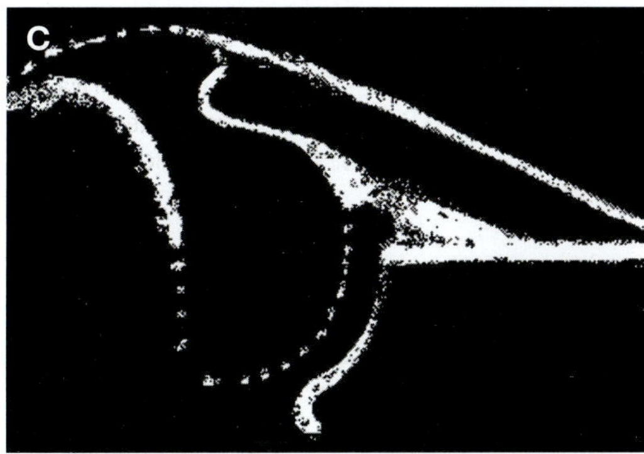
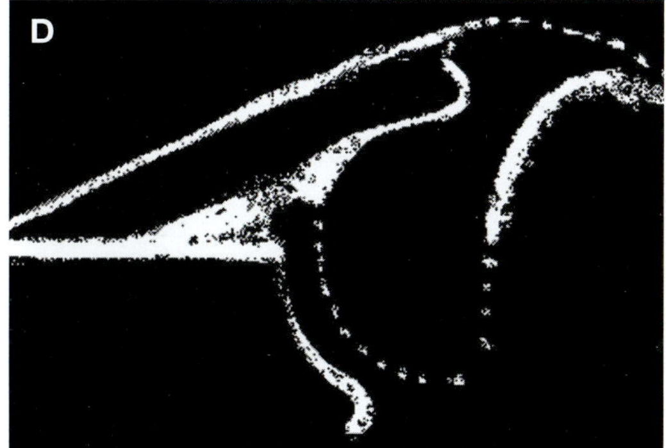

Figura 2-5. A. Proyección anatómica (proyección recta o erguida derecha). Similar proyección de la cadera derecha en una imagen radiológica anteroposterior. Proyecciones como en las figuras **B-D** deben evitarse. **D.** Refleja la proyección ecográfica.

escala 1,7:1. Ésta es la medida mínima necesaria para que no disminuyan algunos de los detalles relevantes. El tamaño de la imagen debe permitir también la medición manual de los ecogramas. También debe tenerse en cuenta esta escala para el archivo digital de la imagen.

Todas las ecografías de cadera, tanto si son de la cadera derecha como de la izquierda, se proyectan de tal modo que son similares a la proyección radiológica anteroposterior de una cadera derecha (proyección anatómica). Este método de proyección viene avalado por estudios llevados a cabo por el propio personal, que han mostrado que la interpretación de imágenes con proyección derecha directamente del monitor presentaba aproximadamente un tercio menos de errores que las imágenes con proyección izquierda (Figs. 2-5 A y 2-6 A).

La causa de la facilidad del reconocimiento e interpretación de la cadera «erguida» con proyección derecha es neurofisiológica y fue descrita de forma extensa por E. P. Fischer (1985). El fenómeno se basa en la dominancia lateral de una mitad cerebral. Engelen en 1997 pudo demostrar que durante la inspección de una persona llevada a cabo por un observador sobre el registro de los movi-

Proyección derecha, «proyección anatómica»

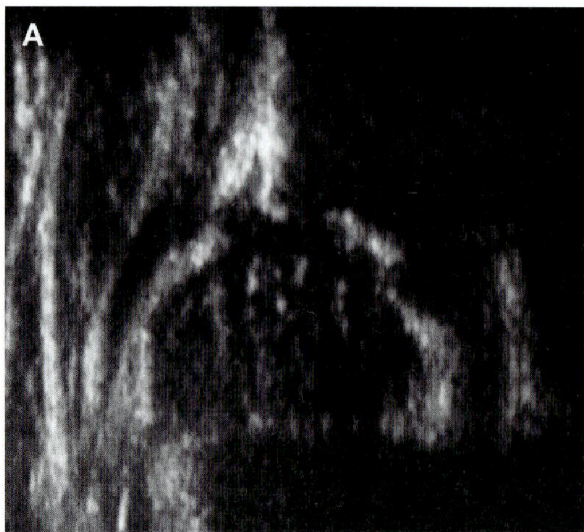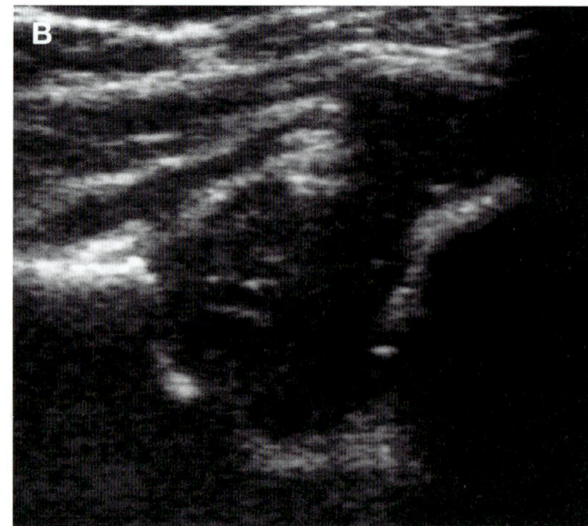

Figura 2-6. A. Ecograma original en la proyección anatómica recomendada. **B.** Ecograma original en proyección ecográfica.

mientos oculares éstos se concentraban de forma prácticamente exclusiva en la mitad derecha del cuerpo.

Utilizando la misma proyección derecha para todas las ecografías de cadera, el observador registra siempre la misma sensación de la imagen, lo que permite reconocer más fácilmente las posibles modificaciones de la situación de cobertura o de posicionamiento de la cabeza femoral por mínimas que sean.

Proyección ecográfica

La proyección ecográfica habitual en todos los otros órganos, por la cual la parte superior se representa en el lado izquierdo del monitor, presenta inconvenientes por todo lo citado anteriormente. Para reducir al mínimo los errores no debe usarse esta proyección usual ecográfica en la exploración de la cadera del lactante. Por motivos de seguridad y debido a la técnica utilizada es siempre necesario realizar dos cortes de cada cadera en el plano estándar.

 La documentación con un único corte de una cadera es del todo insuficiente.

Las condiciones reflectantes no siempre son iguales. Con pequeñas modificaciones del ángulo de reflexión, efectuadas en algunos cortes representativos, pueden mostrarse mejor algunos detalles, como por ejemplo del rodete acetabular. Un ecograma de una cadera realizado con el plano estándar se utiliza para la medición, y otro de la misma cadera se mantiene sin líneas para no anular con éstas puntos de referencia importantes (Fig. 2-7).

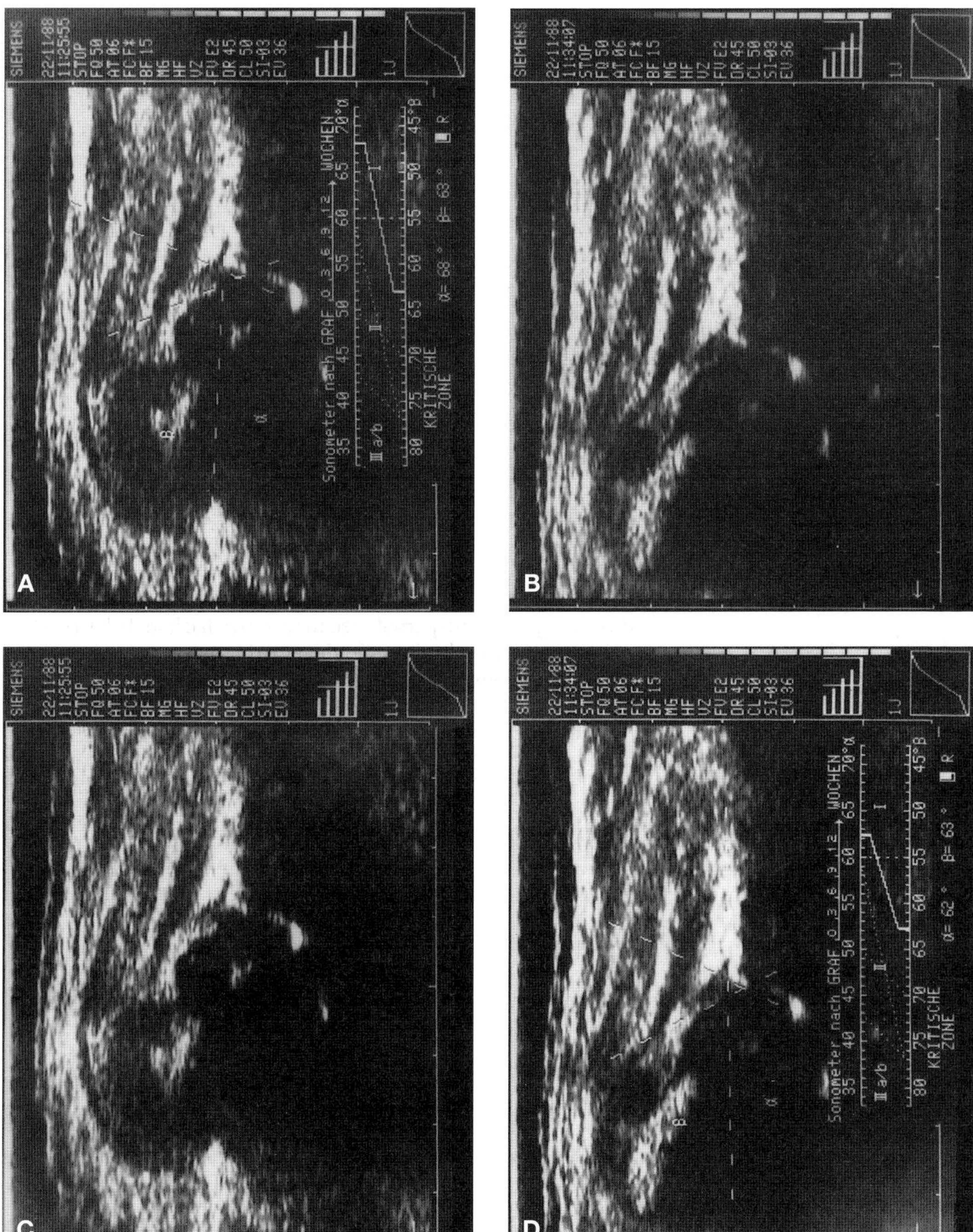

Figura 2-7. Ejemplo de una documentación gráfica ícon cámara multiformato. Tamaño de la placa 18 x 24 cm. Por motivos metodológicos deben documentarse dos imágenes por cada cadera en el corte estándar. Nombre, edad. En cada una de las caderas una de las imágenes no debe mostrar líneas, para no tapar detalles importantes. Se documenta también una imagen por cadera con líneas y medidas angulares de alfa y beta, en este caso medidas electrónicamente.

Figura 2-8. Ecograma correcto con los tres parámetros.

1. Borde inferior del ilion
2. Ala ilíaca recta
3. *Labrum* (rodete acetabular)

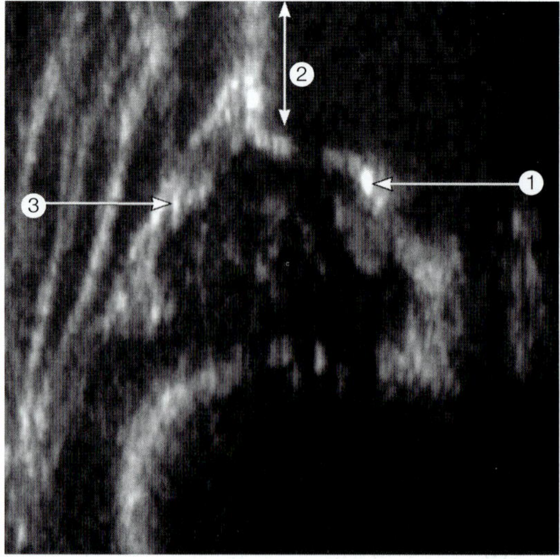

Conceptos clave que se deben tener presente: documentación

1. Dos imágenes de cada cadera, realizadas en el plano estándar, con una diferencia temporal, una de las cuales contendrá líneas de medición indicando valores de alfa y beta.
2. Escala de aumento 1,7:1.
3. Recomendable proyección derecha «erguida».

Criterios de imagen metodológicos

Para poder como mínimo valorar una ecografía de cadera, es imprescindible que estén representados en el ecograma el *borde inferior del ilion* en la fosa acetabular, el *plano de corte* correcto y el *labrum (rodete acetabular)* (v. también capítulo 4, apartado *Plano estándar)* (Fig. 2-8). En el caso de que falte uno de estos tres parámetros esenciales, no debería realizarse la valoración del ecograma, dado que para la definición de un plano son necesarios por lo menos tres puntos. Únicamente se puede realizar la valoración como única excepción a la regla en el caso de articulaciones descentradas y a pesar de la ausencia del borde inferior del ilion. (v. también capítulo 4, apartado *Excepciones y particularidades del corte ecográfico típico).*

Sistemas de documentación

A pesar de la gran variedad de aparatos comerciales e incluso a pesar del alto precio de algunos dispositivos de documentación, hay que tener en cuenta que para la representación de la ecografía de la cadera, así como también para la documentación de la imagen, la escala de reproducción no debe ser inferior a 1,7:1. Es importante hacer hincapié en este punto dado que la mayor parte de los dispositivos de documentación disminuyen adicionalmente la imagen del monitor. Criterios esenciales para la elección del sistema de documentación son también el archivo de los ecogramas, su disponibilidad inmediata en los controles sucesivos, así como la durabilidad del material documental. Esta escala de reproducción debe mantenerse también obligatoriamente en los sistemas digitales de documentación.

3 Desarrollo, anatomía, anatomía patológica y anatomía ecográfica

Al final de la 4ª semana de gestación ya se puede reconocer en el embrión un esbozo de miembro inferior, como núcleo de tejido mesenquimatoso vascularizado.

Entre la 6ª y la 7ª semanas aparecen los primeros componentes cartilaginosos en la cadera con tres núcleos que definirán una *hemipelvis* cartilaginosa con un acetábulo plano. Entre el acetábulo y el componente cartilaginoso femoral se sitúa la futura hendidura articular, todavía ocupada por tejido conjuntivo interzonal. En este estadio ya se puede reconocer el *labrum* (rodete acetabular o rodete articular) como un engrosamiento de ese tejido conjuntivo interzonal (Anderhuber, 1997). En la 7ª semana surgen los primitivos repliegues capsulares, el ligamento redondo femoral, así como la cápsula articular. Al final de la 8ª semana ya se ha completado el desarrollo primitivo de la cápsula articular (Fig. 3-1).

La diáfisis femoral se osifica en la 7ª semana embrionaria, con la aparición de un componente tubular y otro medular. Al final de la 12ª semana de gestación la osificación diafisaria ha finalizado.

Desarrollo

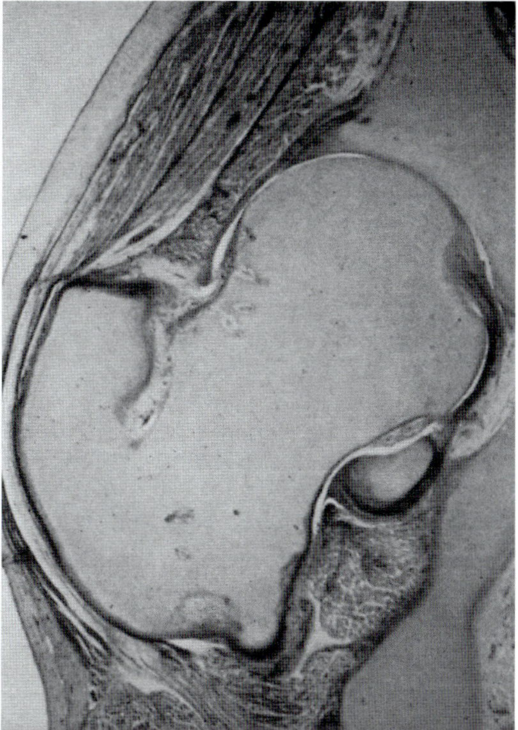

Figura 3-1. Sección de una articulación de cadera de embrión.

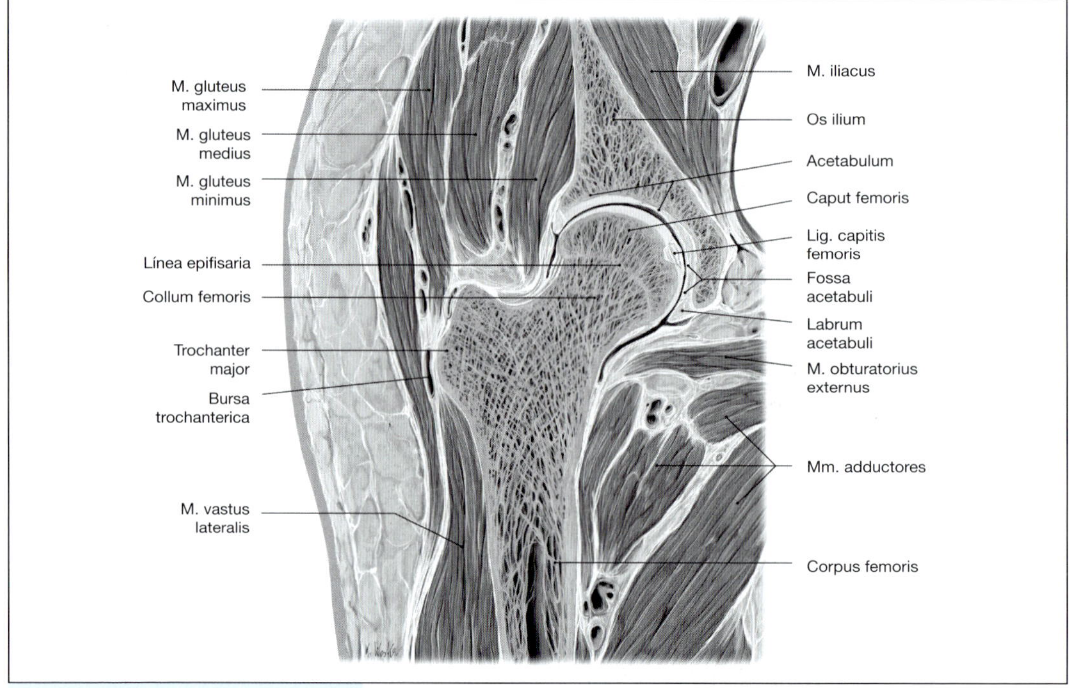

Figura 3-2. Sección frontal de una cadera derecha (de M. Schünke, E. Schulte, U. Schumacher, M. Voll, K. Wesker. Prometheus-Allgemeine Anatomie und Bewegungssystem. 2.ª Edición Thieme, Stuttgart, 2007).

El hueso coxal se forma por la osificación de tres esbozos primitivos, cada uno de ellos con su núcleo correspondiente. El primer núcleo osificado surge en el ilion en la 10ª semana, seguido por el núcleo del isquion en la 16ª semana y el núcleo del pubis, en la 20ª semana, que se unen entre sí a través del cartílago en «Y» (Anderhuber, 1997).

Vía de abordaje ecográfico y partes blandas

Para el diagnóstico de la displasia y la luxación se aconseja actualmente de forma estándar la denominada *proyección coronal*, es decir el haz sónico dirigido en proyección frontal. Se obtienen ecogramas que son semejantes a un corte frontal a través de la articulación (Figs. 3-2 y 3-3). En la figura 3-4 el ultrasonido sigue una dirección lateromedial (de izquierda a derecha) y atraviesa primero la piel, y a continuación, el tejido subcutáneo, la fascia lata, la musculatura glútea y las fascias intermusculares. Los tabiques intermusculares presentan una ecogenicidad más intensa que la musculatura adyacente.

Es posible efectuar proyecciones dorsales o a través de los aductores con la pierna abducida (posición de Lorenz) (Suzuki y cols., 1991), pero en la práctica diaria no tienen valor y no aportan ninguna información complementaria (Clarke y cols., 1985). La proyección dorsal permite visualizar solamente la cabeza femoral totalmente luxada, pero sin aportar información sobre eventuales cambios en el acetábulo (Graf y Tschauner, 1996).

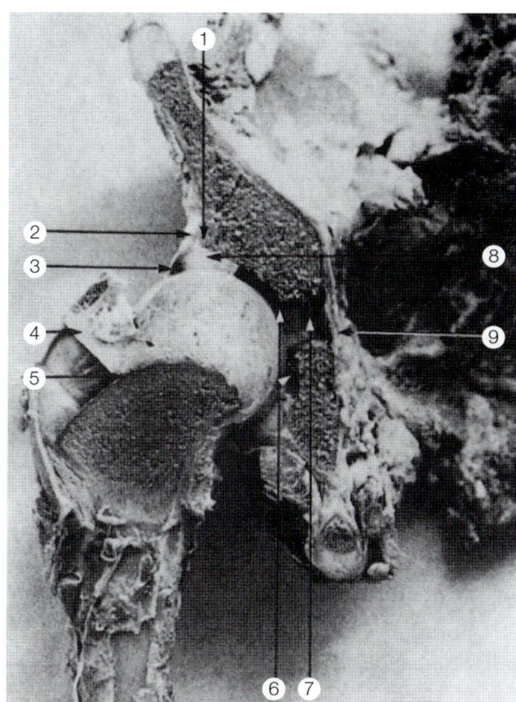

Figura 3-3. Sección de preparado de una cadera de un niño. Los datos anatómicos corresponden a la figura 3-4.

1. Promontorio (borde) acetabular
2. Pericondrio o periostio del ilion
3. *Labrum* (rodete acetabular)
4. Trocánter mayor
5. Límite (o línea) oseocartilaginoso en el extremo proximal del fémur
6. Fosa acetabular con supresión de tejido blando
7. Cartílago en «Y»
8. Techo acetabular catilaginoso preformado
9. Periostio en la cara interna pélvica

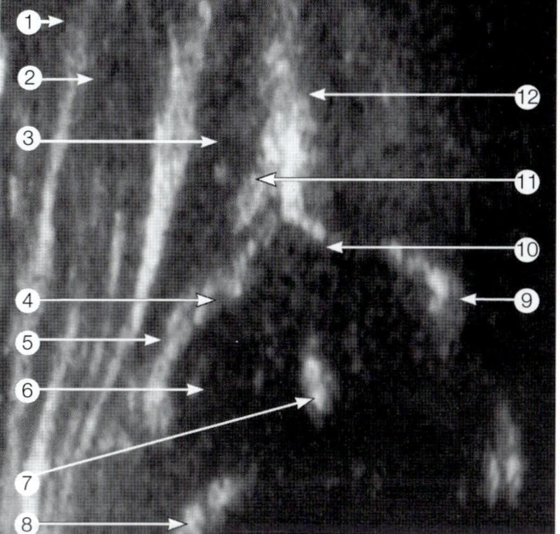

Figura 3-4. Ecograma de un niño de 3 meses.

1. Músculo glúteo mayor
2. Músculo glúteo medio
3. Músculo glúteo menor
4. *Labrum* (rodete acetabular)
5. Cápsula articular
6. Cabeza femoral
7. Núcleo cefálico femoral
8. Límite (o línea) oseocartilaginoso en el cuello femoral
9. Borde inferior del ilion
10. Promontorio (borde) acetabular
11. Pericondrio proximal (tendón del músculo recto)
12. Ala ilíaca

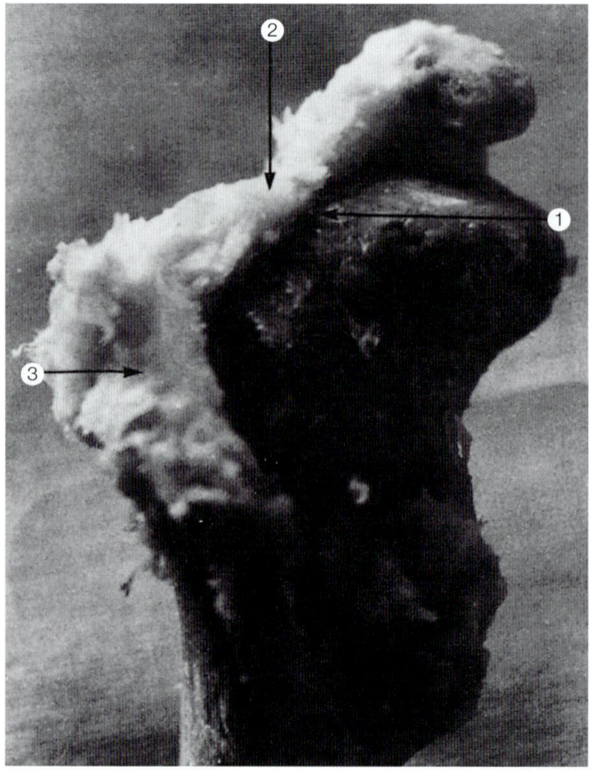

Figura 3-5. Extremo femoral proximal derecha en una preparación dejando libre el núcleo cefálico. El límite oseocartilaginoso (1) está diseccionado, la zona hialina del cuello femoral (2) y la base del trocánter (3) son fácilmente visibles.

En investigaciones realizadas con la posición de Lorenz (proyección anteroposterior), serán visibles solamente los bordes anterior y posterior del techo acetabular. Pero las modificaciones patológicas se encuentran en la región superior o posterosuperior. La proyección anteroposterior de la extremidad femoral coxal en la posición de Lorenz posibilita una medición del ángulo AT (Dorn y Hattwich, 1986). Aunque es posible comprobar la correcta posición de la cabeza femoral después de una reducción de caderas luxadas utilizando esta proyección, las dificultades técnicas durante la realización no son pocas y la cuantificación se hace difícil.

Cuello y cabeza femorales

Las características anatómicas de la articulación de la cadera en el lactante se consideran excelentes puesto que una parte considerable de ella es cartílago preformado (Fig. 3-5). Un centro de osificación se halla en el núcleo epifisario y un segundo surge de otro núcleo a la altura del trocánter mayor. El núcleo cefálico epifisario aparece entre el 2° y el 8° meses y el núcleo del trocánter mayor, entre los 2 y los 7 años. La aparición del núcleo cefálico se cita en la literatura de muy diversas formas. Putti (1929) ya considera una aparición retardada, cuando este núcleo cefálico se hace visible como pronto en el 3° o el 4° meses. Hilgenreiner (1925) considera como término medio el 4° mes. Para Tönnis (1984) habría que considerar alguna patología cuando en la

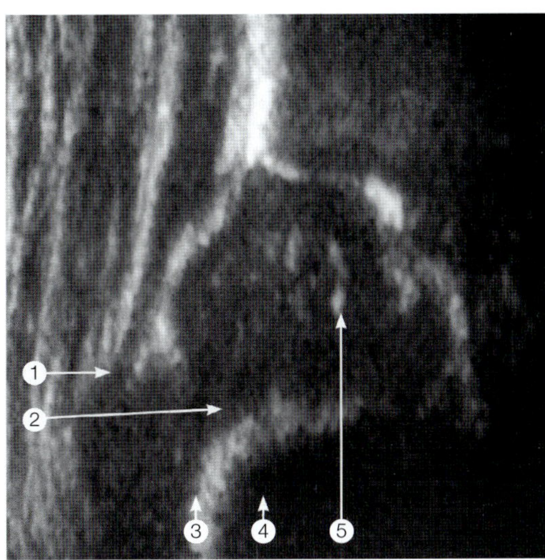

Figura 3-6. Extremo femoral proximal en el ecograma.

1. Base del trocánter
2. Parte hialino cartilaginosa preformada del cuello femoral
3. Límite oseocartilaginoso
4. Sombra acústica después del límite oseocartilaginoso del cuello femoral
5. Cabeza femoral con sinusoides

segunda mitad del primer año de vida no es visible el núcleo epifisario.

> Mientras en el extremo proximal del fémur no aparecen los núcleos osificados en la cabeza femoral y en el trocánter mayor, el límite entre la región cartilaginosa y ósea se denomina *límite (línea) oseocartilaginoso.*

Extremo femoral proximal en el ecograma

La onda sónica choca con el extremo coxal femoral después de haber atravesado los tejidos blandos. En el ecograma, el trocánter mayor cartilaginoso preformado, de carácter hipoecoico, está limitado por las inserciones tendinosas en la fosa trocantérica y en el trocánter, apareciendo en la imagen con un contorno redondeado (Fig. 3-6). La reflexión total del límite oseocartilaginoso divide el cuello femoral en una zona periférica, en forma de caperuza (casquete), con perfil hipoecoico o zona cartilaginosa preformada, y el componente óseo, que proyecta sombra sónica o anecoica.

Necesidad de una imagen representativa

El límite (o línea) oseocartilaginoso es, especialmente en casos difíciles, de gran ayuda para la identificación del cuello y la cabeza femorales, pudiendo ser de gran ayuda en la interpretación de caderas muy luxadas.

Ya que se pueden producir imágenes con errores de la inclinación del transductor, y que en casos extremos pueden conducir a un falso diagnóstico, según los conocimientos actuales se aconseja encarecidamente su representación ecográfica (v. también capítulo 5, apartado *Errores de inclinación del transductor).* Debido al potencial variado e intenso de crecimiento de la zona medial y lateral del cuello femoral, el límite oseocartilaginoso también cambia su morfología en el ecograma en relación con la edad (Fig. 3-7).

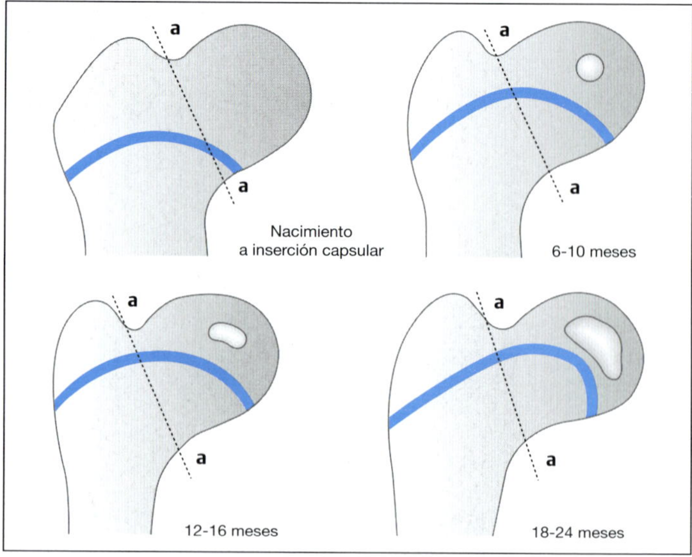

Figura 3-7. Diferentes direcciones del límite oseocartilaginoso dependiendo de la edad (según Batory, 1982).

El hecho de que la forma del límite (o línea) oseocartilaginoso dependa de la edad tiene una significación ecográfica:

a) En recién nacidos el límite oseocartilaginoso todavía arciforme transcurre en sentido ascendente y puede ser visualizado hasta el fondo del acetábulo (Figs. 3-8 y 3-9).

b) Cuando en los lactantes de mayor edad el límite oseocartilaginoso cambia la dirección en su parte media, entre la cabeza y el cuello, y se aleja cada vez más (como en la figura 3-10), las partes del límite oseocartilaginoso que dividen el cuello

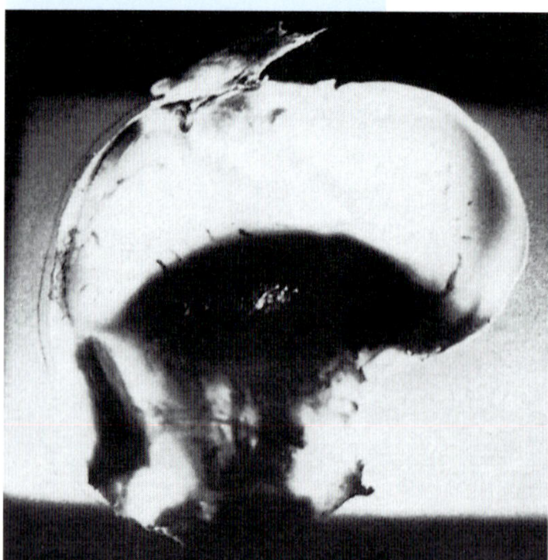

Figura 3-8. Foto diáfana de la extremidad femoral proximal. El límite oseocartilaginoso arciforme, debido a su falta de homogeneidad resulta con límite borroso.

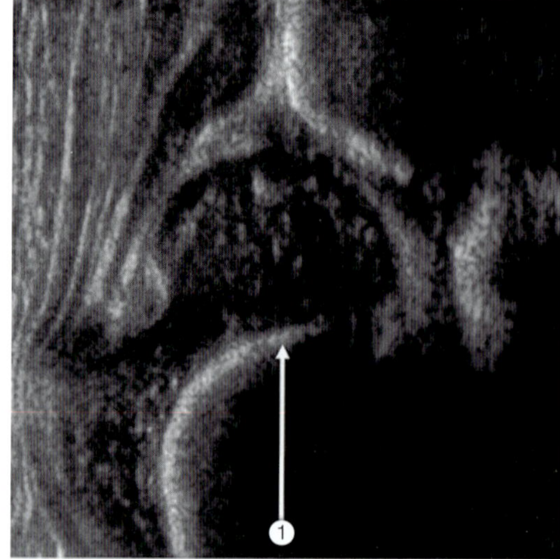

Figura 3-9. Ecograma de un recién nacido. El límite oseocartilaginoso, arciforme y bien visible (1), se dirige hasta el fondo de la fosa acetabular.

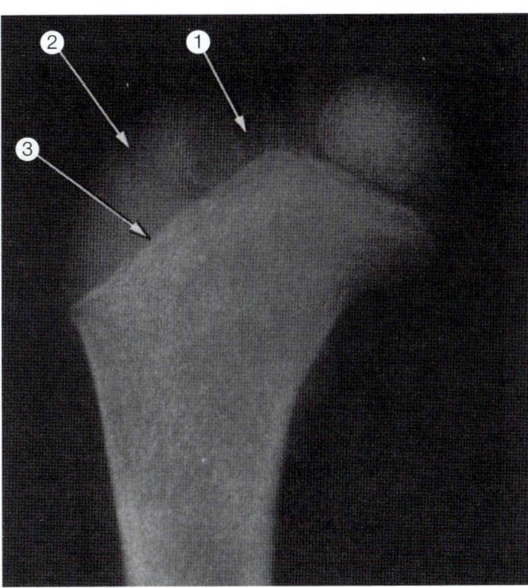

Figura 3-10. Radiografía del extremo femoral proximal.

1. Cuello femoral hialino cartilaginoso preformado con repliegue capsular
2. Trocánter mayor
3. Límite oseocartilaginoso

femoral y la cabeza se ubican cada vez más hacia la sombra acústica debido a que las porciones óseas del cuello femoral se sitúan por delante, de tal forma que tan sólo podrán hacerse visibles parcialmente unas bandas ecogénicas en paralelo o unas imágenes en forma de trazos que forman una empalizada *(empalizada sónica)* (Figs. 3-11 B y 3-12).

c) En lactantes de más edad aún, la parte externa e interna del cuello en el límite oseocartilaginoso se arquea más, de tal forma que la parte medial del cuello aparece localizada no sólo parcialmente, sino totalmente en la zona de sombra sónica producida por la porción ósea del cuello femoral (Figs. 3-10 y 3-13). En esos casos, la porción media del límite oseocartilaginoso puede no aparecer en la imagen. Lógicamente la imagen representada de la porción media del límite oseocartilaginoso depende de la posición. Según esté la cadera en abducción o en aducción se verá más o menos la zona media del límite oseocartilaginoso. Un resumen de las formas arqueadas de ese límite oseocartilaginoso se representa en la figura 3-11.

En el extremo proximal femoral existen dos zonas sin ecogenicidad que deben ser diferenciadas e individualizadas de forma clara:

1. La porción de cartílago hialino, que ecográficamente no presenta ecogenicidad o es muy ligera. Se conoce como *ventana ecogénica*.
2. Se diferenciarán las ventanas ecográficas del límite oseocartilaginoso de la parte ósea del extremo proximal femoral (formación de sombra sónica).

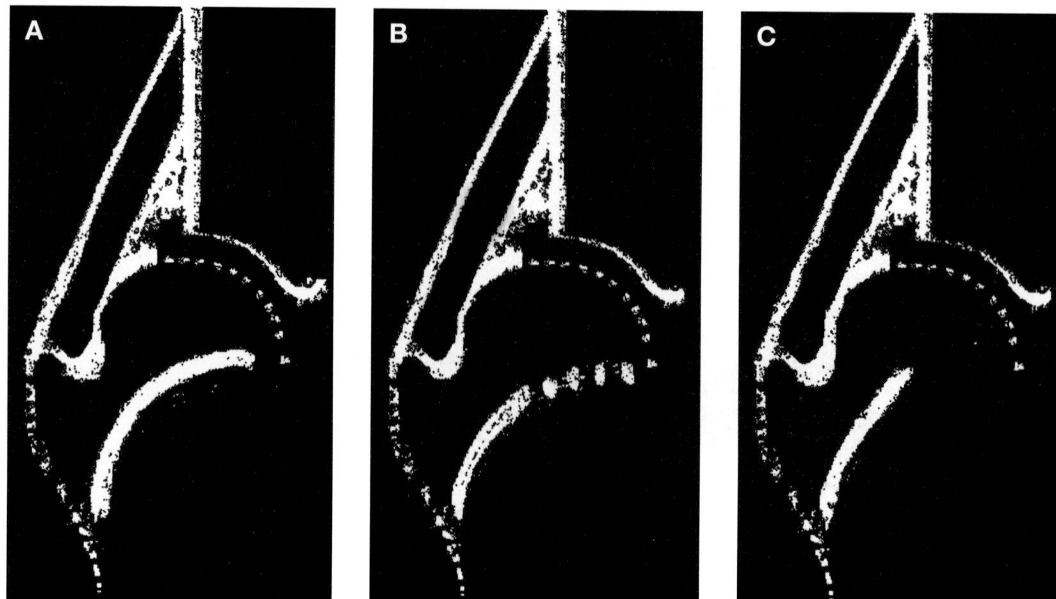

Figura 3-11. Esquemas representativos de los distintos tipos de dirección del límite (o línea) oseocartilaginoso. **A.** Arciforme. **B.** En empalizada. **C.** Solamente la porción lateral del límite oseocartilaginoso es visible.

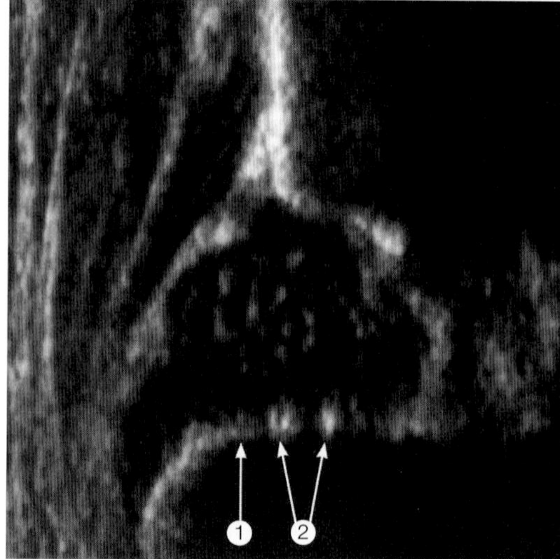

Figura 3-12. Límite oseocartilaginoso con imagen en empalizada. 1. Límite oseocartilaginoso. 2. Imagen en empalizada.

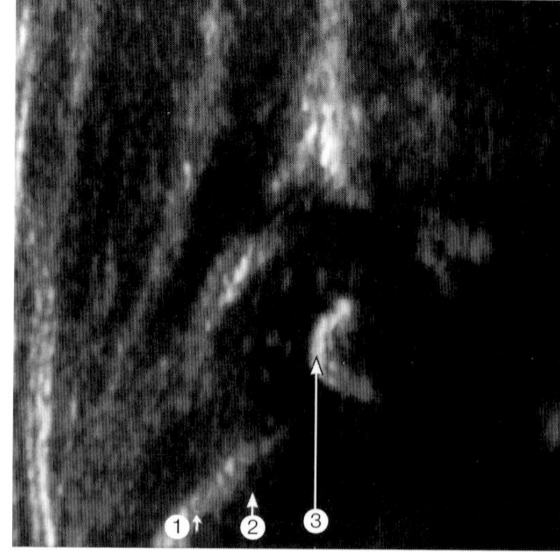

Figura 3-13. Solamente es visible la parte lateral del límite oseocartilaginoso. 1. Límite oseocartilaginoso. 2. Sombra sónica. 3. Núcleo cefálico femoral (fenómeno de la media luna).

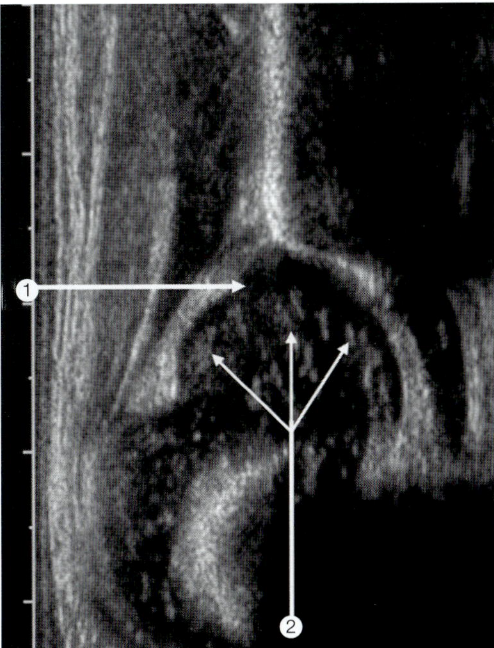

Figura 3-14. Ecos vermiculares *(burbujas)* corresponden a los vasos sinusoides en la zona cartilaginosa de la cabeza.

1. Estructura en el borde de la zona cartilaginosa de la cabeza femoral (zona anular)
2. Sinusoides (zona central)

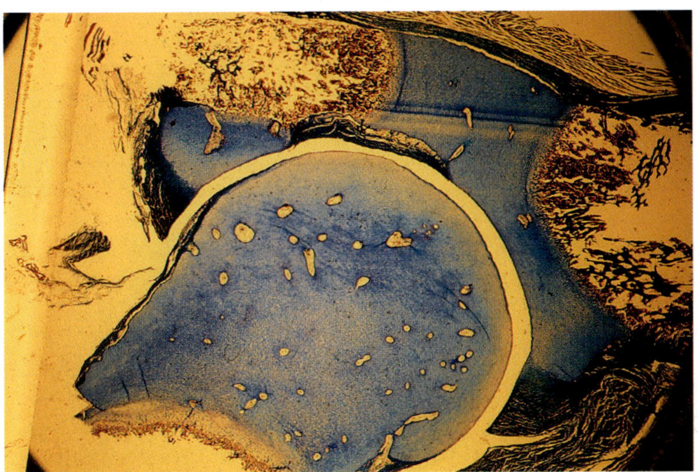

Figura 3-15. Corte histológico para ver los vasos sinusoides en la zona central. Superficie de la cabeza femoral sin sinusoides reconocibles (zona anular).

Cabeza y núcleo femorales

Con la utilización de ecógrafos de alta resolución y perfectamente programados para su función, en ocasiones pueden aparecer en la porción hialina de la cabeza femoral, pequeños reflejos vermiculares o lineales (Fig. 3-14). Son canalículos en la cabeza cartilaginosa (vasos, sinusoides) (Fig. 3-15), también visibles macroscópicamente en cortes planos (Fig. 3-16). Los sinusoides desempeñan una función muy importante en la circulación de la cabeza femoral y en el desarrollo de necrosis cefálica. Tan pronto como en el período fetal los componentes cartilaginosos aumentan, ya no es suficiente el aporte por difusión, de modo que se

Figura 3-16. Sección a través del extremo femoral proximal. Se pueden observar nítidamente el límite oseocartilaginoso arciforme y la inserción tendinosa en el trocánter mayor. Pueden observarse claramente los vasos cortados en el cartílago hialino.

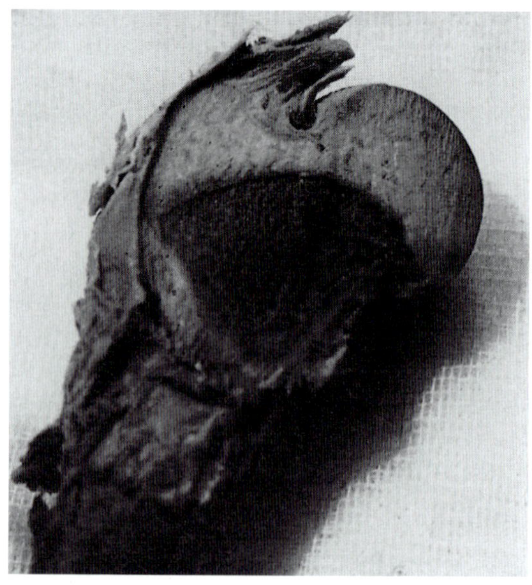

desarrolla el pericondrio, una vascularización temporal a través de sinusoides en los canalículos del cartílago. Los canalículos del cartílago contienen generalmente una arteriola y dos venas, que se hallan en un tejido laxo conjuntivo. La zona *anularis*, de forma anular y desprovista de vasos, se alimentará por difusión desde el espacio articular.

Uno de los aspectos más importantes en la ecografía de la cadera es el conocimiento de que la cabeza femoral no es esférica, sino que presenta una forma paraboloide. Los cortes a través de la cabeza no son circulares, sino que dependiendo del corte serán más o menos ovales. Esto tiene una importancia extraordinaria ante la pregunta de si los cortes ecográficos de la cadera son reproducibles, ya que la imagen será distinta dependiendo de la localización topográfica del corte.

Zona central y zona anular

La superficie de la cabeza femoral carece por lo general de vasos y en el ecograma aparece como una zona anular hipoecoica (Fig. 3-14). Hemos denominado esa zona libre de vasos como zona *anularis*, y a la zona central rica en vasos como zona *centralis*. La zona *anularis* no debe confundirse con un (hipoecoico) derrame articular.

> Un núcleo femoral puede ya tener ecogenicidad en el momento de nacer. La edad media de aparición de un núcleo ecovisible en lactantes maduros es de 7,5 meses.

Cuando la onda sónica atraviesa la cabeza cartilaginosa encuentra, si existe, un núcleo cefálico. Este núcleo cefálico no se encuentra sistemáticamente en el centro de la cabeza. En el ecograma la aparición de este núcleo cefálico se reconoce 4-8 semanas antes que en la radiografía. La razón de este hecho es la siguiente: una zona hipoecoica o anecoica en la cabeza femoral existe solamente cuando esa cabeza presenta la misma estructura homogénea del cartílago hialino.

Con la formación del núcleo osificado que surge como parte de la futura osificación epifisaria, aparecerán vasos pericondrales con grupos de células mesenquimatosas, que se diferenciarán en osteoblastos y que comienzan a producir sustancia intercelular: aparece un engrosamiento mesenquimatoso, con diferenciación de las células mesenquimatosas en osteoblastos y la formación de una matriz orgánica extracelular (no osteoide mineralizado: 95% colágeno de tipo 15% proteoglicano y glucoproteína). Estas modificaciones tisulares son la causa de que la falta de homogeneidad origine ecos consecutivos en el ecograma. Sigue a continuación la mineralización del nuevo osteoide formado. Solamente entonces el osteoide mineralizado puede reconocerse radiográficamente como núcleo osificado.

Los primeros vestigios osificados se observan de 4 a 6 semanas (y en algunas ocasiones hasta 8 semanas) antes que en la imagen radiográfica. Este hecho explica las discrepancias entre la imagen ecográfica y la radiográfica cuando de hecho han sido tomadas en el mismo momento (Fig. 3-17). El núcleo cefálico femoral no es redondo, sino oval. Por ello no es automáticamente el centro de la cabeza femoral. Ambas razones explican que el núcleo femoral es un elemento de ayuda diagnóstico inexacto a la hora de determinar la relación cabeza femoral y acetábulo, por lo que en el ecograma no debe prestarse atención en ese sentido.

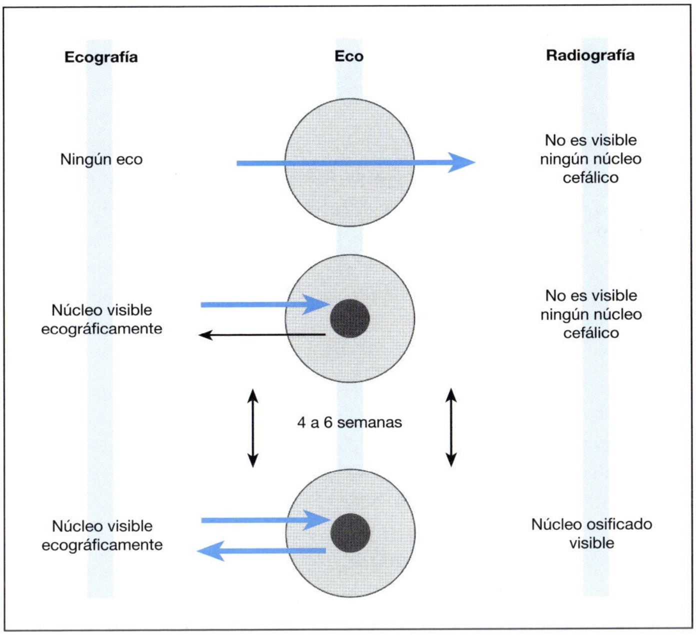

Diferencia cronológica

Figura 3-17. Estudio comparativo de la aparición del núcleo cefálico femoral en ecografía y radiografía (explicación en el texto).

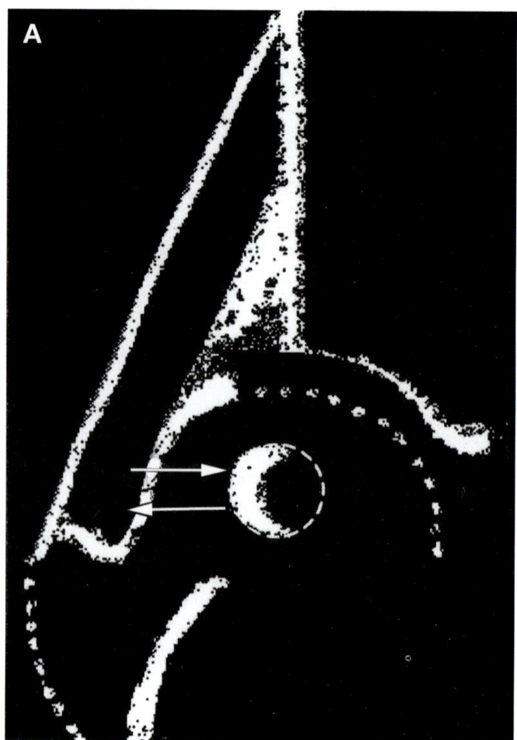

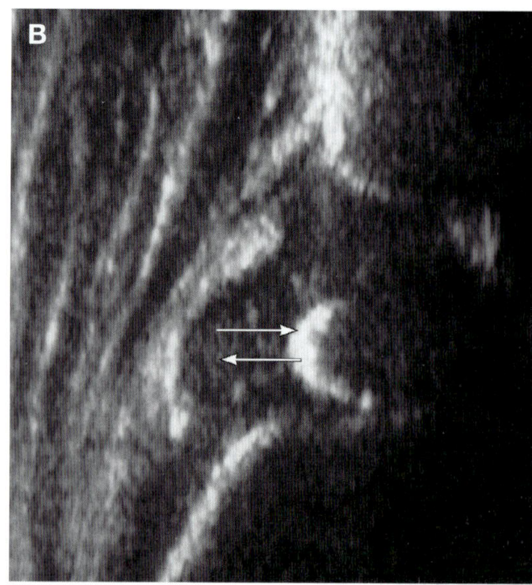

Figura 3-18. Representación esquemática del fenómeno de la media luna. **A.** La onda sónica sobre la zona lateral del núcleo cefálico femoral hace que solamente esta parte lateral sea visible. **B.** Ecograma de cadera en el que se observa claramente el fenómeno de la media luna (flechas).

Dificultades ecográficas con el núcleo cefálico femoral

1. **Fenómeno de la media luna** (Fig. 3-18). La entrada lateral de la onda sónica sobre un núcleo cefálico femoral de grandes dimensiones hace que los ecos se reflejen en la superficie lateral de ese núcleo cefálico. La parte media del núcleo cefálico femoral se encuentra en la sombra producida por la parte lateral del núcleo. Por eso aparece en el ecograma el núcleo cefálico femoral grande como una imagen en forma de media luna.

2. **Diagnóstico erróneo** (Fig. 3-19). El núcleo cefálico femoral no debe considerarse en el ecograma como elemento diagnóstico, como sí sucede en la radiografía. El núcleo ecográfico no es redondo y no se encuentra situado de una forma automática en el centro de la cabeza femoral. Si se traza erróneamente una línea horizontal –semejante a la línea de Hilgereiner– y una vertical que pase por el borde acetabular, se tiene la impresión óptica de que con el fenómeno de la media luna se halla lateralizada la imagen del núcleo cefálico femoral. Así, se tiene la impresión de que el núcleo cefálico femoral se encuentra en posición lateral a la línea del borde acetabular. Es decir, ópticamente y de forma errónea se consideraría una subluxación. Por lo tanto, el núcleo cefálico nunca debe ser considerado en el ecograma como elemento para el diagnóstico ni de ayuda para diagnosticar la relación en el sistema cabeza femoral acetábulo.

3. **Determinación del tamaño.** Como el núcleo cefálico femoral no aparece redondeado y además no es el centro de la cabeza femoral (compárese la figura 3-18 B con la figura 3-20),

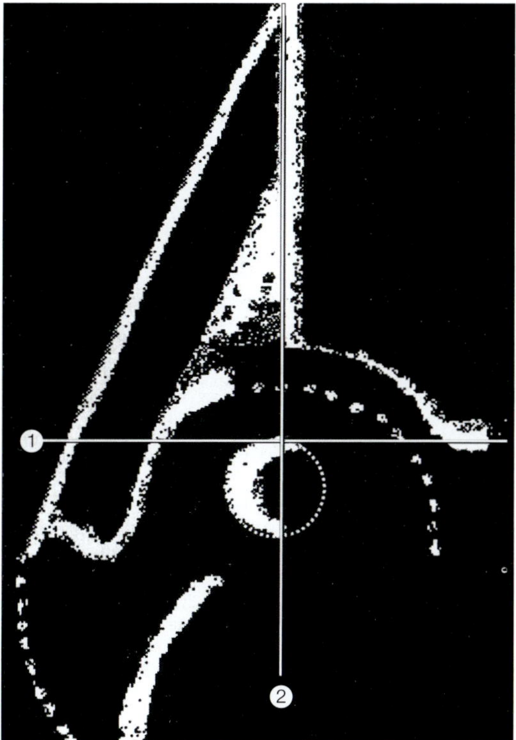

Figura 3-19. Aparente lateralización, es decir, subluxación, debida al fenómeno de la media luna. 1. Línea de Hilgenreiner. 2. Línea del borde acetabular.

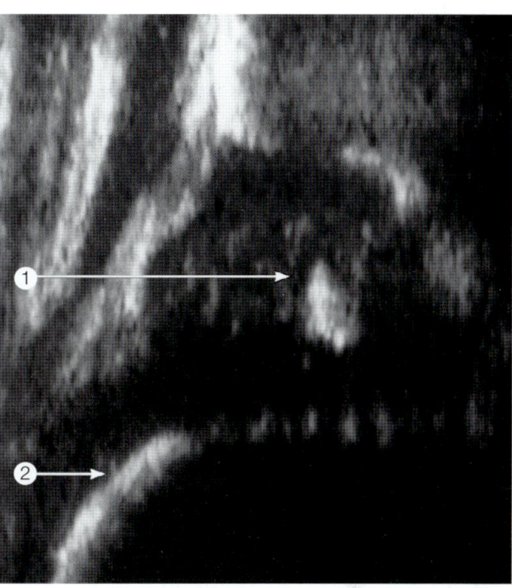

Figura 3-20. El núcleo cefálico femoral o su imagen lateral no se encuentra necesariamente en el centro de la cabeza femoral. 1. Imagen ecográfica de la zona lateral del núcleo. 2. Límite oseocartilaginoso.

no se puede decir en qué punto el plano ecográfico encuentra al núcleo cefálico femoral, ya que este depende de la posición del extremo femoral. Si el corte ecográfico se localiza más en el centro del núcleo femoral, aparece una imagen más grande; si el corte encuentra una parte periférica del núcleo cefálico femoral, se apreciará una imagen más pequeña reflejada del núcleo. En este caso se halla una gran parte del núcleo por fuera del corte ecográfico. No es posible reproducir o determinar el tamaño del núcleo cefálico femoral en el ecograma.

4. **Limitación del método de estudio debido al tamaño del núcleo cefálico femoral.** El punto de orientación más importante en un ecograma de cadera es el denominado *borde inferior del ilion* en la fosa acetabular. Si el corte sonográfico no pasa por el borde inferior del ilion en la fosa acetabular, y como consecuencia no aparece la imagen correspondiente, ese corte ecográfico sencillamente no pasará por el acetábulo. Una regularización espacial del corte ecográfico en el acetábulo no es posible. Si un núcleo cefálico femoral grande no deja ver la imagen del borde inferior del ilion faltaría el punto de orientación más importante del corte (a modo de excepción, v. capítulo 4, apartado *Labrum* [*rodete acetabular*], *parámetro 3).*

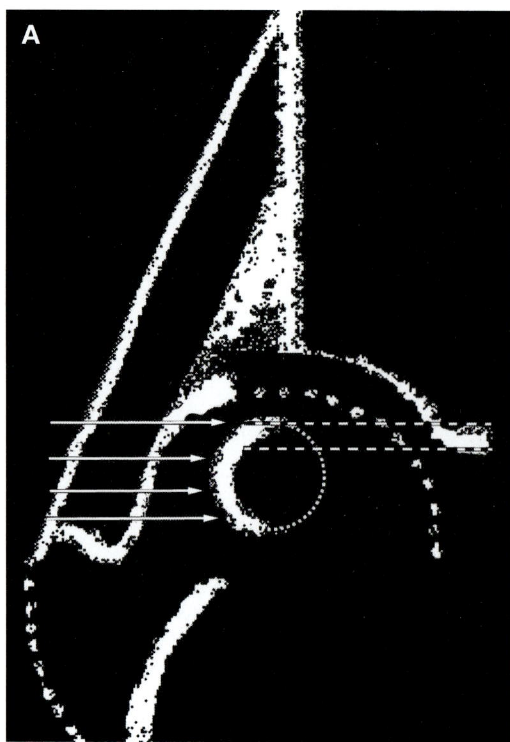

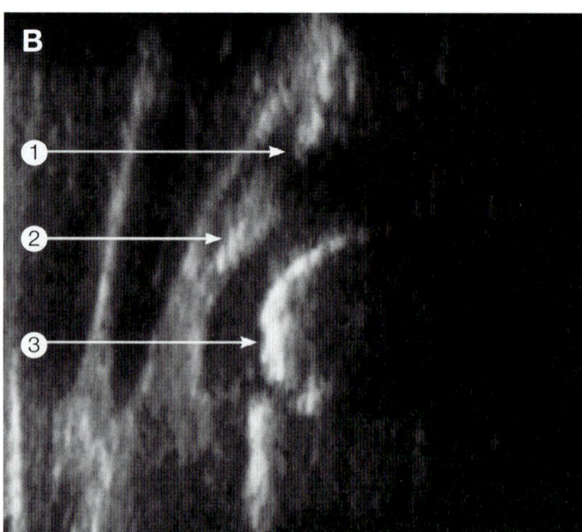

Figura 3-21. A. El tamaño grande del núcleo y la sombra que produce hacen que el borde inferior del ilion no sea visible. **B.** El núcleo femoral grande (1) y la sombra producida hacen que el borde inferior del ilion no sea visible. 2. *Labrum* (rodete acetabular). 3. Promontorio (borde) acetabular.

Ningún ecograma de cadera es valorable si falta el borde inferior del ilion (solamente es posible una excepción)

Estructuras que se encuentran rodeando la cabeza femoral

Repliegue capsular

Eco de las superficies articulares (la denominada «película líquida»)

Si la osificación alcanzada por la cadera llega al grado suficiente para bloquear la onda sónica lateral y no puede llegar al borde inferior del ilion (Fig. 3-21), con lo que este borde no es visible en el ecograma al encontrarse en la zona de sombra sónica, la ecografía no puede utilizarse para valorar los posibles trastornos de maduración. En este caso, la ecografía será reemplazada por otro procedimiento de imagen. El grado de maduración de la articulación de la cadera o bien su osificación limita, por lo tanto, la ecografía. El uso de la ecografía de la cadera estará limitada por la edad sólo indirectamente.

La cabeza femoral se encuentra lateralmente rodeada de la cápsula articular, que se inserta en el cuello femoral y pasa a la región de la zona orbicular en el pericondrio del trocánter mayor (Fig. 3-22).

El lugar del pericondrio en el que la cápsula articular cambia de dirección se denomina *repliegue capsular* (Fig. 3-23). Siguiendo el repliegue capsular proximalmente a lo largo de la cápsula articular, y a lo largo de la superficie de la cabeza femoral, aparece la imagen del *labrum* (rodete acetabular) junto a la cápsula, seguida de la estructura hipoecoica del techo acetabular hialino cartilaginoso preformado, el techo óseo acetabular hiperecoico, la estructura más medial del ligamento redondo, así como el tejido graso de la fosa acetabular.

En la mayoría de los casos la cabeza femoral se encuentra muy próxima al techo acetabular cartilaginoso, de tal forma que el espacio articular no puede mostrarse ecográficamente. En muchos

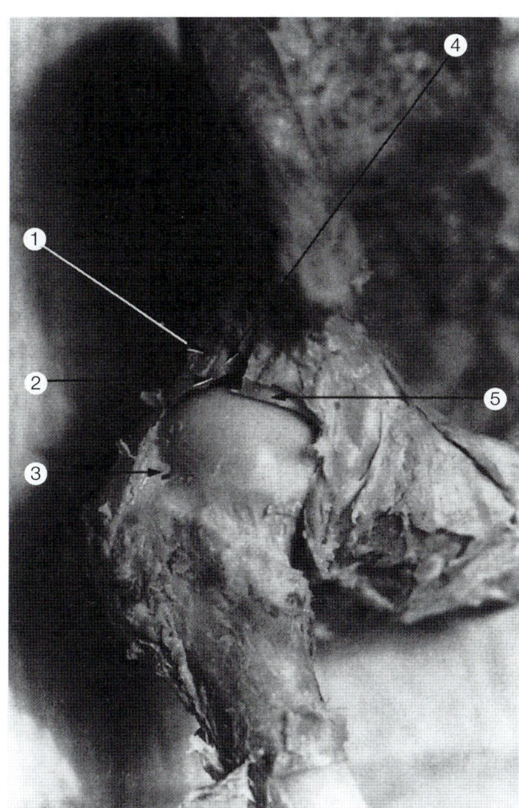

Figura 3-22. Preparación de una cadera derecha.

1. Pericondrio
2. *Labrum* (rodete acetabular)
3. Repliegue capsular desde la cápsula articular al pericondrio del cuello femoral y del trocánter mayor
4. Techo cartilaginoso preformado
5. Rodete acetabular asomando en la articulación

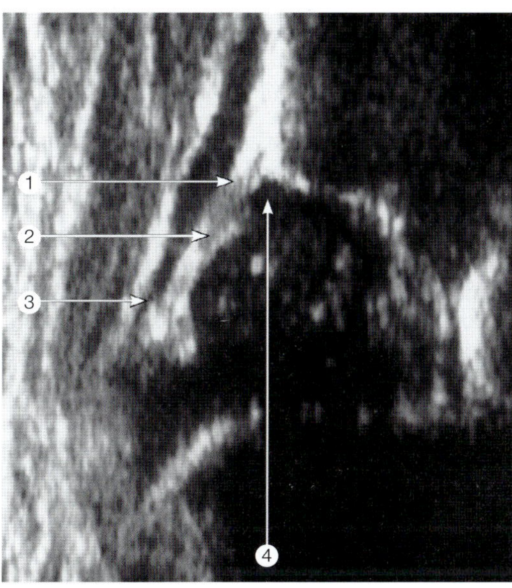

Figura 3-23. El repliegue capsular aparece como dos bandas ecogénicas paralelas.

1. Pericondrio
2. *Labrum* (rodete acetabular)
3. Repliegue capsular
4. Techo acetabular cartilaginoso

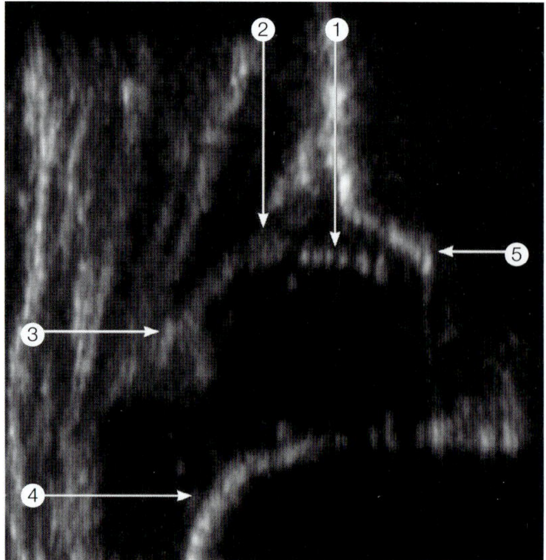

Figura 3-24. Ejemplo para la denominada película líquida (1). 2. *Labrum* (rodete acetabular). 3. Repliegue capsular. 4. Límite (o línea) oseocartilaginoso. 5. Borde inferior del ilion.

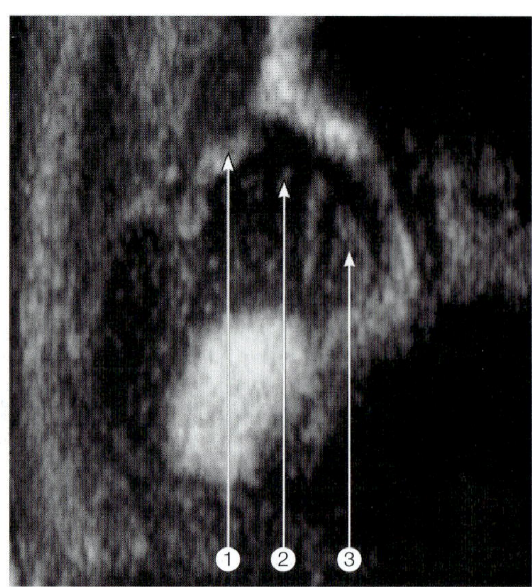

Figura 3-25. Ecograma de cadera en un cadáver sin la imagen ecogénica de las superficies articulares. 1. *Labrum* (rodete acetabular). 2. Zona anular. 3. Zona central.

ecogramas se aprecia, sin embargo, una fina línea de ecos arqueada entre la cabeza y el techo cartilaginoso (Fig. 3-24). Esta imagen de ecos se denomina «película líquida», es decir, es la imagen ecogénica de las superficies articulares. Esta película líquida fue durante un tiempo motivo de discordia, hasta que tras realizar estudios en cadáveres, se observó que se trataba de una impedancia acústica o bien de una imagen ecogénica de las superficies articulares (Figs. 3-25 a 3-27). Este concepto, en la anatomía ecográfica, es sinónimo de espacio articular.

Desde el punto de vista ecográfico, y sabido el fenómeno de la llamada película líquida, se puede diferenciar la cabeza cartilaginosa del techo acetabular cartilaginoso, de tal forma que la circunferencia superior de la cabeza femoral puede hacerse visible (Fig. 3-28).

Posibles errores

Frecuentemente se confunde el eco del repliegue capsular con el rodete acetabular. Si partimos del repliegue capsular y continuamos la cápsula articular, hay que tener presente no confundir erróneamente la banda ecogénica de un tabique intermuscular con la cápsula articular. Esta confusión no es infrecuente, por desgracia, en articulaciones de tipo III o de tipo IV.

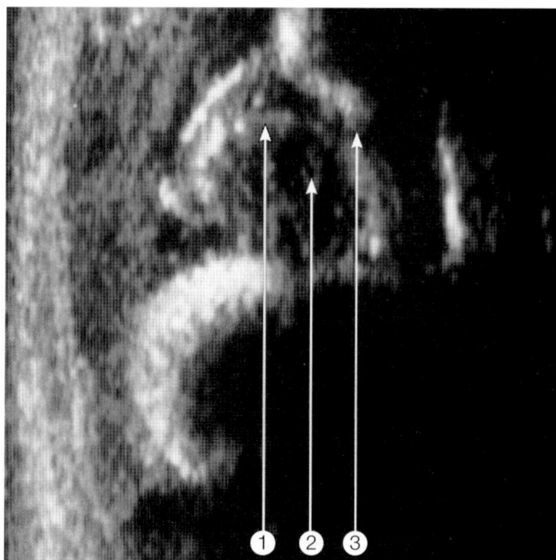

Figura 3-26. Preparación anatómica con inyección de NaCl. Se ve nítidamente (1) la imagen ecogénica de las superficies articulares. 2. Cabeza femoral. 3. Borde inferior del ilion.

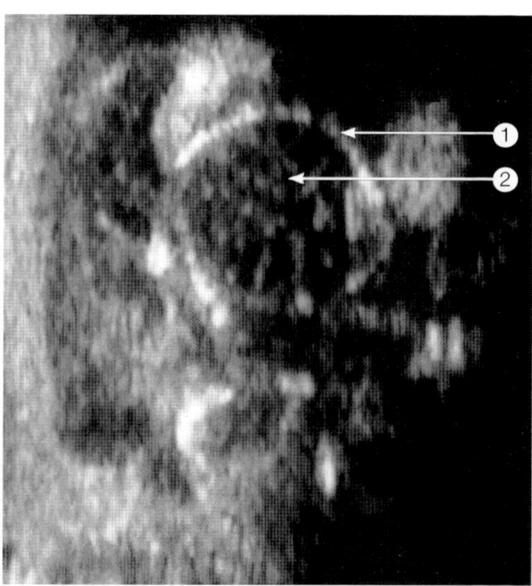

Figura 3-27. Ecograma en la articulación en cadáver después de una inyección de NaCl (transversal). Se observa claramente la imagen ecogénica de las superficies articulares (1). 2. Cabeza femoral.

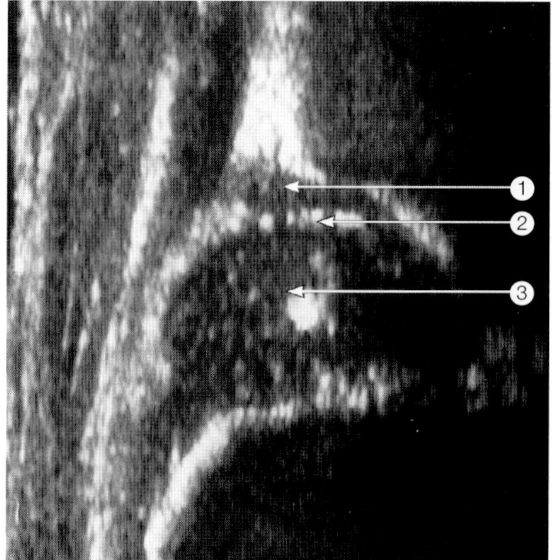

Figura 3-28. Ecograma de un niño de 6 meses. La imagen ecogénica (película líquida) (2) limita la cabeza femoral (3) con el techo acetabular cartilaginoso.

Fosa acetabular y techo acetabular

Fosa acetabular

El fondo de la fosa acetabular (Fig. 3-29) está formado por tres partes óseas que están unidas por el cartílago en «Y»:

- Borde inferior del hueso ilion.
- Porción del hueso isquion.
- Hueso pubis.

Figura 3-29. Acetábulo izquierdo (en una preparación de cadáver de un lactante de 3 meses). El ligamento redondo y el tejido del fondo acetabular han sido retirados.

1. *Facies lunata*
2. Hueso pubis
3. Porción descendente del cartílago en «Y»
4. *Labrum* (rodete acetabular)
5. Hueso ilion
6. Hueso isquion
7. Incisura acetabular con el ligamento transverso

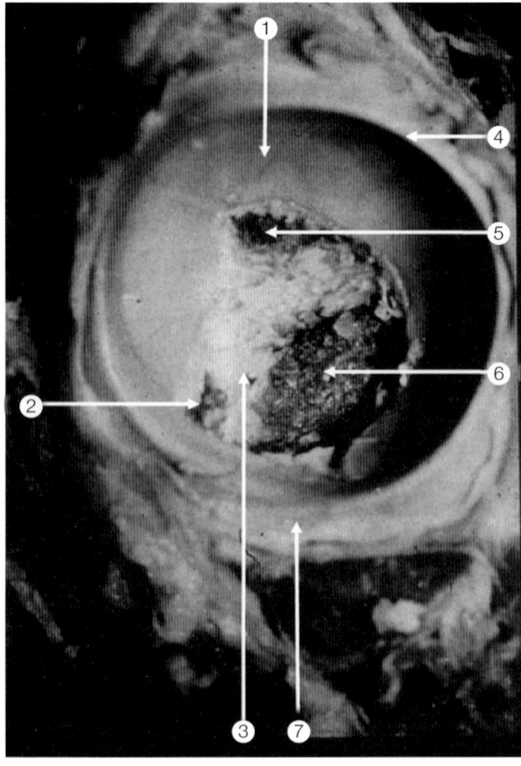

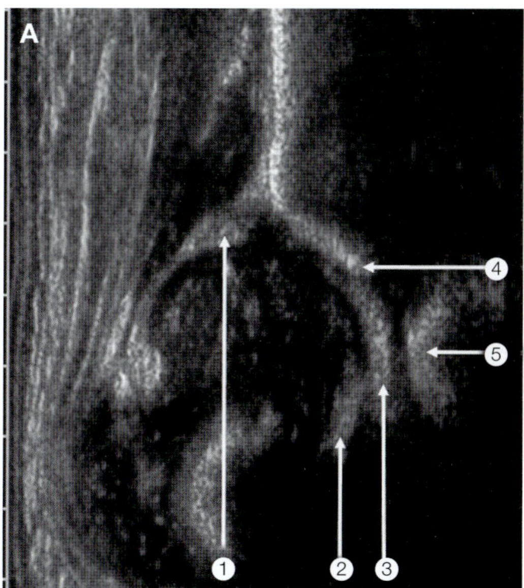
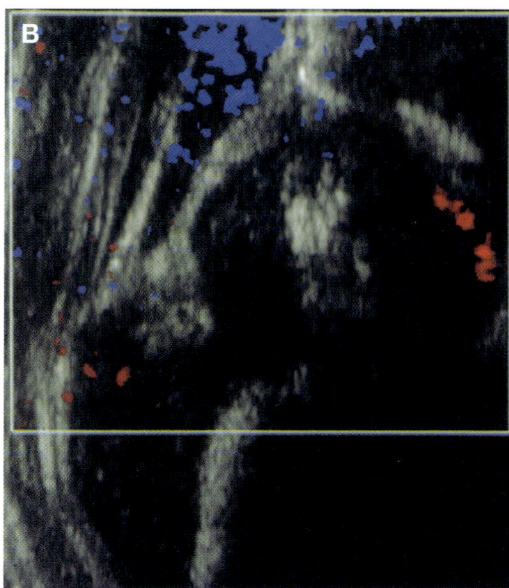

Figura 3-30. A. El ligamento redondo se observa con nitidez. **B.** Ecograma Doppler color: la arteria del ligamento redondo es claramente visible con su pulso arterial. 1. *Labrum* (rodete acetabular). 2. Ligamento transverso. 3. Ligamento redondo. 4. Hueso isquion. 5. Borde inferior del ilion.

La fosa acetabular está revestida por un tejido laxo conjuntivo que cubre el fondo de ésta. Entre este fondo y la cabeza femoral aparece el ligamento redondo procedente de la incisura acetabular, como una formación tubular dirigida en dirección inferosuperior, insertándose en una zona relativamente amplia de la cabeza femoral, en la fosa central (Fig. 3-30 A). Dentro del ligamento redondo se encuentra la arteria que, por debajo del ligamento transverso, entra en el componente tubular cefálico, con lo que realmente se halla fuera del espacio articular. Con ecógrafos de alta resolución es posible observar la circulación y las ondas pulsátiles de la arteria del ligamento (Graf y Lercher, 1996) (Fig. 3-30 B).

El ligamento transverso acetabular se encuentra en el techo acetabular, en posición lateral en relación con el ligamento redondo femoral; es el componente correspondiente al rodete acetabular, en su continuación hacia la incisura acetabular. El ligamento transverso puede verse especialmente bien en los recién nacidos (Fig. 3-31).

Ecográficamente aparece el borde inferior del ilion con una imagen hiperecoica, por debajo de la imagen hipoecoica del cartílago en «Y». Lateral a este último, y por lo general con ecogenicidad leve o debido al aumento del componente graso anecoico, se encuentra la zona de la fosa acetabular ocupada por sustancia grasa y tejido conjuntivo. Más ecogénico aparece el ligamento redondo, especialmente en la fóvea central. Las fibras del ligamento redondo femoral hacen visible el área de la fóvea central. Durante la exploración, y mediante los movimientos de abducción y aducción, pueden ob-

Ligamento transverso

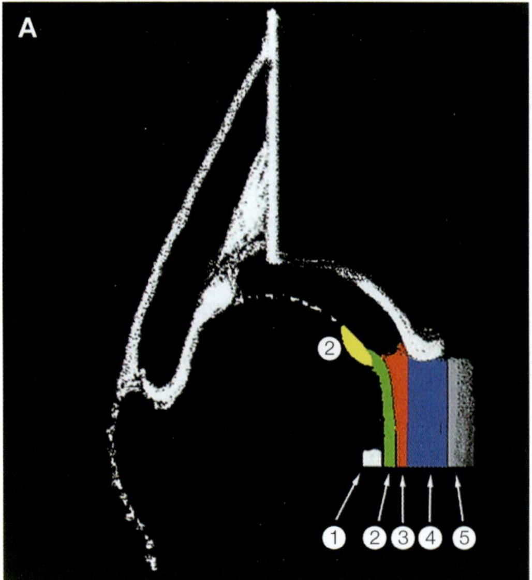

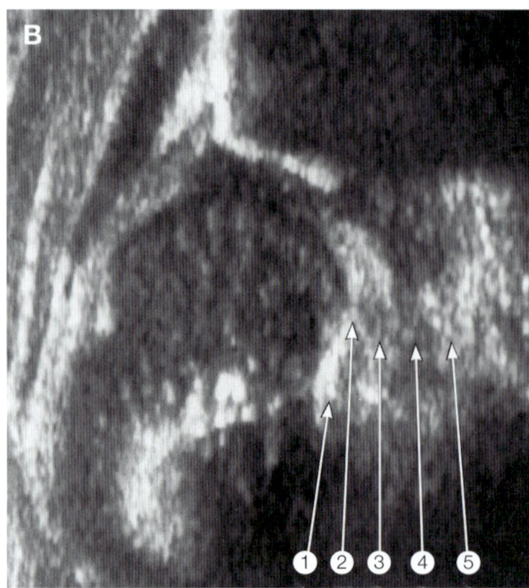

Figura 3-31. A. 1. Ligamento transverso del acetábulo. 2. Ligamento redondo. 3. Tejido graso del fondo acetabular. 4. Cartílago en «Y». 5. Pericondrio en cara interna del ilíaco. **B.** Ecograma de un recién nacido en el que se observa claramente el fondo de la fosa acetabular. Idéntica descripción a la imagen A.

servarse claramente los movimientos que acompañan al ligamento. Simultáneamente puede verse cómo la fóvea central se desplaza hacia arriba y hacia abajo, mientras que el borde inferior del ilion permanece fijo.

Un error frecuente es confundir el borde inferior del ilion con la fóvea central. Ambas estructuras tienen una ecogenicidad semejante y no es raro que la fóvea central se interprete erróneamente como el borde inferior del ilion. Las estructuras pueden diferenciarse en tres capas, como se describió anteriormente mediante el estudio dinámico o con la típica ecogenicidad: en sentido lateral, la fóvea central; en sentido medial, el eco del borde inferior del ilion, y entre ambas estructuras una zona leve hipoecogénica que representa los tejidos graso y conjuntivo (Fig. 3-32).

Si se piensa que la onda sónica al entrar lateralmente y encontrar tejido óseo origina una zona anecógena por la formación de la sombra sónica, la fóvea central no puede ser interpretada erróneamente como borde distal del ilion, cuando medial al borde inferior del ilion (que en realidad es la fóvea central) todavía produce ecos.

Techo acetabular

Nomenclatura

El techo acetabular hialino cartilaginoso alcanza en la ecografía de la cadera una importancia central. Todas las formas de trastornos de la maduración de la cadera dejan su huella en el techo acetabular. Una clasificación y tipificación de la patología en la maduración de la cadera es sólo posible cuando la estructura en los techos óseo y cartilaginoso, también en los casos con una patología grave, se pueden identificar de forma clara y definida. Por desgracia,

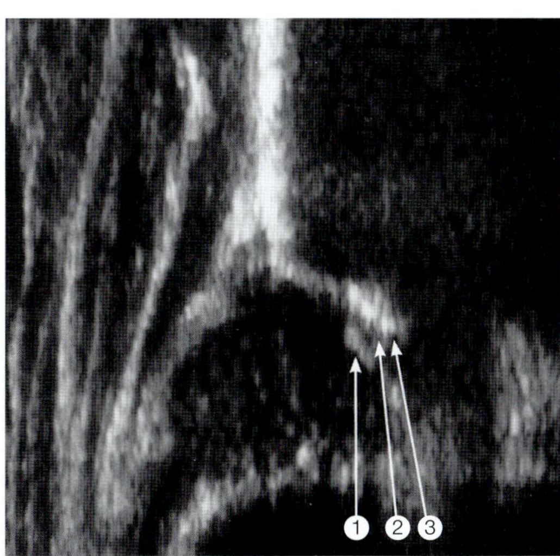

Figura 3-32. Típica ecogenicidad en tres capas en el fondo acetabular.

1. Ligamento redondo con fóvea central
2. Tejido graso del fondo acetabular hipoecoico
3. Borde inferior del ilion

3

la nomenclatura, especialmente en la región del techo acetabular, no es uniforme.

Junto al ya acetábulo osificado, se halla el todavía techo acetabular hialino cartilaginoso que constituye un cartílago de crecimiento unipolar, es decir, se adapta a su función. El límite periférico del techo preformado cartilaginoso acetabular es el anillo fibroso del rodete acetabular. Éste aparece libre en la articulación y está unido solamente en su estrecha base al techo cartilaginoso preformado. En un corte frontal ecográfico se halla, en posición lateral, el techo cartilaginoso, formado por capas de tejido con la cápsula articular; el pericondrio, el periostio y el rodete acetabular lateral e inferior, todo ello limitado por el techo óseo preformado (pared del ilion), que se encuentra en posición medial.

El concepto *limbus* es inexacto y no debería ser hoy más empleado. En ocasiones son descritos como *limbus* todas las partes no osificadas del techo acetabular (rodete acetabular y techo cartilaginoso preformado) o el concepto *limbus* se elige para el rodete acetabular o solamente para el techo cartilaginoso preformado. Ecográficamente se debería diferenciar entre el techo cartilaginoso pre-

Limbus

Figura 3-33.

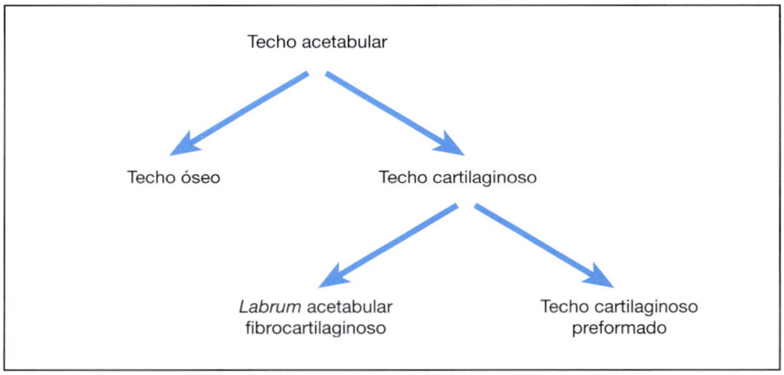

Techo acetabular

Techo óseo

Techo cartilaginoso

Labrum acetabular fibrocartilaginoso

Techo cartilaginoso preformado

Figura 3-34. Detalles anatómicos del pericondrio proximal en el ecograma.

1. Pericondrio del techo acetabular cartilaginoso
2. *Labrum* (rodete acetabular)
3. Cápsula articular con ligamento isquiofemoral
4. Cápsula articular limitando con formación grasa
5. Tendón del recto femoral. Porción refleja

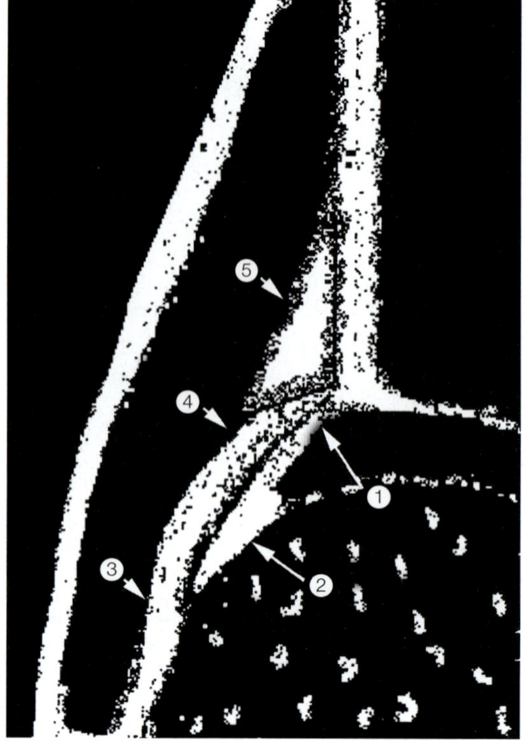

Límite y estructura ecográfica especial del techo acetabular

Punto de vista anatómico

formado (= techo cartilaginoso) y el *labrum* acetabular en base a la ecogenicidad diferente y el comportamiento distinto en las luxaciones (Fig. 3-33).

En preparados procedentes de cadáver, obtenidos especialmente mediante un corte superficial practicado en la cadera, se puede demostrar que el *labrum* acetabular se encuentra claramente separado del techo hialino cartilaginoso preformado. La parte proximal y lateral del *labrum* llega directamente al fino ribete del pericondrio del techo cartilaginoso (Figs. 3-34 y 3-35). En esa zona, en la que el pericondrio proximal pasa al periostio del hueso ilion, se inserta la cápsula articular. Se puede observar la existencia de un espacio entre la cápsula articular y el *labrum* acetabular.

La estructura que envuelve la cabeza femoral está formada por la cápsula articular y las estructuras tendinosas que cubren la cápsula, como son el ligamento iliofemoral y el ligamento isquiofemoral. Lateral y proximal aparece la inserción del músculo recto claramente visible. La zona de origen del músculo recto femoral está formada por dos inserciones:

- La porción recta que nace en la espina ilíaca anteroinferior.
- La porción refleja que de forma arqueada viene desde el surco supraacetabular.

Como la espina ilíaca anterosuperior se encuentra en un plano anterior al corte estándar y no aparece en la imagen, sí se hace vi-

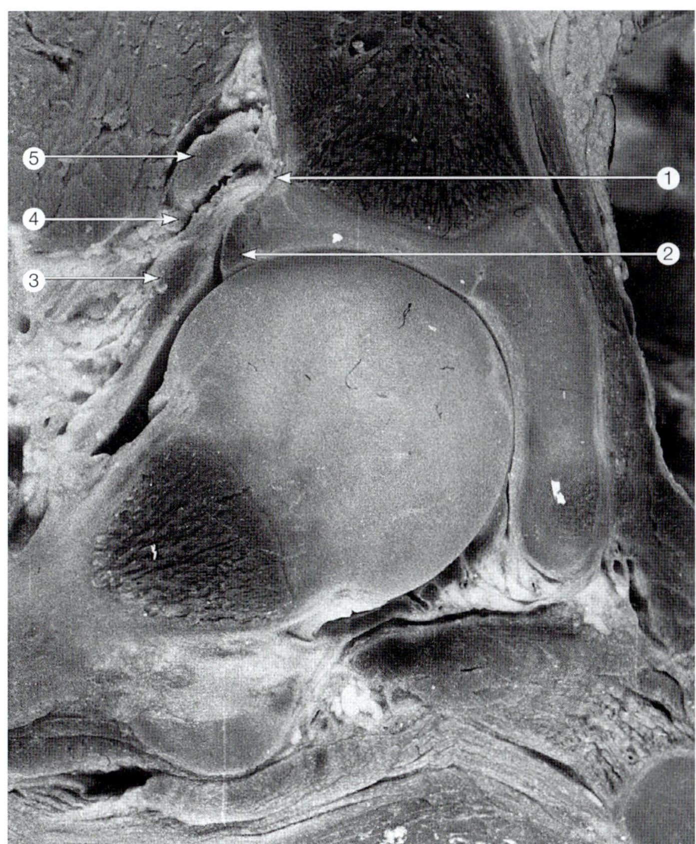

Figura 3-35. Anatomía del pericondrio proximal.

1. Pericondrio del techo acetabular cartilaginoso
2. *Labrum* (rodete acetabular)
3. Cápsula articular con ligamento isquiofemoral
4. Cápsula articular limitando con formación grasa
5. Tendón del recto femoral, porción refleja

sible la porción refleja en ese corte. Si se lleva el corte más a un plano frontal, proximal al *labrum* acetabular y lateral al techo acetabular cartilaginoso aparecerá una estructura en tres capas:

1. El pericondrio, que limita lateralmente al techo cartilaginoso fundiéndose distalmente con elementos fibrosos en el rodete acetabular.
2. La cápsula articular, que lateral y superiormente se apoya en el rodete, proximalmente hasta la zona en que el periostio pasa a pericondrio e insertándose entre el pericondrio y el origen del músculo recto.
3. La porción refleja del músculo recto femoral.

Si el corte se hace algo oblicuo se borran las estructuras, de tal forma que el origen del recto toma una forma alargada y no se puede diferenciar claramente del ligamento isquiofemoral (Fig. 3-36). También en las imágenes de resonancia magnética (RM) estas estructuras pueden verse y ser diferenciadas (Graf y Fronhöfer, 1997).

Atendiendo a la diferenciación de las estructuras anatómicas se pueden distinguir tres capas utilizando ecógrafos de alta resolución (Fig. 3-37). Los ecógrafos con menos o peor resolución son responsables de que se aprecie una imagen producida por

Identificación ecográfica

Figura 3-36. Corte oblicuo a través del techo acetabular. No se ve claramente la separación entre el músculo recto femoral (1) y el ligamento isquiofemoral (3). 2. *Labrum* (rodete acetabular)

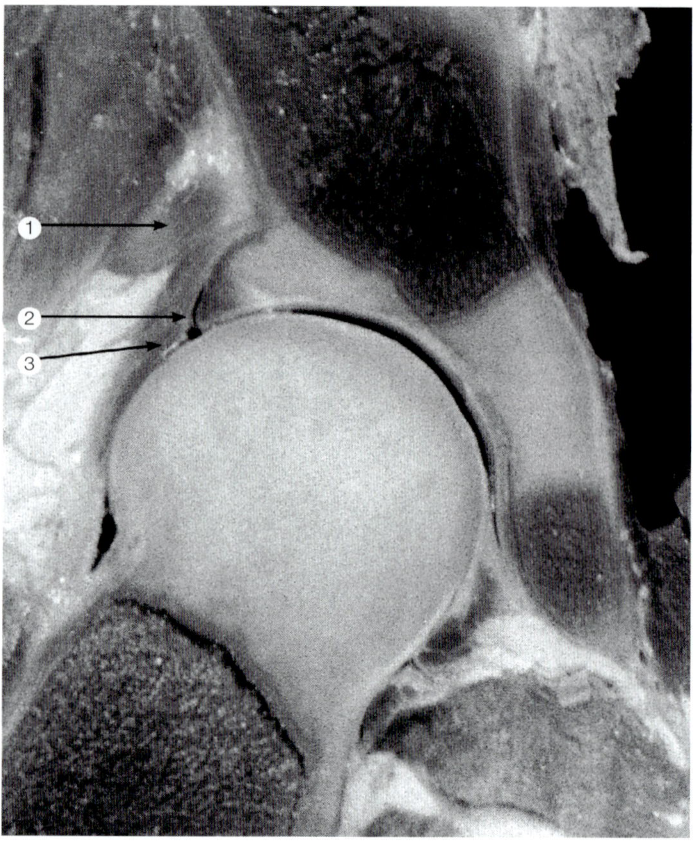

Figura 3-37. Identificación ecográfica del pericondrio proximal.

1. Tendón del músculo recto
2. Cápsula articular con almohadilla grasa
3. Ligamento isquiofemoral
4. *Labrum* (rodete acetabular)

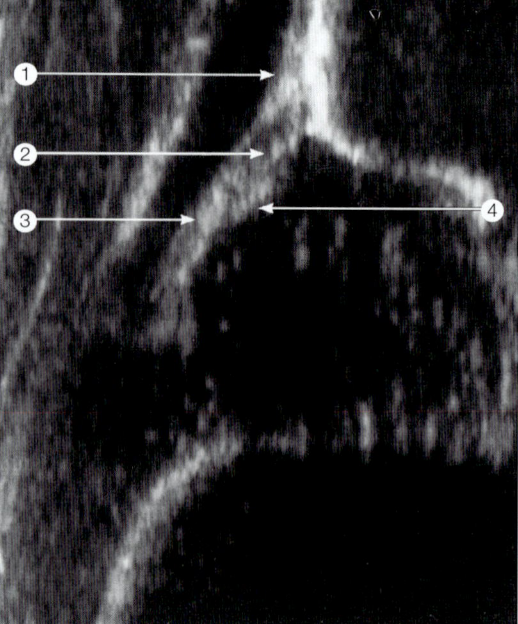

una suma de ecos, y es conocida como *pericondrio proximal* (Fig. 3-32). Además, el *labrum* acetabular se ve con una buena ecogenicidad en la cara interna de la cápsula articular, incluso en ocasiones, puede observarse la existencia de un espacio que los separa. El pericondrio constituye una estructura hipoecoica con dirección proximal. Lateral al *labrum* acetabular aparecen unas bandas ecogénicas, que se dirigen hacia proximal, hacia el hueso ilíaco. Estos ecos representan la cápsula articular. Lateral y proximal aparece una imagen hiperecogénica que es el origen del músculo recto. Lateral al *labrum*, junto a la cápsula articular, se observa con frecuencia una estructura hiperecogénica, que es el ligamento isquiofemoral.

Lo que originalmente fue definido como eco del pericondrio proximal, con los ecógrafos de alta resolución se ha podido diferenciar y ver que consta de las siguientes estructuras:

- Parte proximal del pericondrio.
- Porción refleja del músculo recto femoral.
- Cápsula articular que se encuentra entre las dos estructuras citadas anteriormente.

En la ventana pericondral pueden ser identificadas las pocas estructuras ecogénicas del pericondrio y de la cápsula articular. La relativa disminución de la ecogenicidad, que condujo a la denominación de *ventana pericondral* (Graf, 1981), está formada, en parte, por los ecos tenues de la parte distal del pericondrio y de la correspondiente parte de la cápsula articular, y por otro lado, se trata de una zona hipoecogénica entre la imagen hiperecogénica del origen del músculo recto y el ligamento isquiofemoral también hiperecogénico, o bien el *labrum*.

Si, a pesar de la utilización de ecógrafos de alta resolución, los cortes ecográficos verificados se hacen más oblicuos y alejados del plano frontal, las estructuras no se podrán diferenciar con tanta exactitud como en la preparación (Fig. 3-38).

Debemos aspirar en el futuro a ver ecogramas que permitan una separación exacta de las estructuras (Figs. 3-39 y 3-40). Debemos evitar ecogramas con amplias «inútiles» imágenes de pericondrio proximal, sin poder diferenciar las estructuras, por haber realizado cortes oblicuos y con inclinación del transductor errónea (Fig. 3-41) (v. capítulo 5, apartado *Errores de la inclinación*).

El pericondrio proximal es una sumación de ecos y está formado por el pericondrio del techo acetabular preformado, cartilaginoso, por la cápsula articular y la porción refleja del músculo recto femoral.

Pericondrio proximal

La ventana pericondral se forma por la diferencia de impedancia acústica entre el eco del tendón del músculo recto y el eco del ligamento isquiofemoral, así como por los ecos tenues de una parte de la cápsula y el pericondrio.

Ventana pericondral

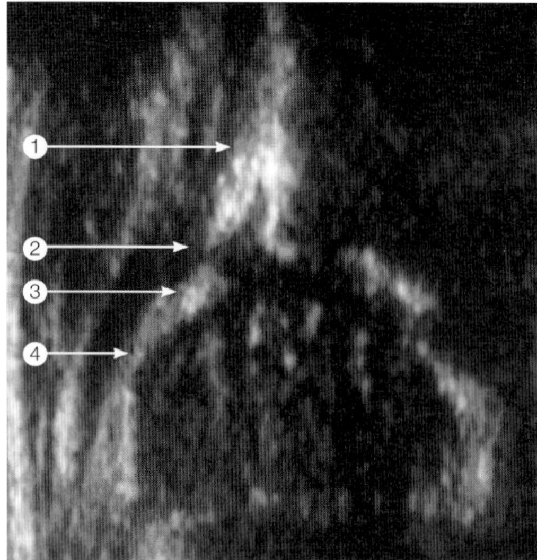

Figura 3-38. Las estructuras en el pericondrio proximal no se diferencian con suficiente nitidez. El pericondrio proximal (1) se halla formado por la suma de: 2. Ventana pericondral. 3. *Labrum* (rodete acetabular). 4. Cápsula articular.

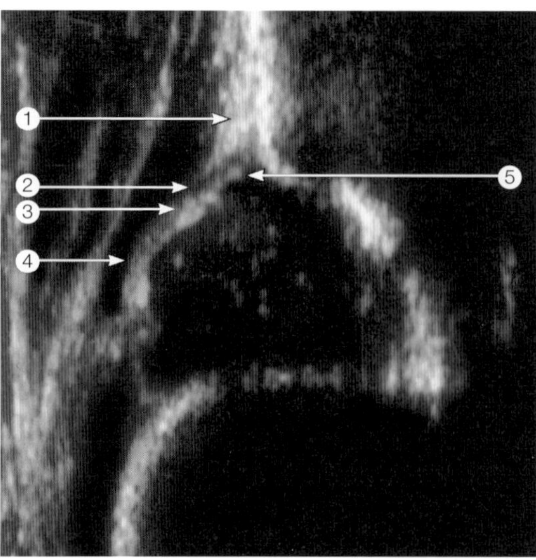

Figura 3-39. Componentes del pericondrio proximal. 1. Inserción del tendón del músculo recto. 2. Ventana pericondral. 3. *Labrum* (rodete acetabular). 4. Cápsula articular. 5. Pericondrio del techo acetabular cartilaginoso.

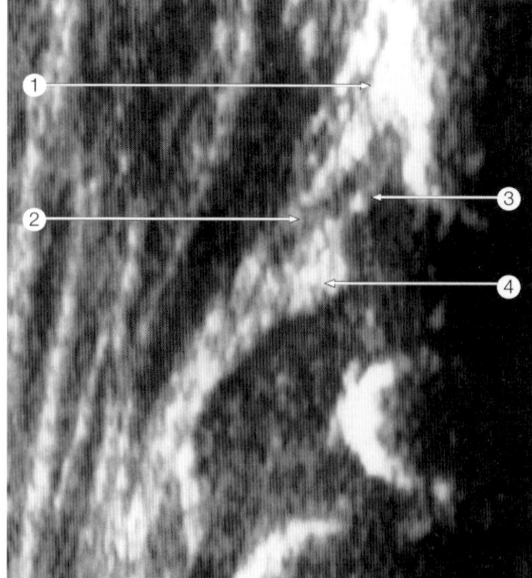

Figura 3-40. Ejemplo de los componentes del pericondrio proximal. 1. Inserción del tendón del músculo recto. 2. Cápsula articular que limita con la almohadilla grasa. 3. Pericondrio del techo acetabular cartilaginoso. 4. *Labrum* (rodete acetabular).

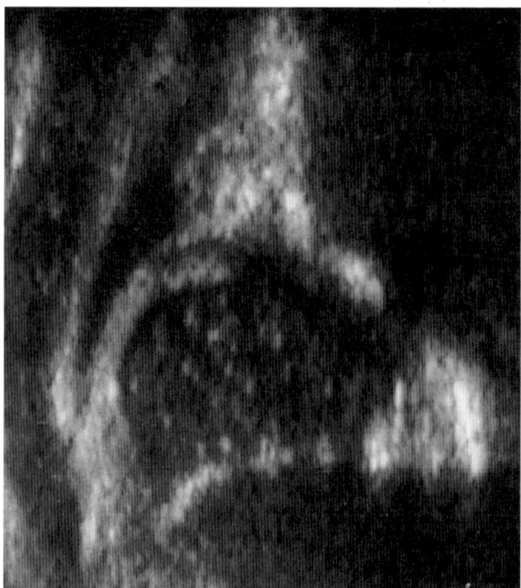

Figura 3-41. Ecograma realizado con una inclinación incorrecta del transductor. El pericondrio proximal con sus estructuras no se puede diferenciar. Existe una sumación de ecos. Este tipo de ecogramas no deben utilizarse.

> **Conceptos clave que se deben tener presente**
>
> - Fondo acetabular:
>   - Tres huesos.
>   - Cartílago en «Y».
>   - Fondo acetabular ocupado por tejido conjuntivo.
>   - Ligamento redondo femoral.
>   - Ligamento transverso puentea la incisura acetabular.
> - Pericondrio:
>   - *Pericondrio proximal:*
>   - Pericondrio.
>   - Cápsula articular (relleno graso de la cápsula articular).
>   - Porción refleja del músculo recto femoral.
>   - *Ventana pericondral:* hipoecogénica y parte caudal del pericondrio.

3

Si prestamos atención a una verdadera luxación de cadera teratológica, comprobaremos que existen signos especiales en la articulación de la cadera que condicionarán el proceso futuro de la luxación de la cabeza femoral. Posteriormente, y como continuación del proceso de luxación de la cabeza femoral, se producirá una deformación, no solamente en el acetábulo óseo, sino también en el acetábulo cartilaginoso. Con otras palabras, la cabeza femoral se desplaza (luxa) de su acetábulo, dejando unas características huellas o improntas en él, tanto en su componente óseo como en el cartilaginoso.

Si se quisiera reunir en un esquema y hacer una estadificación, veríamos en esa tipificación una instantánea del proceso dinámico de la evolución de la luxación. Tener los conocimientos necesarios acerca de las modificaciones patológicas en el terreno del acetábulo articular durante el proceso de luxación constituye un requisito imprescindible para establecer una tipificación (ecográfica). Los conocimientos de la anatomía del acetábulo articular normal y con retraso de maduración, la anatomía patológica en la cabeza luxada, así como su correspondencia en el ecograma, son la base para establecer un tratamiento según esos estadios, que como último objetivo persigue luchar contra la patología correspondiente del acetábulo.

Para una mejor comprensión de las imágenes ecográficas en los trastornos de maduración de la cadera, se describen los hallazgos anatómicos e histológicos en la evolución de la luxación. Bernbeck (1951), Oelkers (1961, 1981), Dörr (1968) y Ponseti (1978) publicaron estudios morfológicos importantes (Fig. 3-42).

Como ya se ha descrito, más de la mitad de la cabeza femoral en sus primeros momentos embrionarios se encuentra rodeada por un acetábulo cartilaginoso y el rodete acetabular. Si originalmente el acetábulo es demasiado plano, puede perder su capacidad de formación. Batory (1982) estudió un acetábulo plano, un acetábulo displásico en una preparación procedente de un embarazo de 5-6 semanas. Al igual que en la preparación, Oelkers (1981) observó, en un estudio de pelvis embrionaria, un claro aplanamiento unila-

Patología del acetábulo

Modificaciones morfológicas en el proceso de luxación

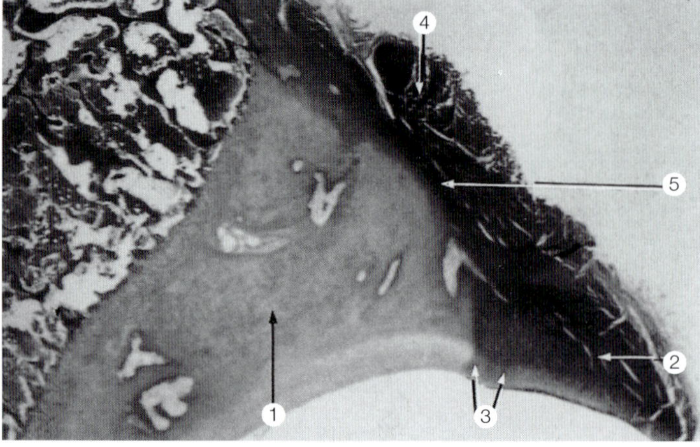

Figura 3-42. Corte a través del techo acetabular cartilaginoso. Sobre el techo óseo está el techo cartilaginoso (1). El *labrum* acetabular (2) está con el hipomoclion (3), especialmente fijo en el techo acetabular cartilaginoso.
4. Cápsula articular
5. Pericondrio

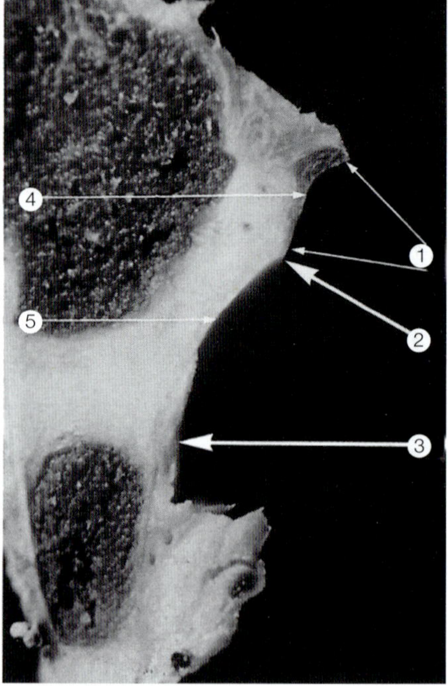

Figura 3-43. Sección de una cadera luxada a través de un acetábulo. Son claramente visibles el *labrum* (1) desplazado hacia proximal y el hipomoclion (2).
3. Fosa acetabular
4. Neocotilo (rodete comprimido)
5. *Facies lunata* (acetábulo primitivo)

teral con desplazamiento de la cabeza femoral por delante del anillo pélvico. Con la pérdida de la función sustancial del acetábulo, la cabeza femoral únicamente se mantendrá por la cápsula, que mantiene con el *labrum* acetabular una unión fibrosa débil (Oelkers, 1981; Ponseti, 1978).

A Oelkers (1961, 1981) debemos los importantes conocimientos de los cambios histomorfológicos durante la fase de deslizamiento de la cabeza femoral. En la evolución de la luxación es muy importante la zona del techo acetabular cartilaginoso, en la que se apoya el *labrum* acetabular (Figs. 3-42 y 3-43). Ese punto fue des-

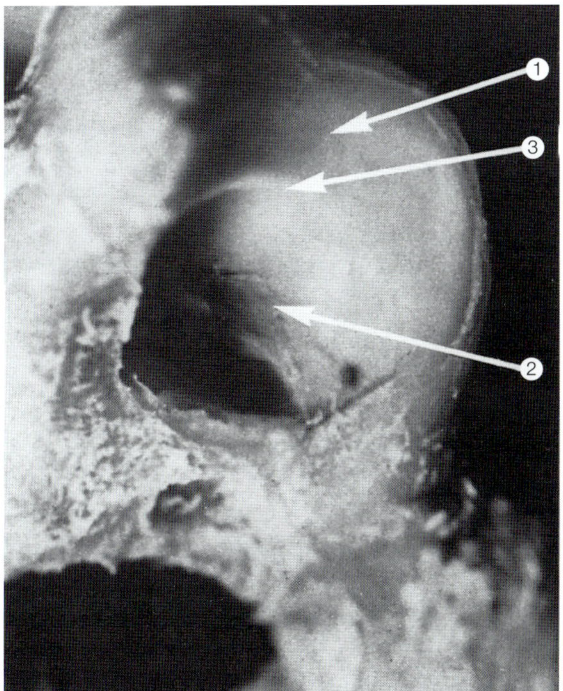

Figura 3-44. Cadera izquierda con zona anular de displasia (1) y acetábulo primitivo (2). 3. *Neolimbus* según Ortolani (hipomoclion).

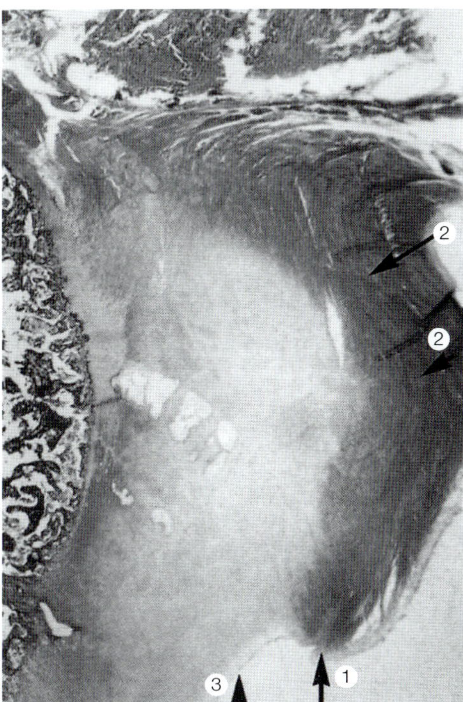

Figura 3-45. Corte histológico correspondiente a la figura 3-43. 1. Zona de hipomoclion. 2. *Labrum* acetabular deformado craneodorsalmente. 3. *Facies lunata*.

crito por Oelkers como *hypomochlion* (hipomoclion). Esta zona se caracteriza por ser una estructura elástica y soporte para el rodete, que está reforzado por fibras circulares y elementos elásticos. El anclaje del rodete en el techo cartilaginoso está conformado por una construcción tisular rígida.

El *labrum* acetabular se transforma en un componente deformable, pero no movible para la cabeza femoral, y por lo tanto es un elemento firme protector para la cabeza femoral y una zona almohadillada junto al techo cartilaginoso todavía no osificado, entre la cabeza femoral y el techo óseo (Fig. 3-44). Con el desplazamiento dorsocraneal de la cabeza femoral (Fig. 3-45), los elementos fibrosos del rodete y la cápsula articular están comprimidos craneal y dorsalmente, mientras que una parte importante del cartílago de crecimiento del resto del techo acetabular permanece inalterado (Figs. 3-45 a 3-47).

La histología en el área del techo acetabular es la expresión de una estricta arquitectura (Fig. 3-48). En la zona de tránsito del techo acetabular cartilaginoso al techo óseo encontramos una zona de crecimiento. En ella se observan las habituales y típicas células en forma de columna de un cartílago de crecimiento.

En una cadera descentrada (Fig. 3-49) aumentan las fuerzas de presión y de cizalla que originan cambios morfopatológicos en la zona del cartílago de crecimiento del techo acetabular, que frenan

Cambios histológicos en el acetábulo luxado

Figura 3-46. Radiografía correspondiente a las alteraciones anatomopatológicas de la figura 3-43.

1. Hipomoclion
2. Extremo del *labrum* comprimido cranealmente
3. Acetábulo primitivo *(facies lunata)*

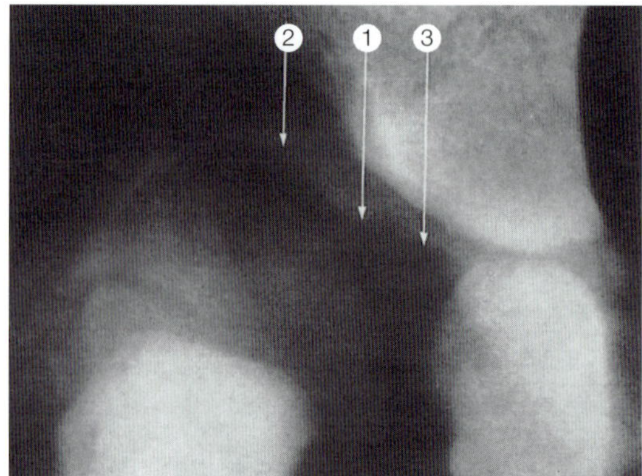

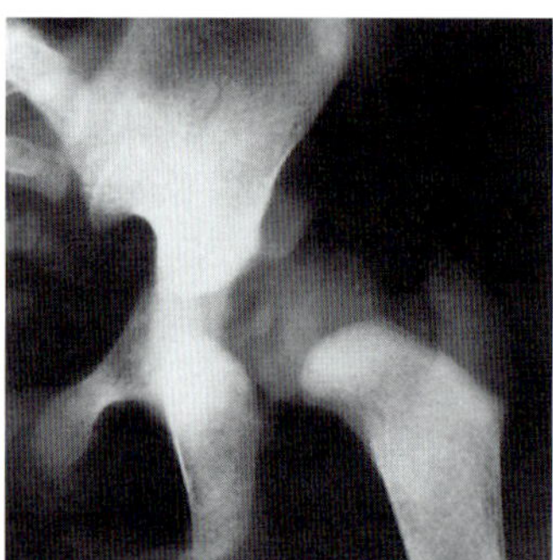 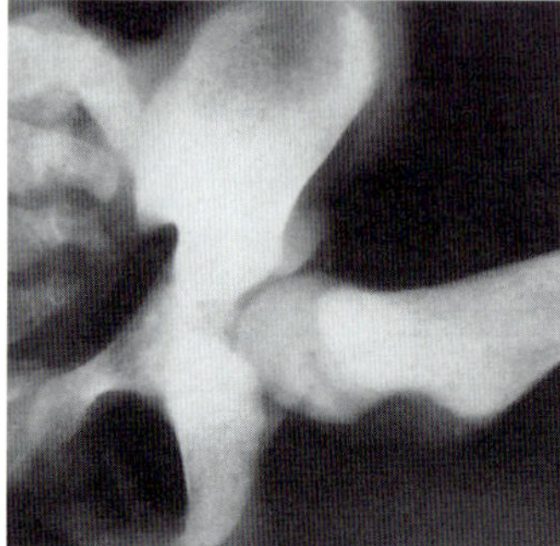 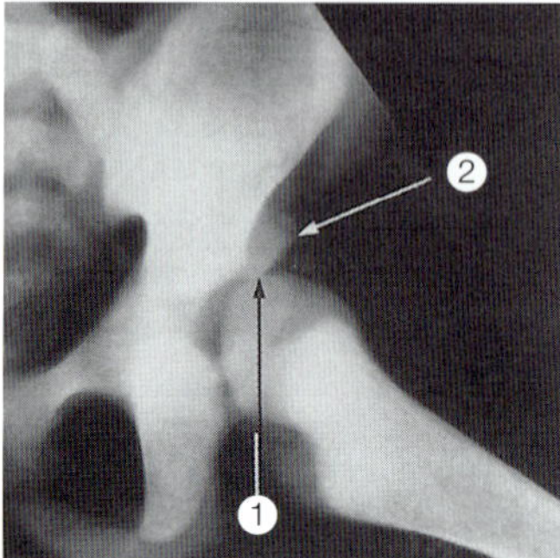

Figura 3-47. Cabeza femoral reducida en diversas posiciones. El hipomoclion (1) y los elementos comprimidos cranealmente, *labrum*, cartílago hialino y cartílago articular (2), son claramente visibles.

Figura 3-48. Histología de un acetábulo normal (sección dorsal). El techo cartilaginoso (1) está separado del techo óseo por el cartílago de crecimiento (2).

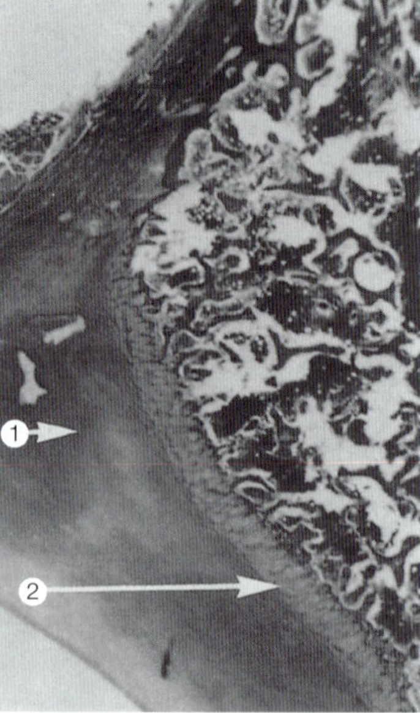

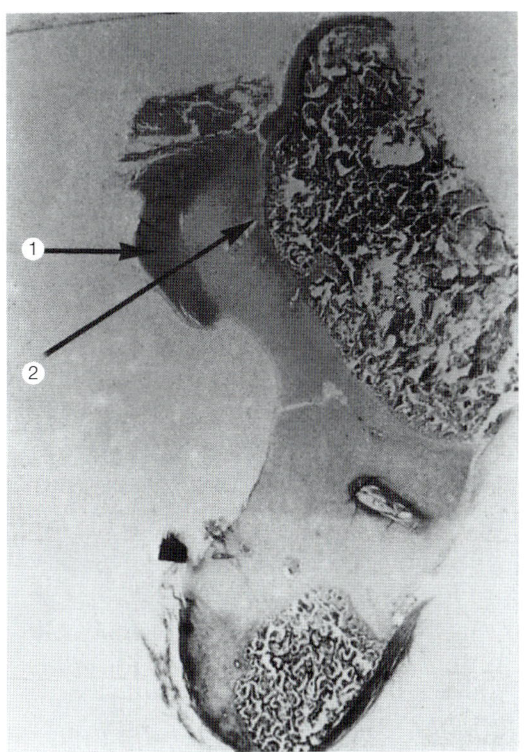

Figura 3-49. Sección de un acetábulo derecho. Se observa el *labrum* acetabular (1) con la cápsula desplazados cranealmente y un techo cartilaginoso deformado. El cartílago de crecimiento, con su componente columnar se halla dañado debido a las fuerzas de presión y cizallamiento (compárese con figura 3-48).

su crecimiento y facilitan el avance de la zona aplanada. Con el retraso de la osificación del acetábulo se produce en el marco de la zona dañada, un desequilibrio entre la cabeza femoral y el acetábulo, de forma que con mecanismos exógenos añadiendo carga, se producirá una disminución de la zona responsable de soportar la presión en el acetábulo óseo. Con la sucesiva deformación del techo acetabular cartilaginoso sobreviene un descentrado de la cabeza femoral de forma inevitable. Klisic (1989) acuñó para esta forma de evolución el término *developmental dysplasia of the hip* (displasia del desarrollo de la cadera) que con los conocimientos actuales debería sustituir al término *congenital dislocation of the hip* (luxación congénita de cadera) (Rodegerts y Matthiessen, 1971; Matthiessen, 1993 a, b, 1996, 1997).

Además de lo descrito, nuestras propias observaciones muestran que las fuerzas de presión provocan unos cambios histológicos que transforman los condrocitos en fibrocitos; en las zonas en las que la presión aumenta, en el acetábulo cartilaginoso, la estructura normal histológica se pierde. Cuando estos cambios histológicos adquieren cierta intensidad, son ecográficamente visibles, o por lo menos en parte. La consecuencia más importante de estos conocimientos, cuya utilidad para el tratamiento es enorme, es la siguiente:

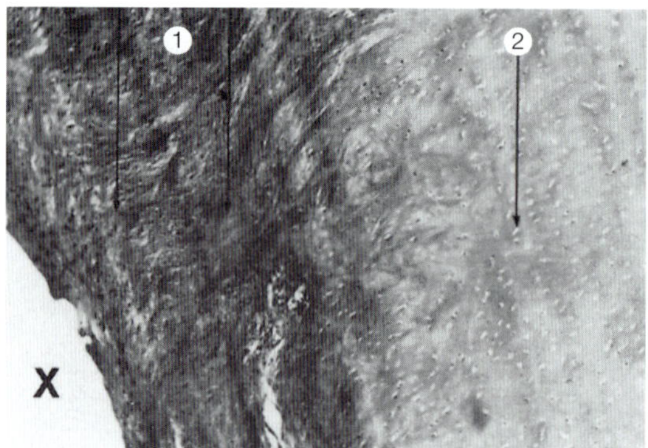

Figura 3-50. Techo acetabular cartilaginoso en el lado derecho de una cadera luxada. Clara zona de desestructuración por pérdida del entramado colágeno. La posición de la cabeza femoral luxada está señalada con una «X». Desde el punto de vista histológico, el cartílago del techo acetabular no está aún muy modificado.

1. Parte de cartílago con estructura modificada
2. Cartílago con cambios histológicos leves

Las fuerzas de presión y cizallamiento deforman y destruyen las columnas del cartílago en la zona de crecimiento, de tal forma que producen un enlentecimiento de ese crecimiento y un retraso en la osificación del techo acetabular con la consecuente displasia acetabular.

Únicamente en el caso de una luxación teratológica, en los primeros momentos de la gestación, se pudo constatar la presencia de un rodete cartilaginoso comprimido (Ponseti, 1978). A la misma conclusión llega Dörr en 1968, con sus estudios macroscópicos en la colección de preparados de Ortolani.

La presión ejercida por la cabeza femoral sobre el techo cartilaginoso acetabular produce la degeneración de este techo y daña el crecimiento perióstico y encondral de la zona sometida a presión. Fuera de esta superficie con presión y en la zona de crecimiento del cartílago en «Y», se encuentra una estructura histológica cercana a la normalidad (Fig. 3-50).

4 Técnica ecográfica, proyección estándar y validez del ecograma

La experiencia enseña que no solamente los médicos poco experimentados tienen dificultades de orientación en el ecograma.

En la mayoría de las ocasiones, las imágenes documentadas son cualitativamente insuficientes, de tal forma que puntos importantes del ecograma se ven mal o no se ven. Como consecuencia, pueden llegar a realizarse diagnósticos erróneos con consecuencias catastróficas para la cadera.

La experiencia en los cursos de formación ha demostrado que los motivos se concentran en tres problemas importantes:

1. Qué eco corresponde a cada estructura anatómica.
2. Si el ecograma es considerado útil para ser interpretado y tipificado (examen de la validez del ecograma).
3. Lograr realizar una proyección estándar (corte estándar).

Nuestro deseo es el de contribuir con algunos conceptos y consejos de modo que sirvan para evitar los fallos y diagnósticos erróneos a la hora de interpretar los ecogramas.

Al interpretar un ecograma, el primer paso que se debe dar para conseguir un diagnóstico acertado es la identificación de las estructuras anatómicas. Un procedimiento correcto puede evitar la interpretación falsa y la identificación errónea de estructuras anatómicas:

1. *Paso n° 1.* Se busca la línea oseocartilaginosa. Se continúa este límite oseocartilaginoso en dirección medial hasta alcanzar una zona de la cabeza femoral que sea más o menos hipoecoica.
2. *Paso n° 2.* Una vez identificada la cabeza femoral, lateral a ésta y proximal al límite oseocartilaginoso se halla el repliegue capsular.
3. *Paso n° 3.* Después de identificar el repliegue capsular se sigue la cápsula articular en dirección proximal hasta el *labrum* (rodete acetabular).

> **!** Cuando existe alguna alteración patológica, la cápsula articular puede confundirse fácilmente con un tabique intermuscular.

4. *Paso n° 4.* Lo que se ha identificado como *labrum* acetabular, debe ser verificado con ayuda de las definiciones de rodete.

Identificación ecográfica de las estructuras anatómicas

Cuello femoral, cabeza femoral y repliegue capsular

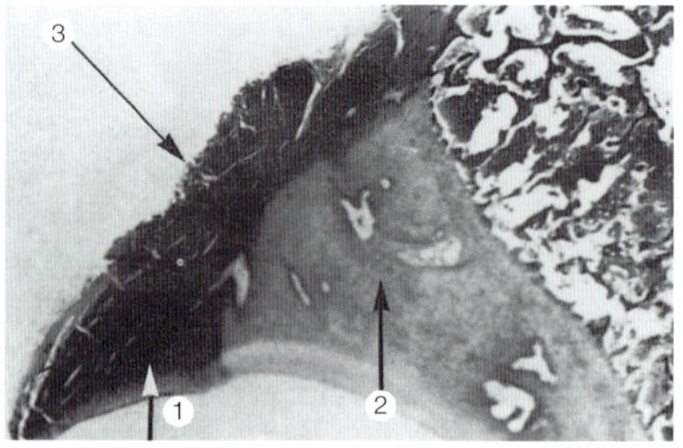

Figura 4-1. Corte histológico a través de las zonas cartilaginosa y ósea del acetábulo en una cadera derecha.

1. *Labrum* (rodete acetabular)
2. Techo cartilaginoso preformado
3. Cápsula articular o bien pericondrio

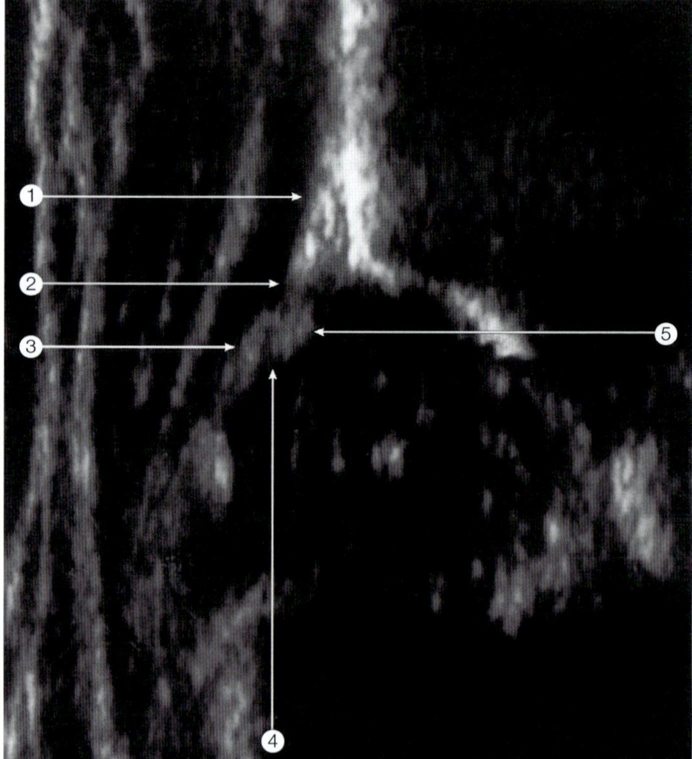

Figura 4-2. Ecograma con buena visualización de los recesos laterales.

1. Pericondrio proximal
2. Ventana pericondral
3. Cápsula articular
4. Receso perilabral
5. *Labrum* (rodete acetabular)

Labrum (rodete acetabular)

El *labrum* (rodete acetabular), de forma triangular, es un elemento articular accesorio y se ubica junto a la cápsula articular (Fig. 4-1), a la que no está unido. Entre la cápsula articular y el rodete acetabular se halla un pequeño espacio (Fig. 4-2). El *labrum* está solamente unido al techo cartilaginoso preformado.

A veces resulta difícil localizar ecográficamente el *labrum* acetabular. En algunas circunstancias (cadera de tipo IIIb), el *labrum* no se puede diferenciar del techo cartilaginoso, que en esos casos es ecógenico. Para identificar el rodete en forma inequívoca en situaciones difíciles es necesario emplear las cuatro definiciones de rodete (Graf, 1995), aunque no sea preciso utilizarlas todas simultáneamente. Con una sola definición que permita localizar el rodete sin que prevalezca duda alguna será suficiente.

1. El *labrum* se encuentra dentro de la articulación y siempre se halla en contacto con la cabeza femoral.
2. El *labrum* es siempre aquel eco que se encuentra en posición lateroinferior a la llamada *ventana pericondral* del techo cartilaginoso.
3. El *labrum* se encuentra siempre caudal a la ventana pericondral.
4. El *labrum* acetabular se sitúa allí donde la cápsula articular se separa de la superficie de la cabeza femoral (Fig. 4–1). Esta definición se precisa para la localización del rodete en caderas de tipo IIIb.

Definiciones de labrum

> **! Posibles errores**
> El *labrum* acetabular puede ser confundido con:
> 1. El eco del pericondrio proximal.
> 2. El eco del repliegue capsular.

Una vez identificado el rodete, seguimos la superficie de la cabeza femoral, en la dirección de las agujas del reloj y lateromedialmente; encontramos después del rodete la estructura del techo cartilaginoso, y más medialmente aparecen los ecos del techo óseo. La secuencia de lateral a medial es la siguiente:

Orientación estándar

- Rodete acetabular.
- Techo cartilaginoso.
- Techo óseo.

La secuencia rodete-cartílago-hueso recibe el nombre de *orientación estándar* (Fig. 4–3). En las caderas patológicas la secuencia de las estructuras es la misma.

En casos difíciles, la identificación anatómica nunca debe hacerse a partir del techo óseo. Debe aprovecharse la orientación estándar y reconocer los puntos arriba referidos: límite oseocartilaginoso-cabeza femoral-repliegue capsular-cápsula articular-rodete acetabular-techo cartilaginoso-techo óseo (Fig. 4–4).

El promontorio acetabular (también denominado ceja cotiloidea o borde óseo) es un punto de referencia importante para la tipificación de la cadera, y es el punto situado en la posición más lateral de la concavidad (fosa acetabular/cotilo) acetabular ósea. En promontorios acetabulares óseos agudos o puntiagudos su reconocimiento topográfico por regla general se puede hacer con gran exactitud. Más difícil es el reconocimiento del promontorio cuando no es tan agudo o incluso allí donde el techo óseo es plano. A pesar

Promontorio (borde acetabular)

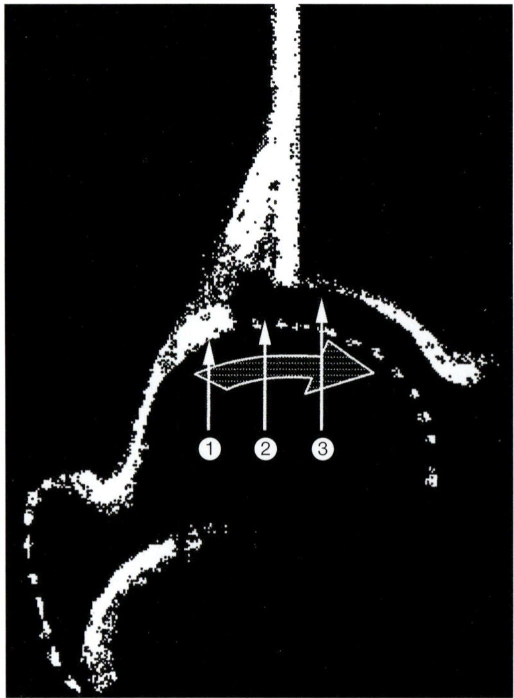

Figura 4-3. La sistemática del estudio debe seguir este orden: *labrum* acetabular (1), techo acetabular cartilaginoso (2), acetábulo óseo (3).

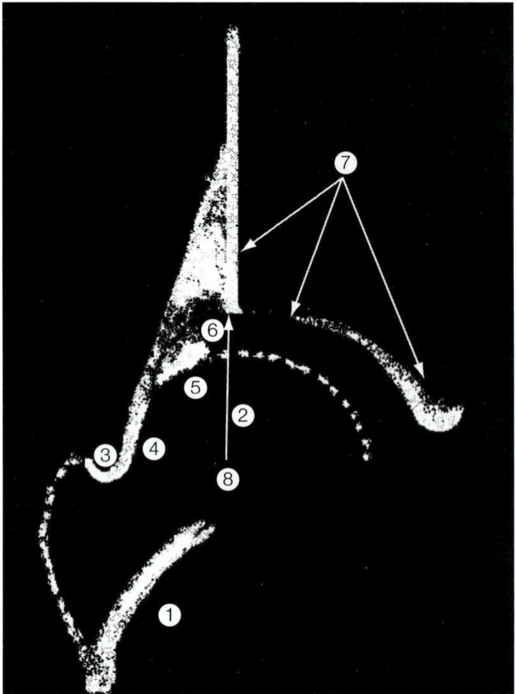

Figura 4-4. Sistemática para la identificación anatómica. Las estructuras anatómicas deben identificarse en la secuencia siguiente. 1. Límite oseocartilaginoso. 2. Cabeza femoral. 3. Repliegue capsular. 4. Cápsula articular. 5. *Labrum* acetabular. 6. Techo acetabular cartilaginoso. 7. Techo óseo. 8. Localización del promontorio acetabular (concavidad a convexidad).

Definición

de todo, es necesario localizar el punto más lateral del techo acetabular. El problema que supone dónde localizar o situar la inflexión en una curva debería desaparecer con una definición cuya validez tenga carácter general.

El promontorio acetabular (Fig. 4-5) es el punto en el cual el acetábulo óseo cambia su forma cóncava en el acetábulo por la convexa del ilion.

> **Definición abreviada:** el promontorio acetabular es el punto de cambio de dirección (inflexión) de la concavidad a la convexidad.

Es importante comenzar con la concavidad del acetábulo, buscando el promontorio acetabular desde distal-medial en dirección proximal-lateral (si por el contrario se empieza por buscar el promontorio acetabular a lo largo del eco del ilion, desde craneal en dirección caudal, con frecuencia podemos quedarnos

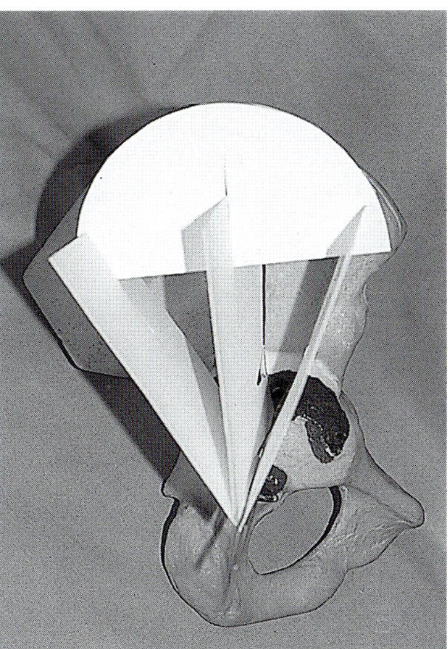

Figura 4-13. El borde inferior del ilion está marcado con un estilete metálico, que representa el eje de rotación.

imágenes consecutivas con falsos ecos, con lo que el rodete no puede ser identificado. Si el borde inferior del ilion está presente, la zona media acetabular es visible y existe una proyección estándar en el acetábulo, el *labrum* acetabular se mostrará si se cumple que la proyección estándar aparezca en posición vertical y sin ninguna inclinación.

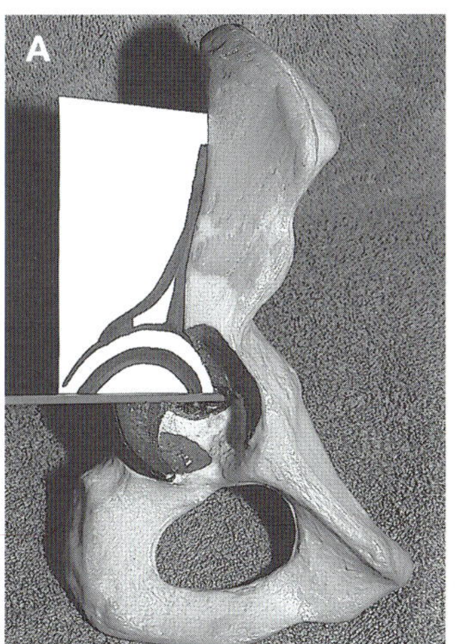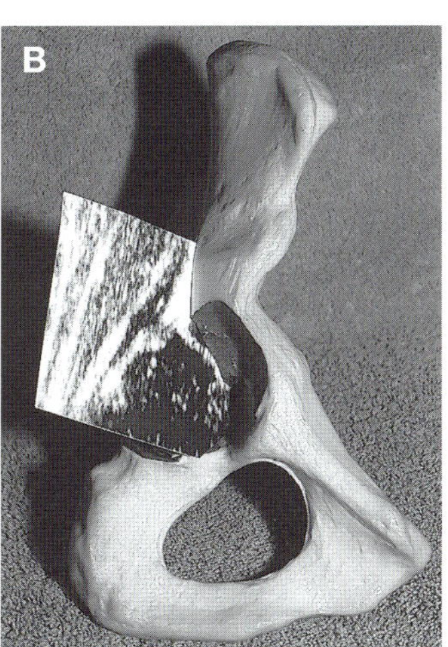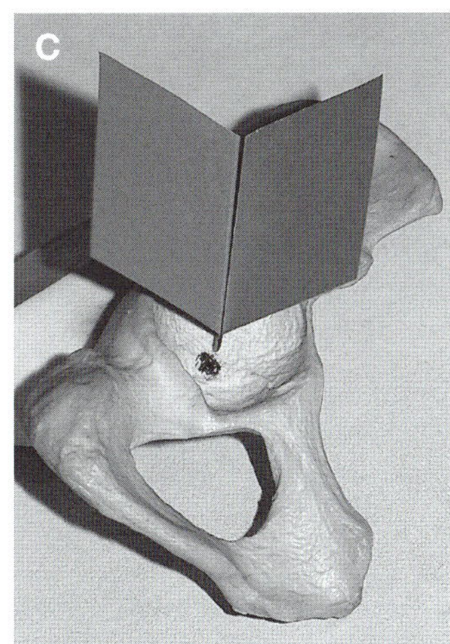

Figura 4-14. A y **B.** Una vez fijado el corte en el centro del acetábulo. Por encima del borde inferior del ilion, se puede observar la zona media del acetábulo. **C.** Inclinación del plano frontal de delante al centro y de atrás al centro. Con estas tomas ecográficas aparecen imágenes que pueden originar errores diagnósticos consecutivos.

Borde inferior, corte, labrum

Un corte ecográfico de cadera será valorable solamente cuando en el ecograma se pueden reunir los siguientes criterios:

1. El borde inferior del ilion está representado.
2. El corte a través de la región acetabular es correcto.
3. Se puede ver el *labrum* acetabular.

Excepciones y particularidades del corte ecográfico típico

Si falta uno de estos criterios, el ecograma no es considerado apto para su valoración.

La única excepción se refiere al caso de las caderas descentradas, en las que la cabeza femoral se halla luxada hacia arriba y hacia atrás, y ha perdido la zona estándar. Si se desliza la cabeza femoral fuera del acetábulo, ese deslizamiento no es solamente hacia arriba, sino también hacia atrás. La cabeza luxada, el acetábulo y el borde inferior del ilion, en el corte frontal, se hallan en distintos planos.

En estas caderas es importante observar si la cabeza femoral comprime al cartílago del techo acetabular hacia arriba (tipo III) o hacia abajo (tipo IV). Si se sigue el estudio de la cabeza femoral luxada, con el corte ecográfico hacia atrás, se verá que el espacio medio acetabular se pierde (Fig. 4-15). Por eso, en muchas ocasiones no está representado el borde inferior del ilion y, por otra parte, aparece en el corte posterior. En caderas muy descentradas, a pesar de que falte el borde inferior del ilion se debe hacer la diferenciación entre caderas de tipo III y de tipo IV.

El llamado diagnóstico basado en el sistema de tres puntos para clasificar y valorar la displasia del acetábulo es un procedimiento excelente. La situación del extremo superior del fémur es irrelevante. Son numerosos los factores que intervienen en una falsa interpretación de la imagen, pero un número significativo de ellos proviene de una mala ubicación del niño. La proyección base (proyección estándar) es independiente de la forma en que esté colocado el lactante, siempre y cuando obtengamos la proyección estándar en el centro del acetábulo. No puede suceder, como en la radiografía, que por una rotación de la pelvis, o más aún, por una inclinación de la misma, no estén presentes en el ecograma los puntos precisos, que serán la base para una medición precisa y evitarán de esta manera errores importantes de medición.

Ecos de la fosa acetabular

La estructura anatómica particular de la fosa acetabular es causa de la amplia y complicada gama de ecos. Los cortes en la zona central acetabular se pueden ordenar cuando las distintas estructuras anatómicas de la fosa acetabular se pueden diferenciar. En ese fondo acetabular podemos apreciar tres capas (Fig. 4-12 B):

1. **Capa más profunda (capa medial):** está formada, en la parte superior, por el hueso ilíaco; por detrás, por el hueso isquion, y por delante, por una pequeña porción del hueso pubis. Estos huesos están unidos por el cartílago en «Y» (Fig. 4-6).

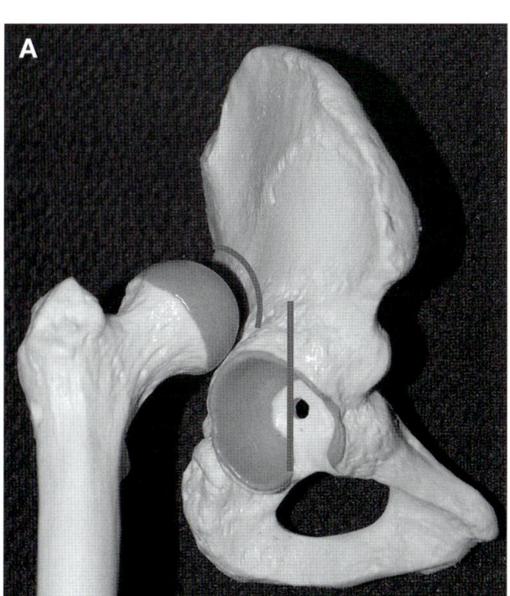

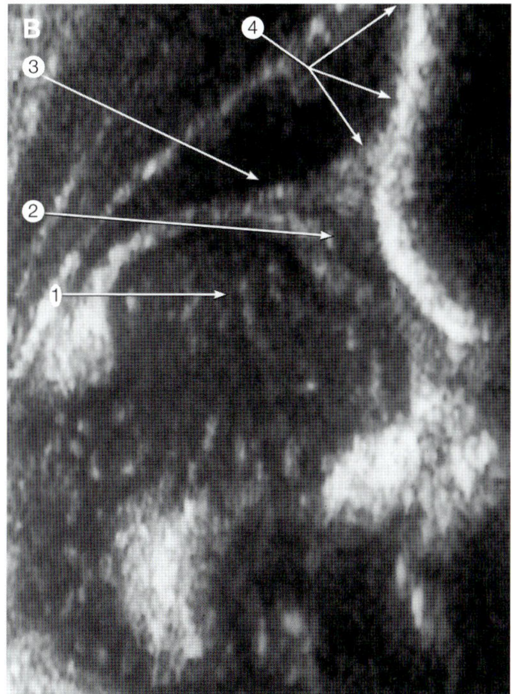

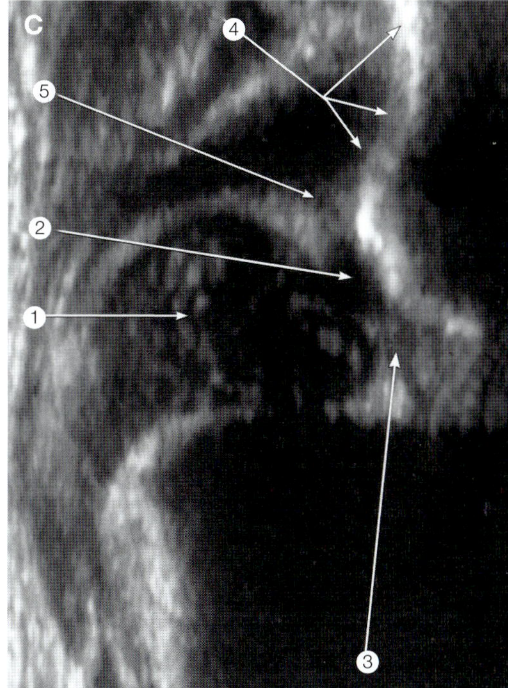

Figura 4-15. Cortes en cadera luxada. **A.** La cabeza femoral se ha deslizado hacia arriba y atrás abandonando la proyección estándar claramente. **B.** Ecograma de una cadera descentrada de tipo IIIa. Por la dirección, atrás y arriba, de la luxación, el corte en el centro del acetábulo está posterior. 1. Cabeza femoral. 2. Techo cartilaginoso. 3. Pericondrio empujado hacia arriba. 4. Silueta ilíaca arqueada en corte posterior. **C.** Cadera descentrada, tipo IV. La cabeza femoral (1) está aún más luxada hacia atrás que la mostrada en B. Por eso se aprecia con más claridad la forma arqueada característica del corte posterior. El borde inferior del ilion ya no se puede delimitar de forma exacta, puesto que la cabeza femoral está muy descentrada respecto a la proyección estándar. 2. Cartílago del techo acetabular comprimido hacia abajo. 3. Tejido en la fosa acetabular. 4. Silueta del ala ilíaca arqueada. 5. Forma arqueada del pericondrio proximal.

4

2. **Capa media:** está compuesta por tejido conjuntivo y graso que recubren la fosa acetabular.
3. **Capa lateral:** está formada por el ligamento redondo. En ocasiones favorables también es visible el ligamento transverso. Con las diferentes estructuras que conforman el fondo acetabular, según el corte efectuado se observarán ecos diferentes de ese fondo. Si seguimos los cortes distintos desde arriba hacia abajo, podemos observar lo siguiente (compárese figura 4-12 A con figura 4-12 B):

Corte a₁

Comenzando con las imágenes ecogénicas del fondo acetabular, la onda sónica encuentra en la parte superior, el borde inferior del ilion, con una imagen hiperecogénica. Por debajo aparece la sombra ecogénica del cartílago en «Y» (cartílago hialino). Más abajo todavía se encuentra la imagen del hueso isquion. Por lo tanto, el suelo acetabular estará conformado por la imagen hiperecogénica del ilion, más abajo la sombra sónica del cartílago en «Y», y más abajo aún, el isquion (corte a₁, Fig. 4-12 B). El suelo del fondo acetabular está recubierto por tejido laxo, que es menos ecogénico y produce solamente leves bandas ecogénicas. En el ecograma aparecen por delante de la parte inferior del ilion y por delante del cartílago en «Y» y del isquion. Por fuera de este tejido hallamos el ligamento redondo, que se hace visible en la exploración.

En la parte inferior de este corte hallamos una formación típica en tres capas ecogénicas: el haz sónico choca en dirección frontal, primero con la imagen fuertemente ecogénica del ligamento redondo femoral, y a continuación traspasa el tejido laxo del fondo acetabular (leve ecogenicidad), hasta llegar a producir la imagen hiperecoica del hueso isquion (corte a₁, Fig. 4-12).

Corte b₁

Un patrón ecográfico distinto se muestra en el corte b₁. La parte proximal del suelo acetabular está ocupada por la imagen hiperecoica del hueso ilion. Inferiormente aparece la rama ascendente del cartílago en «Y». Esta rama está formada por cartílago hialino y constituye una ventana ecogénica que se extiende hacia distal. Como la onda sónica no halla tejido óseo en su recorrido, atraviesa la rama ascendente del cartílago en «Y», encuentra en su parte interna el pericondrio o bien el músculo iliopsoas. Por delante de la ventana ecogénica aparece otra vez grasa y tejido conjuntivo laxo y, más hacia fuera, de nuevo el ligamento redondo.

También en esta zona hallamos de fuera hacia adentro, tres capas: por fuera la imagen hiperecoica del ligamento redondo; en el centro, leve ecogenicidad de la capa de tejido laxo, y más hacia adentro, la ventana ecogénica debajo del ilion. Los ecos que, hacia dentro, terminan en la ventana ecogénica, ya pertenecen al interior de la pelvis.

Quien esté interesado en adquirir conocimientos amplios sobre la anatomía del fondo acetabular, y sobre los cortes ecográficos correspondientes, puede, por sí solo, realizar una diferenciación de esos cortes en la parte inferior de la fosa acetabular.

Si se compara el corte a₁ con el b₂, observamos que en la parte inferior se encuentran juntos, y debido a la ecoestructura de

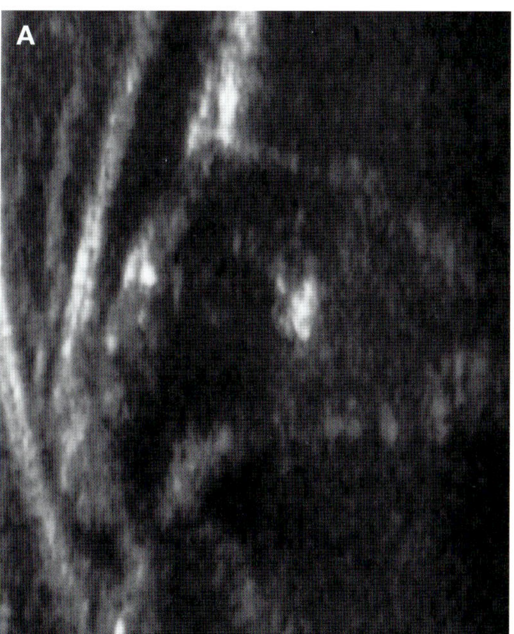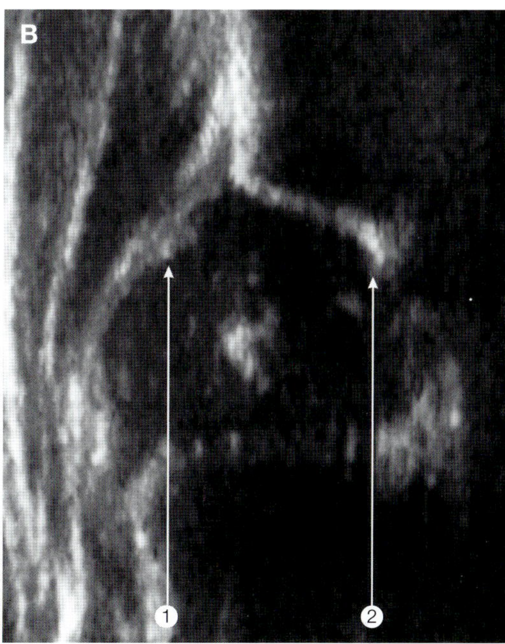

Figura 4-16. El borde inferior del ilion debe hacerse presente para que el corte reúna los requisitos precisos. **A.** No se aprecia el borde inferior del ilion (fluctuante). El ecograma no es válido. **B.** La misma cadera que en A. El borde inferior del ilion se define con nitidez. 1. *Labrum* acetabular. 2. Borde inferior del ilion.

los componentes en el fondo acetabular, no se pueden diferenciar.

Además, en cabezas femorales con núcleos grandes, las estructuras de la parte inferior de la fosa acetabular se encuentran en la zona de sombra sónica y no se ven. El borde inferior del ilion, como estructura más superior de la fosa, se ve de forma precisa, ya que el segmento inferior del núcleo es permeable a la onda sónica, mientras que la parte central del mismo núcleo no lo es. Los cortes no se pueden ordenar, por los diferentes ecos de la fosa acetabular. El punto distal del ilion debe existir en la imagen, ya que si no es así, el corte no pasa por la fosa acetabular y, por lo tanto, no es valorable (compárese figura 4-16 A con figura 4-16 B).

El llamado *examen de la validez del ecograma* constituye la expresión de una interpretación anatómicamente correcta de los ecos. Así, el ecograma será válido si también reúne los requisitos cualitativos precisos. Un ecograma tiene que ser, por principio, escogido para su identificación cuando la cadera está representada por la proyección estándar (proyección base). Esto significa que estarán presentes las estructuras siguientes:

Examen de la validez del ecograma

1. Borde inferior del ilion.
2. Parte media del techo acetabular óseo.
3. *Labrum* acetabular.

*Forma abreviada: borde inferior-corte-*labrum

Debe mantenerse esta secuencia por las razones antes expuestas. La existencia del *labrum* acetabular, a falta del borde inferior del ilion o realizar una proyección estándar incorrecta en el acetábulo es un ecograma sin valor. Algo parecido sucede con los cortes en el acetábulo. Suele intentarse primero realizar una correcta proyección estándar. Esto no tiene ningún sentido si previamente no se ha representado el borde inferior del ilion. Si no hemos empezado antes por ese parámetro y lo hacemos rotando la silueta del ala ilíaca, podemos obtener imágenes erróneas, aunque pueda aparecer la región media del acetábulo.

> **!** Para realizar un plano estándar correcto en la región media acetabular con el *labrum*, es necesaria la presencia del borde inferior del ilion. Este hecho tiene un significado decisivo en el estudio ecográfico sistemático.

Excepción

En articulaciones descentradas en las que la cabeza femoral se ha luxado hacia arriba y atrás, con frecuencia el borde inferior del ilion y la zona media acetabular no son visibles porque la cabeza femoral ha abandonado la proyección estándar durante el proceso de luxación hacia arriba y atrás.

Resumen del procedimiento que se debe seguir

Para interpretar un ecograma se debe realizar una identificación anatómica, que debe ser practicada antes del examen de la validez del ecograma (Fig. 4-17). Si este examen se hubiese realizado previamente, podría haberse identificado de forma errónea alguno de los tres parámetros (borde inferior del ilion con la fóvea central, rodete acetabular falsamente identificado) y valorar un ecograma que *a priori* no debería ser interpretado.

Lista de verificación

Siempre debe procederse a la identificación anatómica (lista de verificación 1) antes del examen de la validez del ecograma (lista de verificación 2).

- Lista de verificación 1:
    1. Límite oseocartilaginoso.
    2. Cabeza femoral.
    3. Repliegue capsular.
    4. Cápsula articular.
    5. *Labrum.*
    6. Orientación estándar (*labrum*-cartílago-hueso).
    7. Concavidad-convexidad (definición de borde acetabular).

- Lista de verificación 2:

    1. ¿Borde inferior del ilion?
    2. Corte en región central del acetábulo, ¿es correcto?
    3. ¿*Labrum* acetabular?

- **Breve comprobación:**

    ¿Borde inferior?
    ¿Corte?
    ¿*Labrum*?

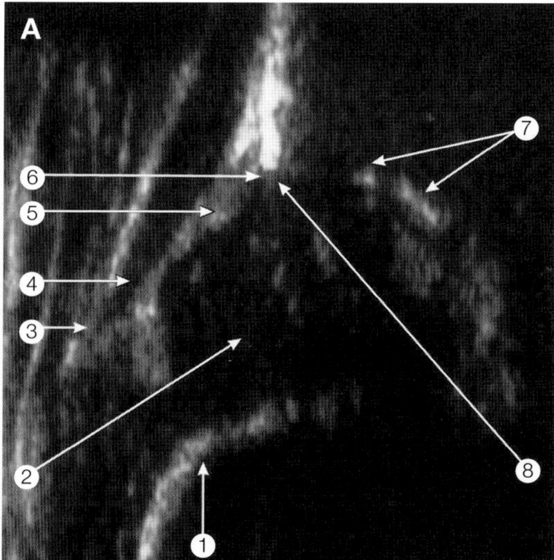

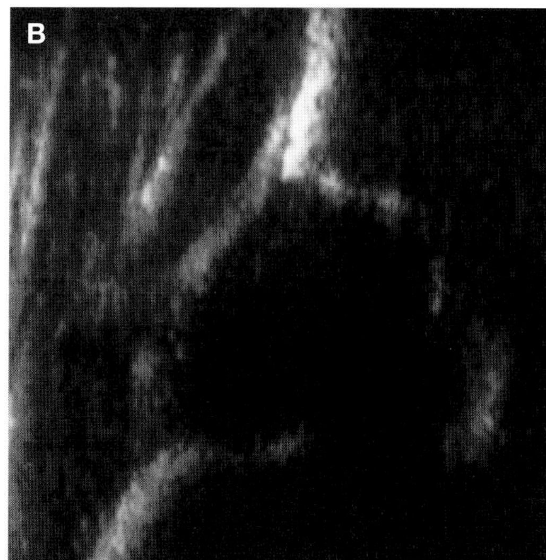

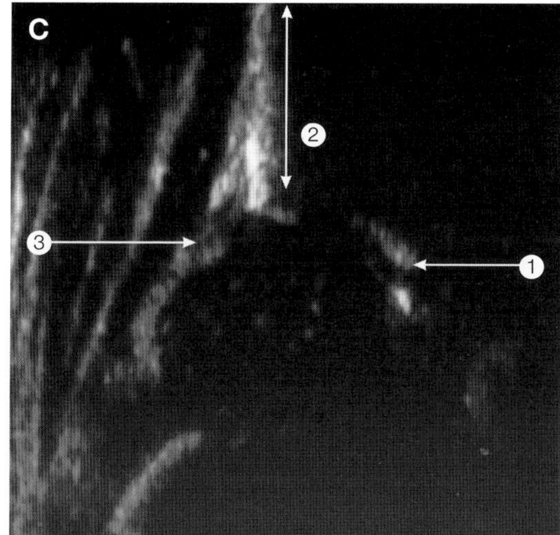

Figura 4-17. Procedimiento táctico. **A.** Identificación anatómica. 1. Límite oseocartilaginoso. 2. Cabeza femoral. 3. Repliegue capsular. 4. Cápsula articular. 5. *Labrum* acetabular. 6. Techo acetabular cartilaginoso. 7. Acetábulo óseo. 8. Promontorio acetabular. **B.** Examen de la validez del ecograma: ¿está presente el borde inferior del ilion?, ¿es correcto el corte?, ¿ es visible el *labrum* acetabular? En este ecograma no son aceptables ni el borde distal del ilion, ni la proyección ni el *labrum* acetabular. **C.** La misma cadera que en B. El ecograma es correcto. El borde distal del ilion (1) está bien delimitado. La silueta del ala ilíaca (2) y el *labrum* acetabular (3) son claramente visibles.

5   Colocación del lactante y técnica de realización

La interpretación del ecograma de cadera en el lactante es independiente de su colocación. Por ello y en principio, no importa la posición del bebé. No obstante, ha prevalecido el hecho de que colocando al lactante en decúbito lateral y dirigiendo el haz sónico en dirección frontal, el trocánter mayor nos sirve de punto de referencia.

Si se observan ciertos criterios de tipo técnico, se logra un ecograma correcto en el menor tiempo posible. El lactante debe encontrarse en esa posición obligada en decúbito lateral lo más cómodo posible, procurando que durante el estudio esté tranquilo. Algunos procedimientos que intentan fijar al bebé en una postura forzada, demuestran que son improcedentes y ya fueron abandonados por nosotros. Por razones prácticas hacemos primero el estudio ecográfico, ya que si realizamos antes el estudio clínico deberemos contar después con que el bebé estará intranquilo e irritable durante el estudio ecográfico.

El problema: el borde inferior del ilion, el plano de corte y el *labrum* (rodete) deben poderse observar simultáneamente en una zona en que el tamaño de las estructuras puede variar milímetros, a lo que cabe añadir que con frecuencia el lactante también se mueve.

La técnica se tiene que poder enseñar y aprender independientemente de la habilidad de quien practica el estudio. La visualización de los tres parámetros no debe dejarse en manos de la casualidad ni de la destreza del explorador. La ventaja de la técnica ecográfica aconsejada reside en el hecho de que al mantener los criterios de un estricto proceder de una forma estandarizada esta técnica la puede aprender cualquiera.

El factor tiempo suele estar, por lo general, infravalorado. Cualquier niño, tarde o temprano comienza a moverse poco o mucho, lo que también hace que los médicos con experiencia encuentren dificultades para ver representados simultáneamente los tres parámetros. Por eso debe procurarse que el estudio se practique de la manera más rápida y fluida posible. Para ello la organización previa al estudio de la cadera es determinante. La experiencia ha demostrado que la mayoría de las veces ya antes de comenzar el estudio el niño está nervioso debido a que no se encuentra cómodo en la mesa de exploración, con el ecógrafo ni con el gel, de modo que difícilmente puede esperarse que la exploración sea un éxito. Partiendo de una organización especialmente preparada, se pueden estandarizar y hacer lo más breves posible tanto la fase

Problemática

Los tres parámetros

Habilidad del explorador

Factor tiempo

de preparación como la de la exploración, de manera que el niño no se inquiete.

Por lo general, tanto a la técnica de realización como a la fase de organización no se les presta la debida importancia. La técnica que se describe se puede enseñar y aprender, y garantiza una calidad óptima del ecograma casi por completo, independientemente de la colaboración de la madre y del niño, así como de la habilidad de quien realice el estudio.

Principio del soporte cuna de ubicación y posición del lactante

El soporte especial de ubicación del lactante tiene un rodillo a cada lado, con un cierto movimiento de rotación, que permite aumentar o disminuir el espacio para el bebé según su tamaño. Este soporte está basado en el principio de una hamaca con una sujeción elástica. *Refere.icia:* B. Leban (Fa. Hirschbeck), A 8061 Rinnegg, Panoramaweg 12; Fa. Aida–Shuku, D 90489 Nürnberg, Geuderstr. 12 (Fig. 5–1). Sobre los bordes del soporte cuna se coloca un pañal sin tensar. Sobre ese pañal «colgante» (a modo de molde) se sitúa al bebé. Según el tamaño del bebé, el técnico puede variar la profundidad del molde, de manera que la cadera que se desea explorar sobresalga ligeramente por encima del borde almohadillado del soporte cuna.

Es aconsejable practicar el estudio de pie y no sentado. Para ello es preciso que la mesa esté adaptada a la altura de los técnicos o que en una cuna de lactante se coloque el dispositivo apropiado y se fije. De esta manera, el médico podrá fácilmente sin grandes esfuerzos realizar la exploración en posición lateral y apoyar su antebrazo en el borde almohadillado del soporte, con lo que podrá manejar cómodamente el transductor. Sólo así podrá llevarse a cabo la exploración de la cadera con toda tranquilidad. Durante el tiempo de exploración se tendrá presente que ni el médico ni, con la mejor de las intenciones, la madre que le asiste deben extender y traccionar las piernas, ya que con ello se produciría una ligera rotación externa de la cadera. Además, esto causa irritación en el niño y hará que se mueva al encontrarse sujeto y no poderse mover, facilitando que el transductor que se desplaza hacia delante o atrás pierda su posición sobre el trocánter mayor.

Es aconsejable dejar al niño en la posición que él espontáneamente adopte.

Ligera rotación interna

El estudio realizado es correcto si en esa postura espontánea el médico sujeta suavemente la pierna y la rota ligeramente hacia dentro, con lo que el trocánter mayor sigue ese movimiento de atrás hacia delante en la proyección frontal, de tal forma que ese trocánter, el cuello femoral y el acetábulo se hallan en un mismo plano. De ninguna forma la rodilla del lactante debe elevarse sobre el borde, ya que el trocánter mayor rotaría hacia atrás y la exploración por ello se haría más difícil.

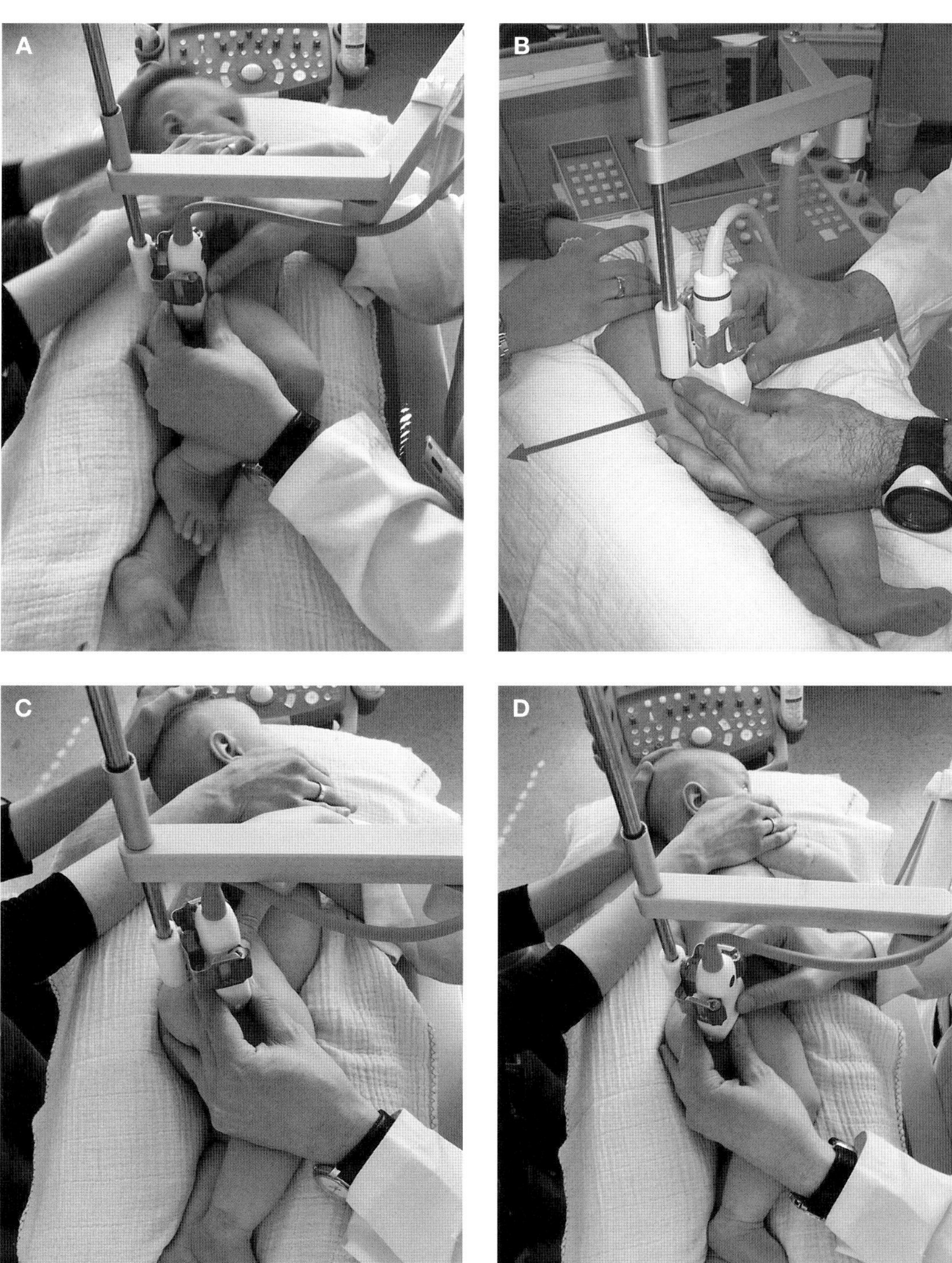

Figura 5-1. A. Técnica de realización y colocación errónea. La pierna del niño sobresale del borde del soporte cuna hacia adelante. El trocánter mayor rota ligeramente hacia atrás, con lo que se dificulta el procedimiento. **B.** Colocación y técnica correctas. La pierna está rotada ligeramente hacia dentro, la rodilla no sobresale del soporte cuna. Posición inicial con el transductor situado en forma correcta y perpendicular. La flecha señala la dirección en la que se mueve el transductor. **C.** Corte en el borde posterior acetabular. **D.** Corte en el borde anterior acetabular.

Preparativos antes de la exploración
(Fig. 5-2)

> **!** **Lema:** ¡Velocidad y precisión son fundamentales para lograr una técnica correcta!
> Independientemente de la técnica de realización de la ecografía, los preparativos son importantes con objeto de ahorrar tiempo.

Cuidado e higiene del niño

- Antes de entrar a la sala de la exploración, debe existir una habitación con una camilla donde la madre con tranquilidad y sin estrés pueda limpiar y cambiar el pañal al niño.
- En la sala de exploración debe existir otra camilla en donde la madre que trae al niño bastante abrigado, le pueda quitar ropa y pañal. Esta camilla servirá para realizar el estudio clínico, después de haber practicado la exploración ecográfica. Todo lo que traía la madre, como documentos del niño, ropa, biberón, etc., debe quedarse en esta mesa.
- El soporte cuna para ubicar al niño permite una forma estandarizada de colocarlo y de hacer la exploración ecográfica. Este soporte está sobre una mesa, de tal forma que permite realizar el estudio de pie y no sentado. La altura de la mesa debería facilitar que los dos antebrazos de la persona que realiza el estudio se apoyen cómodamente en el borde del soporte del bebé.

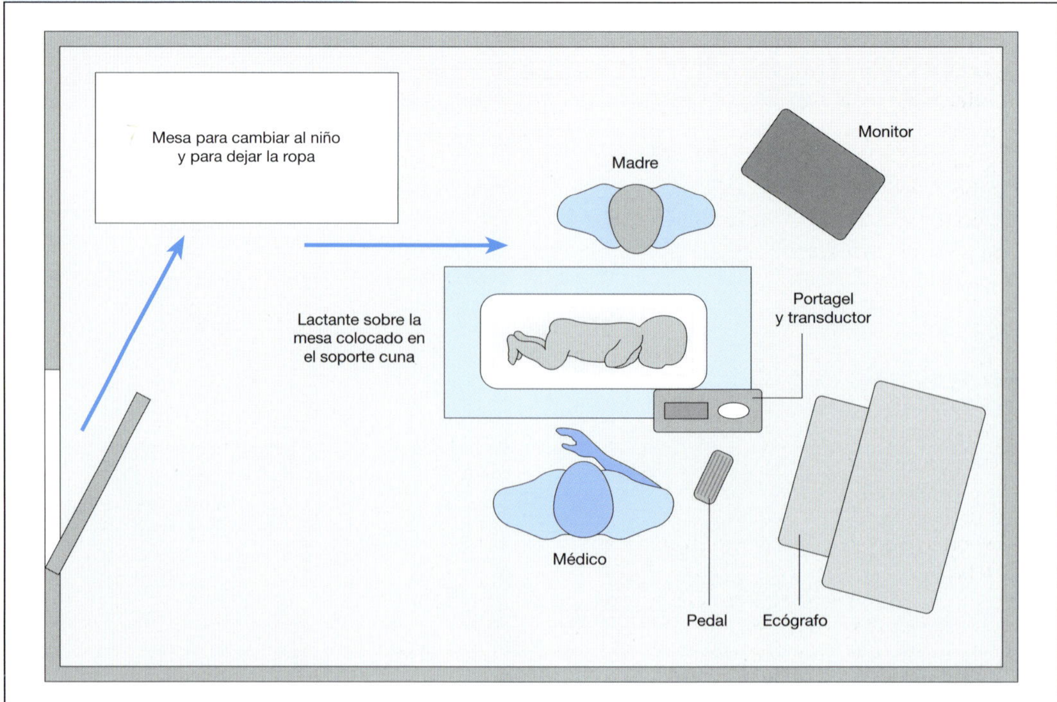

Figura 5-2. Preparativos y organización para realizar la exploración.

- La mano derecha del médico se colocará cerca de la cabeza del niño, mientras que la madre se ubicará al otro lado de la mesa.
- El ecógrafo estará colocado a la derecha del médico.

La madre o la persona acompañante suele estar nerviosa. Se deben dar indicaciones de comportamiento claras para evitar un posible caos en la organización, infundiendo al mismo tiempo tranquilidad y confianza. Los consejos y la forma de comportarse no se deben tomar a la ligera, ya que en el transcurso de muchos años han demostrado su valía:

- Todos los datos personales del niño deben introducirse en el ecógrafo antes de que la madre entre en la sala de exploración con el niño.
- El médico se encuentra junto a la mesa de exploración y saluda a la madre: «¿Qué tal, Sra. Meier?». En esos momentos la madre no suele tener una mano libre, de manera que se ve obligada a sujetar al niño en una posición incómoda para dar la mano al médico, por lo que nos debemos atener exclusivamente al saludo.
- El médico señala la mesa para colocar al niño diciendo a la madre: «coloque al bebé en esa mesa y quítele el pañal» y «deje su bolso también».
- El médico señala al otro lado de la mesa y dirigiéndose a la madre la dice: «venga hacía aquí y déjeme al niño».
- La madre entrega el niño al médico y éste le coloca en el soporte, con el lado derecho hacia arriba, de tal forma que la cadera derecha pueda ser estudiada en primer lugar. La madre no debe colocar a su hijo en el soporte, ya que lo haría mal y girarle para colocarle mejor irritaría al niño. Se debe comenzar con la cadera derecha, ya que así el niño mira al monitor y esto le puede entretener.
- Se pide a la madre que coloque su mano derecha en el hombro del niño.

Conducta para seguir con la madre

5

Puntos clave que se deben tener presente

- Se debe observar el proceder anteriormente descrito y que la madre no entregue inmediatamente el niño al médico. Cuando la madre ha entregado su hijo, se separa ligeramente del soporte cuna con cierta inseguridad.
- Es importante que la madre apoye su mano en el hombro del niño y no en la mano, ya que así el pequeño se encontraría demasiado sujeto (Fig. 5-3 A). Los niños de más edad reaccionan con más irritabilidad cuando encuentran limitada su movilidad.
- La posición del niño debe ser espontánea, con las piernas distendidas. Ni la madre ni el médico nunca deben traccionar las piernas ni extenderlas.

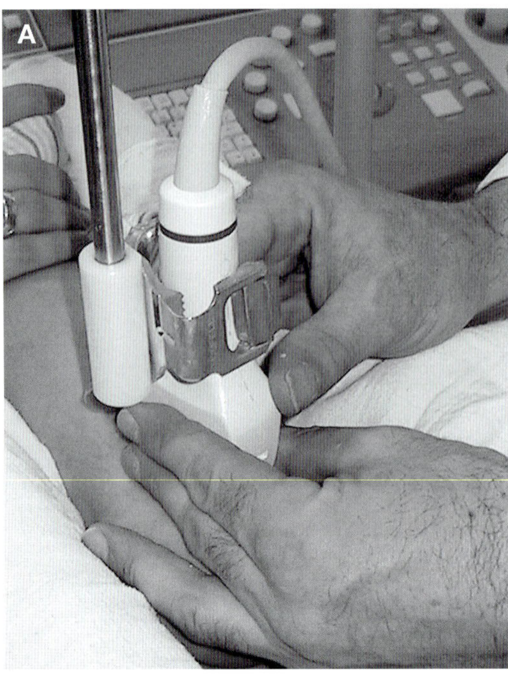
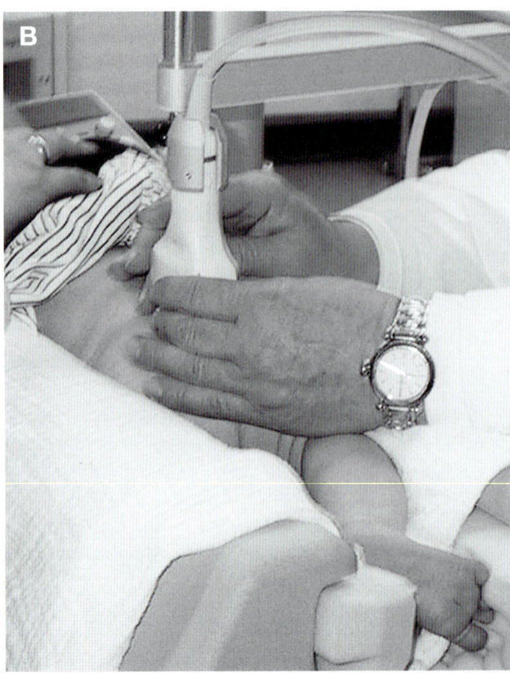

Figura 5-3. A. El niño se encuentra en el soporte cuna, el transductor se mantiene en posición vertical. La madre del niño mantiene la mano en el hombro del bebé de una forma correcta. **B.** El transductor colocado en la cadera se mantiene paralelo y perpendicular al soporte cuna; los dedos en posición correcta (extendidos); el dedo medio e índice guían el transductor.

Técnica

Cadera derecha

Preparación de la posición del estudio

Paso n° 1: con la mano izquierda se toma la pierna derecha rotándola internamente con suavidad, de forma que la rodilla se encuentre dentro del soporte y no sobresalga de él.

Paso n° 2: con la mano derecha se toma el envase de gel, se aplica un poco directamente sobre la piel del niño, se devuelve el envase al lugar donde se encontraba y, cogiendo el transductor, se lo sitúa en la cadera.

Paso n° 3:

- Posición del transductor: ubicado sobre la articulación, debe estar paralelo y perpendicular al soporte (no dirigido hacia la columna vertebral, no inclinado; Fig. 5-3 B).
- Posición de los dedos: dedo pulgar delante, dedos medio e índice extendidos por detrás del transductor. El dedo medio está en contacto con el transductor y además con la piel del niño. (Los dedos no deben estar flexionados para evitar que las uñas puedan molestar e irritar al niño; Fig. 5-4.)

Paso n.° 4: se apoyan ambas manos en los bordes del soporte (atención al antebrazo derecho: debe estar necesariamente también apoyado de la misma forma).

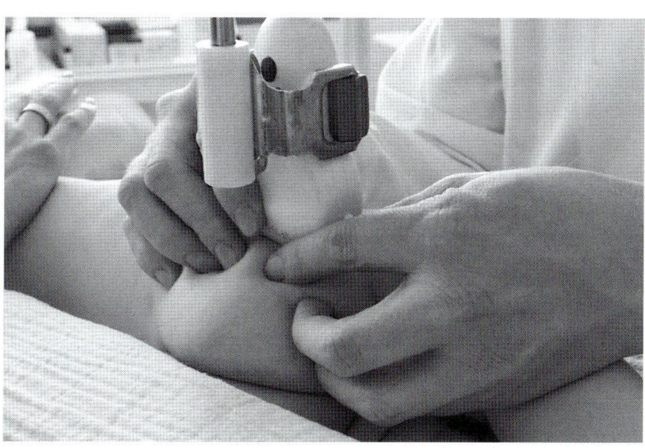

Figura 5-4. Colocación errónea tanto de la mano como del transductor. Los dedos de la mano izquierda están flexionados y la presión en la piel de las uñas irrita al bebé; el transductor está inclinado.

> **! Verificación**
>
> Antes de que la mirada del médico se dirija al monitor, debe controlar obligatoriamente la posición de los dedos, del transductor y de la mano:
>
> - *Dedos:* pulgar detrás, medio e índice en la parte posterior del transductor, de manera que se le puede pinzar bien. Los dedos se hallan extendidos y el dedo medio roza el transductor y al niño.
> - *Transductor:* vertical y paralelo al soporte.
> - *Mano:* ambos antebrazos se apoyan en el borde del soporte.

Obtención de la imagen

Paso n° 1: una vez colocado el transductor en la zona anteriormente citada, se mueve hacia atrás y hacia delante de forma paralela, hasta que aparezca la imagen redonda de la cabeza femoral. El médico dirige su mirada hacia la pantalla del ecógrafo.

Movimientos que se deben realizar: adelante–atrás–adelante–atrás (Fig. 5-5).

Paso n° 2: tan pronto como toda la cabeza femoral se halle a la vista, nos concentramos en el borde inferior del ilion. Dado que éste aparecerá con un tamaño muy pequeño, en los movimientos paralelos que practiquemos resultará menor aún. ¡Tan pronto como tenemos en imagen el borde inferior del ilion correcto, se congela la imagen de inmediato!

Movimientos que se deben realizar: más corto–más corto–más corto–*stop* (congelar imagen).

Movimiento principal para buscar el borde inferior del ilion:

- Adelante–atrás–adelante–atrás–más corto–más corto–más corto–*stop* (congelar imagen).
- ¿Estamos viendo la articulación? ¿Dónde está el borde inferior del ilion?

Paso n° 3: el médico, una vez congelada la imagen, se orienta y verifica que el corte esté en el techo acetabular y se valora en qué dirección debe rotar el transductor. A continuación se debe corregir el corte defectuoso, para lo cual el médico vuelve su mirada hacia el transductor y, sin inclinarlo, busca la proyección correcta. Es importante no inclinar el transductor. Recordar: *rotar después* (Fig. 5-6).

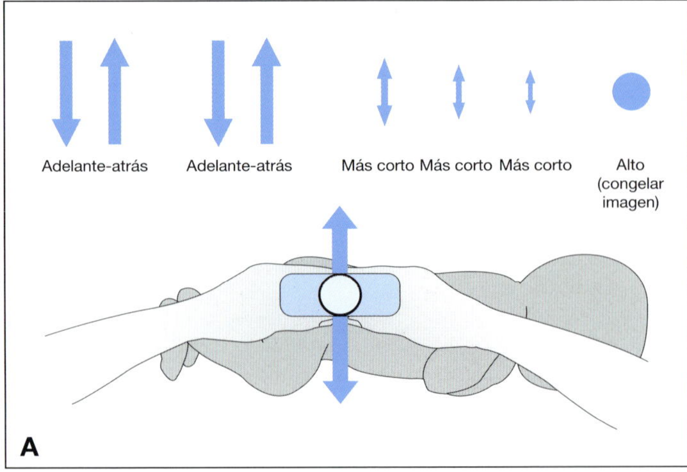

Figura 5-5. A. Esquema del procedimiento a seguir visto desde arriba: el transductor se sujeta con ambas manos y en el primer paso del estudio se lleva paralelo adelante-atrás (buscando la articulación). Durante el segundo paso de la exploración se intenta centrar el transductor sobre el borde inferior del ilion. **B.** Con los movimientos de adelante-atrás aparecerá el borde inferior del ilion, momento en el que se congela el ecograma, con independencia de cómo esté la proyección. El curso de los movimientos está señalado con flechas.

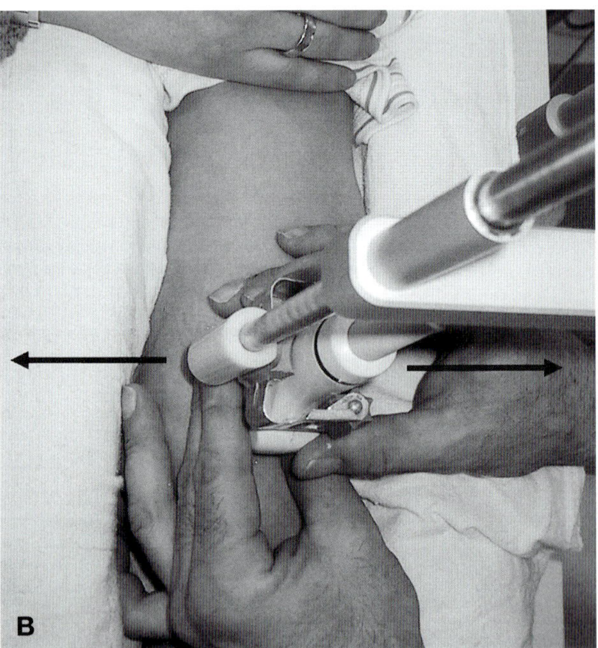

Paso n° 4: el médico vuelve a mirar al monitor y con movimientos paralelos de la sonda busca el borde inferior del ilion, como se hizo en los pasos 1 y 2, y se congela la imagen.

Paso n° 5: tan pronto como esté visible el borde inferior del ilion en la imagen congelada, nos fijaremos de nuevo en la proyección. Si la proyección es correcta, el estudio de esa cadera habrá finalizado, ya que el rodete con esta técnica aparece de forma espontánea. Si la proyección no es correcta precisaremos ajustar la imagen (rotar después), realizando movimientos paralelos, y el borde inferior del ilion aparecerá otra vez.

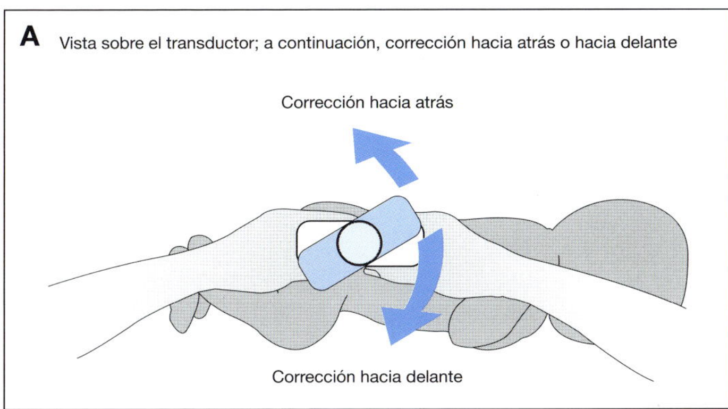

Figura 5-6. A. Tercer paso del estudio: corrección del corte sobre el techo acetabular: mirando al transductor y rotando su eje se corrige el corte. **B.** La corrección del corte se consigue procurando y controlando que el transductor rote y no se incline.

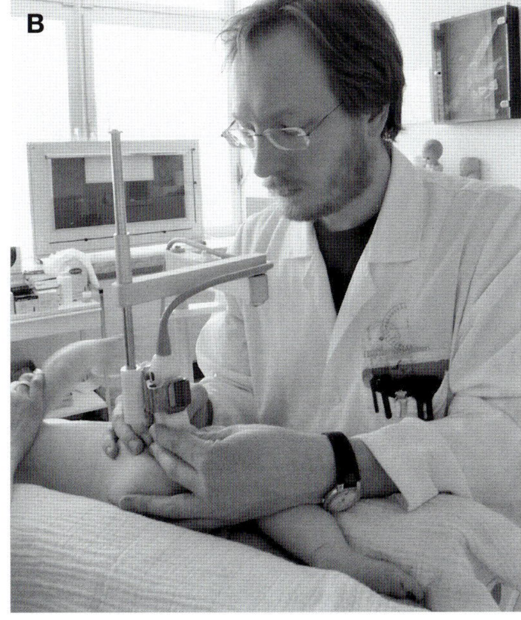

Frases clave durante la exploración

- Adelante-atrás-adelante-atrás, más corto-más corto-más corto-*stop* (congelar imagen), rotar después.
- Adelante-atrás-adelante-atrás, más corto-más corto-más corto-*stop* (congelar imagen).

> **!** Al realizar la corrección del plano de corte (rotar después) el transductor deberá *reflejarse* con objeto de evitar una inclinación no deseada.

Cadera izquierda

Después de haber realizado el estudio de la cadera derecha, el médico cambia al niño de posición: la mano izquierda del médico coge el tobillo del bebé en posición de pronación, mientras que con su mano derecha tira suavemente del brazo izquierdo. Así surge un movimiento de rotación, y sin tener que elevar al bebé,

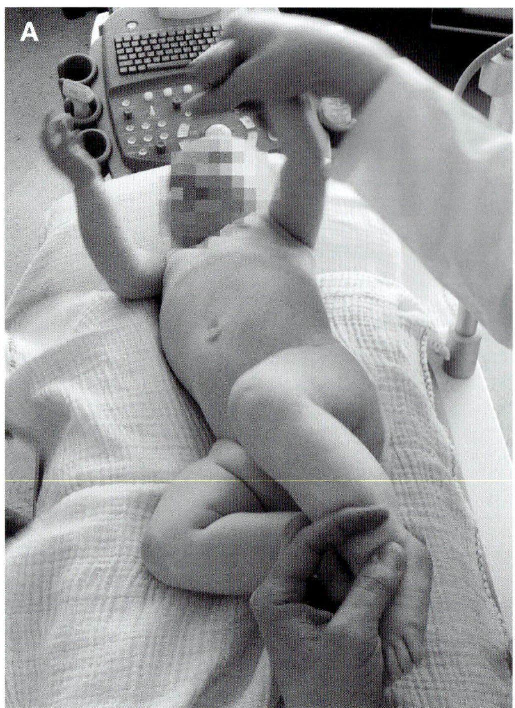
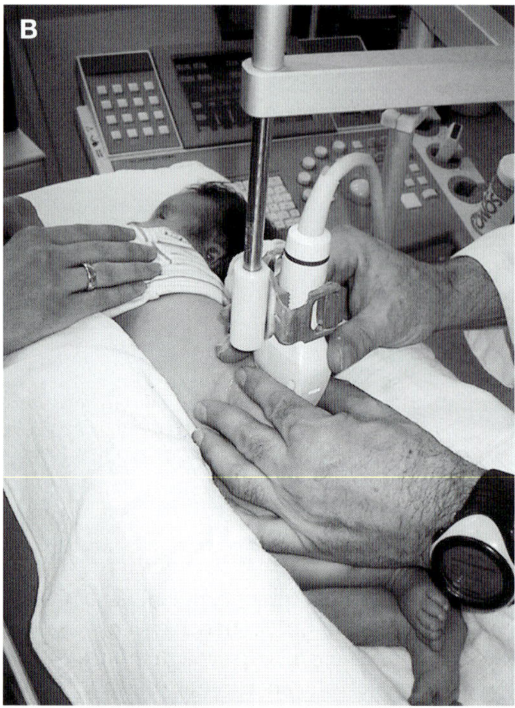

Figura 5-7. A. Cambio de posición del niño, del lado derecho al izquierdo, realizado por el médico. Una ligera tracción de la pierna y del brazo izquierdos es suficiente para cambiar la posición sin sacarle del soporte cuna. **B.** Posición inicial para el estudio de la cadera izquierda. El trocánter mayor se delimita entre los dedos pulgar e índice, donde se coloca el transductor sin inclinarlo. Simultáneamente, con la mano izquierda se imprime una ligera rotación interna de la pierna, evitándose además de esta manera que el niño saque la pierna del soporte cuna. La madre sujeta con su mano el hombro del niño.

se le puede girar y colocarle sobre el otro lado del soporte. La mano de la madre se coloca inmediatamente sobre el hombro izquierdo (Fig. 5-7).

Obtención de la imagen

Paso n° 1: la mano izquierda del médico se coloca sobre la cadera izquierda, de tal forma que el trocánter se note entre los dedos pulgar e índice. El antebrazo del médico se apoya muy levemente sobre la pierna del niño, con lo que se evita que el pequeño saque la pierna, y además se ejerce sobre ella una ligera rotación (Fig. 5-7).

Paso n° 2: como en la cadera derecha, se coge el transductor, pero ahora solamente entre los dedos pulgar e índice, y se coloca perpendicular y paralelo al borde del soporte.

Paso n° 3: adelante–atrás–adelante–atrás, etc. Buscar el borde inferior del ilion; rotar; adelante–atrás–adelante–atrás–etc. Congelar imagen.

Puntos clave que se deben tener presente

1. Preparación.

   - El estudio se realiza de pie.
   - El médico se dirige a la madre hablando y gesticulando.

2. *Intermezzo:*

   - Coger al niño que trae la madre, colocarlo y empezar la exploración con la cadera derecha.
   - Mano derecha de la madre en hombro derecho del niño.
   - Ligera rotación interna de la pierna.
   - Gel sobre la piel del niño.
   - Dedos/transductor/mano.

3. Sistemática:

   - Adelante-atrás-adelante-atrás... distinguir el borde inferior del ilion.
   - Rotar (¡corrección de la proyección mirando al transductor!).
   - Adelante-atrás-adelante-atrás (distinguir otra vez el borde inferior y verificar la proyección).

- No existe una mesa para cambiar al niño; el estudio se practica sentado. Consecuencias: el niño se enfada cuando se le cambia la ropa, se pierde tiempo hasta que el médico y la madre se colocan; el médico está sentado erróneamente.
- El médico se sitúa en el lado contrario de la mesa (la mano derecha y la izquierda tienen cometidos distintos, la mano más hábil manipulará el transductor).
- La madre no tiene ocasión de limpiar y cambiar al niño antes de que se practique la exploración (en la sala donde se practicará la exploración se arregla al niño, de modo que éste se pondrá nervioso).
- Alimentar al niño durante el estudio (este hecho indica que la técnica es inapropiada). Si es preciso tranquilizar al niño dándole alimento, se debería hacer con la suficiente antelación antes de comenzar el estudio.
- Se calienta el gel con la idea de que no moleste al lactante (el gel a temperatura ambiente no irrita al bebé. Éste se puede intranquilizar si la técnica empleada es incorrecta y si está mal colocado. ¡La autocrítica en ocasiones es necesaria!). Si se calienta el gel, deberá tenerse en cuenta su consistencia.

- Se extienden las piernas del niño o se le sujeta con demasiada intensidad por las muñecas (el niño reacciona con irritación).
- Al colocar el transductor se inclina en dirección a la columna vertebral; los dedos no están extendidos, sino flexionados (el haz sónico oblicuo provoca un comportamiento anómalo cuando se refleja. Los dedos flexionados, al repartir la presión de forma distinta, molestan al bebé; Fig. 5-8).
- Se intenta buscar el borde inferior del ilion con movimientos de rotación e inclinación (como si estuviera pintando). (El

5

Errores en la técnica y forma de evitarlos

Puntos débiles en la organización y colocación del niño

Organización

Manejo

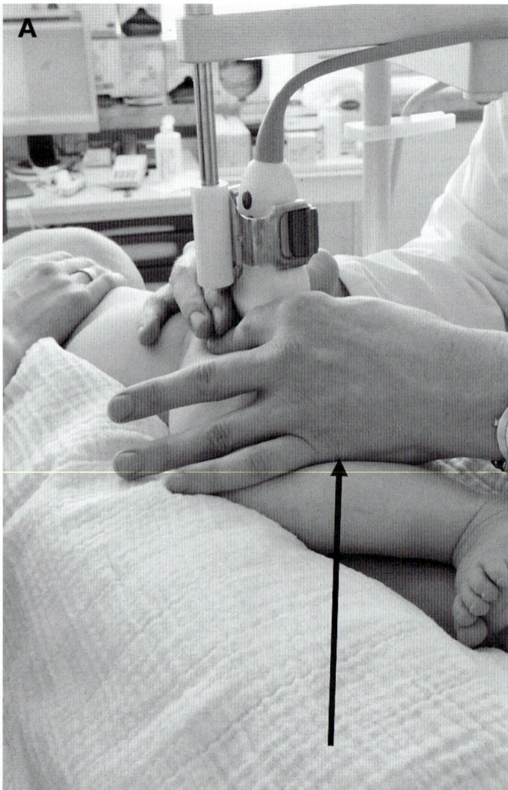
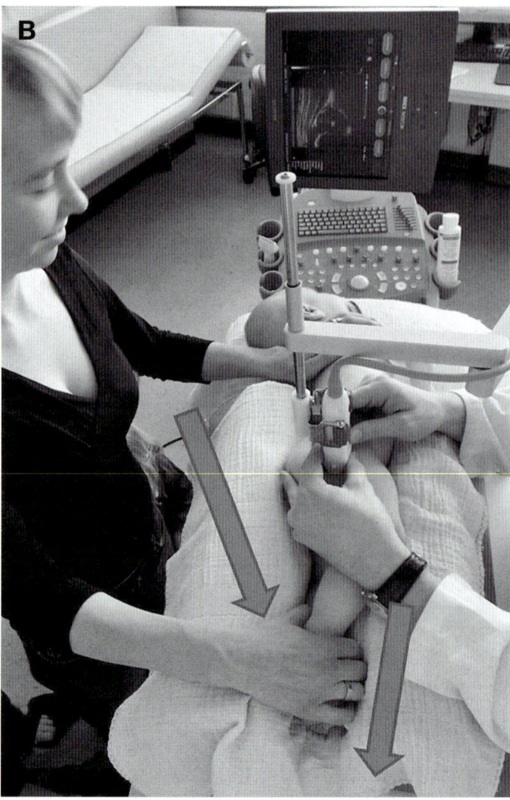

Figura 5-8. A. Posición errónea de la mano: cuando el niño se impacienta, automáticamente se le sujeta más fuerte, con lo que se irrita aún más. **B.** Técnica de proceder errónea: la madre tira de la pierna, con lo que extiende la cadera produciéndole dolor y el niño reacciona con irritación. Además, con esa tracción disminuirá la rotación interna de la pierna. El estudio de esta cadera se dificultará.

borde inferior del ilion no se puede diferenciar bien de los tejidos circundantes con esa técnica.)

- Se pretende corregir el corte efectuado en el centro del techo acetabular mirando al monitor con movimientos incontrolados de rotación e inclinación (por lo general, de esta forma se pierde de vista el borde inferior del ilion).

- Se confunde la posición de las manos en el estudio de las caderas derecha e izquierda (así se imposibilita coordinar ciertos movimientos de la técnica).

Errores de inclinación del transductor

Cabe destacar que, aun manteniendo los criterios para que en una proyección estándar puedan estar representados los parámetros esenciales, ocurre que en una misma cadera, la morfología es distinta dependiendo de la posición del transductor. Este fenómeno sucede no solamente cuando se utiliza un transductor sectorial o en las variantes interobservador e intraobservador observador, sino que también se presentan utilizando un transductor lineal.

Partiendo de inclinaciones del transductor y los consecutivos haces sónicos oblicuos sobre la cadera, se producen cambios en

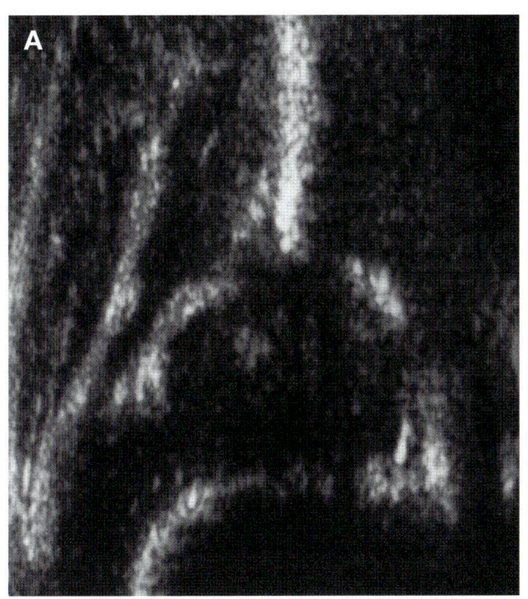

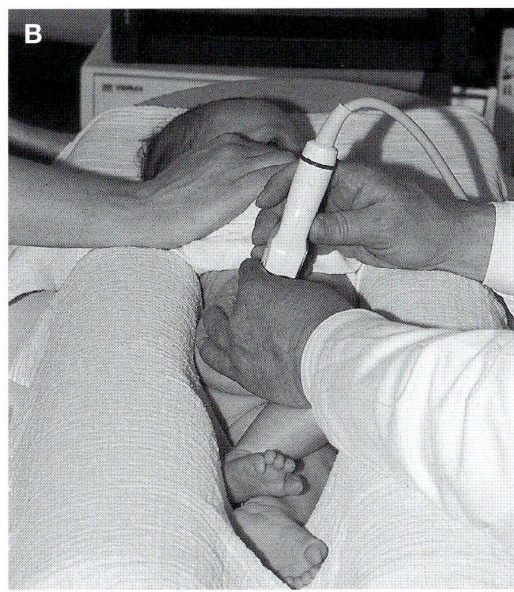

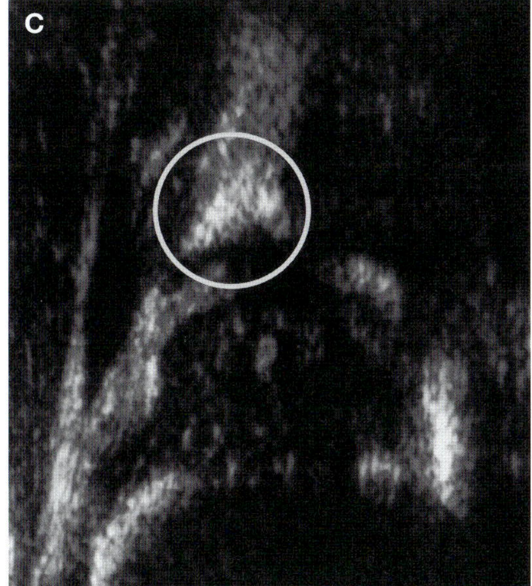

Figura 5-9. Inclinación del transductor en dirección antero-posterior. **A.** Ecograma correcto. No existe inclinación del transductor. **B.** Inclinación del transductor en dirección anteroposterior. **C.** Ecograma con inclinación anteroposterior, en el que se observa un ensanchamiento del pericondrio proximal y una silueta del ala ilíaca no nítida. Compárese con el ecograma en la imagen A.

la velocidad de transmisión del sonido en los tejidos y, como consecuencia, una distorsión típica de la imagen. Problemas semejantes o más significativos suceden con el transductor sectorial.

Con este vicio de inclinación la imagen que aparece un el ecograma parece una cadera, pero la representación del borde inferior del ilion no es posible, debido a la dispersión del pericondrio y del ilion. Tampoco es posible obtener una correcta definición de la línea base (Fig. 5-9).

Inclinación en dirección anteroposterior

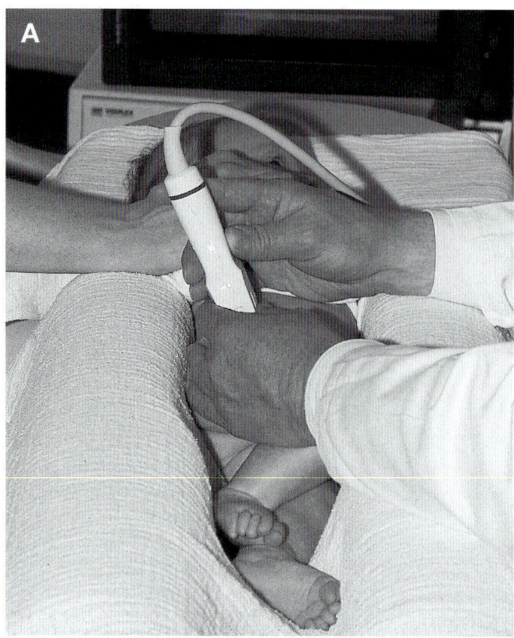
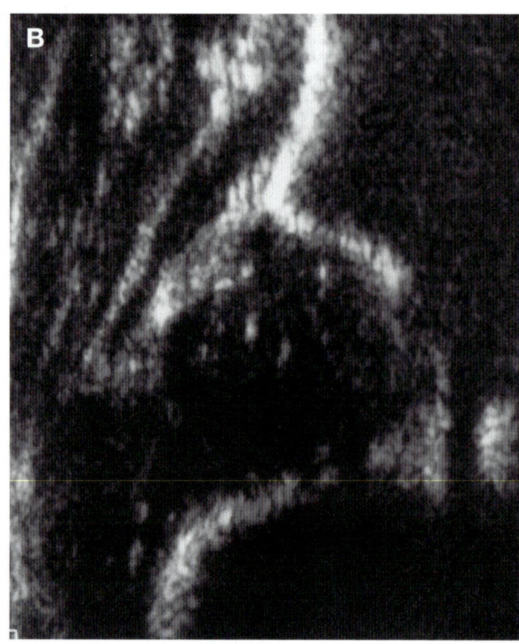

Figura 5-10. A. Inclinación en dirección posteroanterior. **B.** Ecograma con entrada posteroanterior del haz sónico. La inclinación se nota en la deformación de la silueta ilíaca, correspondiente a un corte dorsal. Compárese con el sonograma correcto de la figura 5-9 A.

Inclinación en dirección posteroanterior

El haz sónico al entrar en esta dirección provoca la formación de una aparente proyección posterior (Fig. 5-10). Para sorpresa del médico, no desaparece esa proyección cuando el corte ubicado en el techo acetabular es rotado más anteriormente. Dado que la curva del ilion en esa proyección no cambia, se termina dando como buena esa imagen, ya que no se puede obtener otra mejor. El médico lo toma como una variante de la normalidad en la que aparece frecuentemente una típica imagen en pico de cuervo en el promontorio.

Inclinación en dirección superoinferior

El borde inferior del ilion no puede verse con nitidez cuando aparece este vicio de inclinación. Generalmente ese borde inferior aparece borroso y deshilachado e incluso puede no existir.

Inclinación en dirección inferosuperior

Es el error más grave que puede suceder. Se puede decir que este fallo es el resultado de varios errores (Fig. 5-12):

1. En esta inclinación inferosuperior aparece la región central del techo acetabular como imagen de un corte dorsal. Si se intenta rotar el transductor en dirección anterior, aparecerá como un corte anterior del acetábulo.
2. El cambio de velocidad producida en los tejidos de la cadera y la oblicuidad de las ondas sónicas causa inflexiones e interrupciones en la imagen.

La suma de estos errores, dependiendo del grado de inclinación del transductor (5°/10°/20°), puede dar lugar a imágenes que simu-

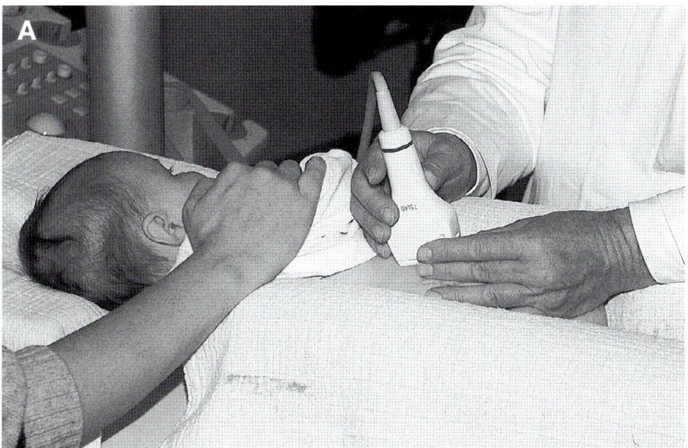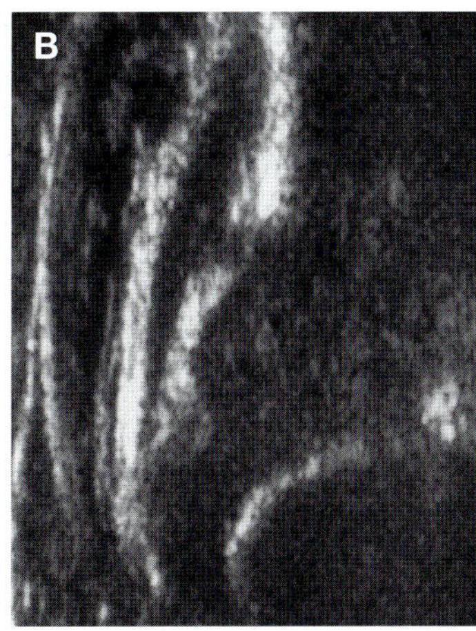

Figura 5-11. A. Inclinación del transductor en dirección superoinferior. **B.** Ecograma con entrada del haz sónico en dirección superoinferior. El borde inferior del ilion no se puede reconocer con claridad. Compárese con el ecograma correcto de la figura 5-9 A.

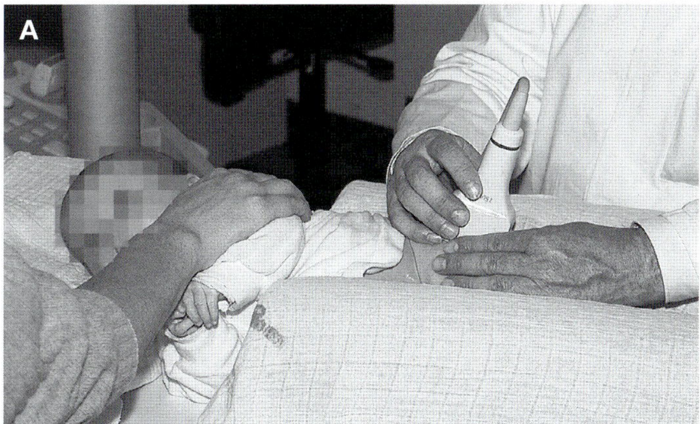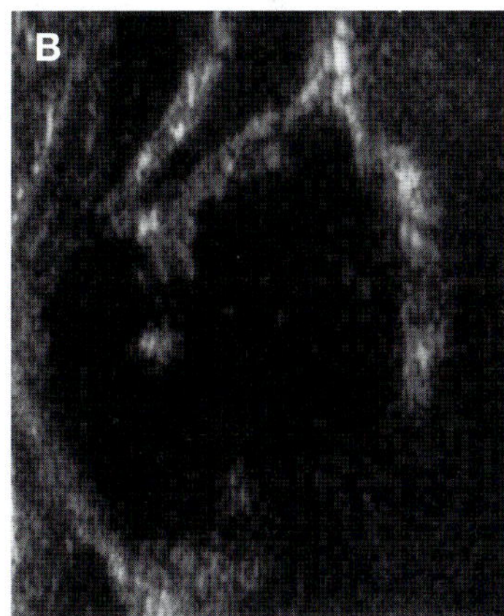

Figura 5-12. A. Inclinación del transductor con entrada del haz sónico en dirección inferosuperior. **B.** Ecograma con entrada del haz sónico en dirección inferosuperior con deformación de la imagen debido a la diferente velocidad con la que atraviesa los tejidos, inflexiones y rotura del haz. Se reconoce la dirección inferosuperior de la entrada del haz sónico porque no es visible el límite oseocartilaginoso. Compárese con el ecograma correcto de la figura 5-9 A.

len la aparición de caderas con alguna patología o incluso caderas descentradas. Lo tranquilizador del caso, en este contexto, es que hay que tener presente el siguiente principio: con el estudio ecográfico nunca podremos ver una cadera patológica como normal, pero sí una cadera sana como patológica.

La técnica ecográfica sufre muy pocos cambios en la dirección del transductor. Se considera un principio básico que la onda sónica se dirija lo más perpendicular posible al eje longitudinal corporal. Para buscar el punto distal del ilion es suficiente realizar pequeños movimientos paralelos al eje frontal (adelante-

Prevención de errores en el manejo y en la inclinación del transductor

atrás). Una vez encontrado el borde inferior del ilion, sigue el ajuste del corte en la región central del techo acetabular realizando una rotación del transductor (rotar después). Todo movimiento posterior que conduzca a cambios en la dirección de la onda sónica, debe evitarse. Para ello es necesario el empleo de la pinza guía especial para el transductor, que permite únicamente realizar los movimientos que se deseen e impide otros movimientos.

6 Técnica de medición y errores de medición

El sistema de medición angular es uno de los muchos que hemos estudiado. En la práctica y con objeto de estudiar el ángulo alfa (cobertura ósea) y el ángulo beta (cobertura cartilaginosa) por medio de cocientes, se han probado otros sistemas (Harcke, Terjesen, Suzuki) o (Zieger y cols., 1987), pero no pudieron mejorar la precisión del sistema introducido por nosotros.

La ventaja del sistema de medición angular está basado en el hecho de que las proporciones del techo acetabular y la relación cartílago y techo cartilaginoso permanecen estables y son independientes de si se miden articulaciones mayores o menores. También las condiciones biomecánicas son idénticas, independientemente de que la articulación sea mayor o menor. La precisión de la técnica de medición y unos conocimientos óptimos de ésta son los mejores requisitos para evitar errores de medición.

Las definiciones de líneas de medición fueron adaptadas a la práctica ecográfica y no se corresponden con lo que en matemáticas se conocen como definiciones habituales de una distancia o de una línea. Los dos ángulos que forman las líneas definen *el ángulo óseo alfa*, que traduce la cobertura ósea, y *el ángulo cartilaginoso beta*, que representa la cobertura acetabular cartilaginosa. Estos dos ángulos se interrelacionan y mantienen una relación entre los componentes del techo acetabular.

La medición de los ángulos alfa y beta tiene la ventaja de que no está influida ni por la postura del lactante ni por la proyección. La medición así no está unida a la posición de la cadera y es independiente también de la posición de las piernas del lactante. Tampoco influye la presencia de un núcleo osificado.

Otros sistemas de medición con factores, cocientes, etc., no aportan nada a los resultados de la medición y precisión si los comparamos con el que nosotros proponemos.

La línea del techo acetabular óseo tiene su origen en el borde inferior del ilion dirigiéndose hacia fuera al techo acetabular óseo (tangencial al acetábulo óseo) (Fig. 6-1). Esta definición es válida tanto si se trata de un borde acetabular puntiagudo como redondeado o plano.

Sistema de medición angular

Ángulo óseo alfa y ángulo cartilaginoso beta

Línea del techo acetabular óseo

Definición

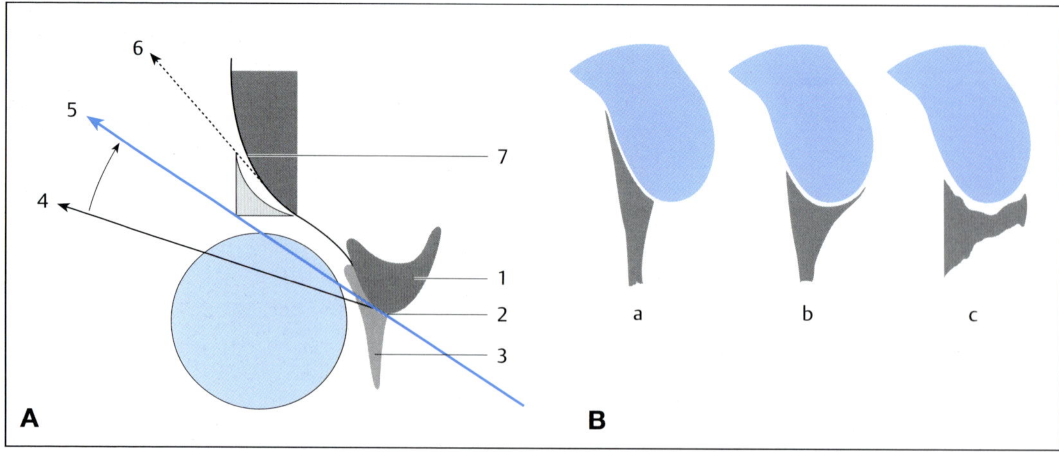

Figura 6-1. A. Esquema para trazar la línea del techo acetabular en un promontorio puntiagudo (5) y uno redondeado (7). 1. Hueso ilion. 2. «Talle». 3. Tejido de la fosa acetabular. La línea del techo acetabular se traza tangencial a la ceja cotiloidea. De 4 a 5, e incluso hasta 6, en los casos de cejas cotiloideas redondeadas. **B.** Diferentes formas ecográficas del borde distal del ilion. a) Forma clásica. b) Forma de cáliz. c) Forma irregular, deshilachado.

Errores de medición

En el borde inferior del ilion

> **Atención**
> ¡Por razones prácticas la definición dice «tangencial al acetábulo óseo» y no «tangencial al borde acetabular»!

En la mayoría de las ocasiones el error viene dado por una mala definición del borde inferior del ilion o por estar erróneamente señalado en el ecograma. La anatomía aclara este error: en el ilion, a la altura de la fosa acetabular existe tejido conjuntivo que tapiza esa fosa. En el ecograma ese tejido conjuntivo se aprecia situado lateralmente respecto al ilion (Fig. 6-2 A). Más hacia fuera, entre la cabeza femoral y el tejido, aparece el ligamento redondo. Tanto el tejido de la fosa acetabular como los ecos de la fóvea central no deben confundirse con el borde inferior del ilion (Fig. 6-2 B). La utilización de ecógrafos de baja resolución puede hacer que el borde inferior del ilion se confunda con una aparente prolongación hacia abajo del tejido de la fosa acetabular.

Para localizar el ilion existen las siguientes ayudas:

1. **Ecogenicidad intensa:** la imagen ecoica del ilion es más intensa que el tejido graso laxo (Fig. 6-3 A).
2. **Talle (estrechamiento)** (Fig. 6-3 B): el tejido de la fosa acetabular se encuentra por fuera y por delante del borde inferior del ilion. Por debajo del eco producido por el borde inferior del ilion es visible la zona hipoecoica del cartílago en «Y», con estructura de cartílago hialino. Las imágenes formadas por las bandas ecogénicas del ilion –tejido de la fosa acetabular– y, medialmente, por la zona hipoecoica del cartílago en «Y» aparentan una figura de talle (estrechamiento).

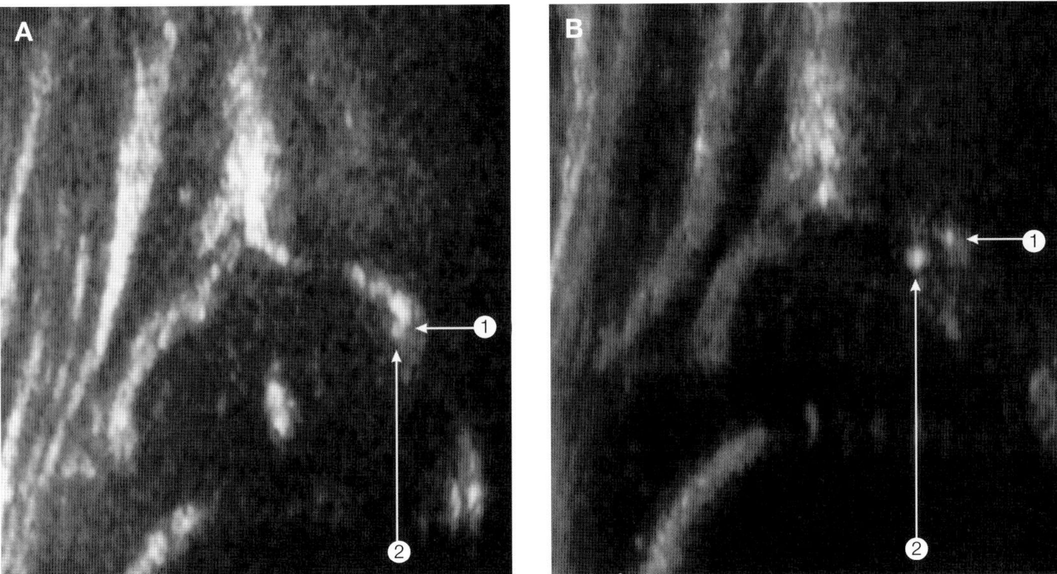

Figura 6-2. A. Delimitación del borde inferior del ilion de la sustancia grasa de la fosa acetabular. 1. Borde inferior del ilion. 2. Tejido graso de la fosa acetabular. **B.** Posibilidades de error durante el reconocimiento del borde inferior del ilion (espina ilíaca anteroinferior) (1) con la fóvea central (2).

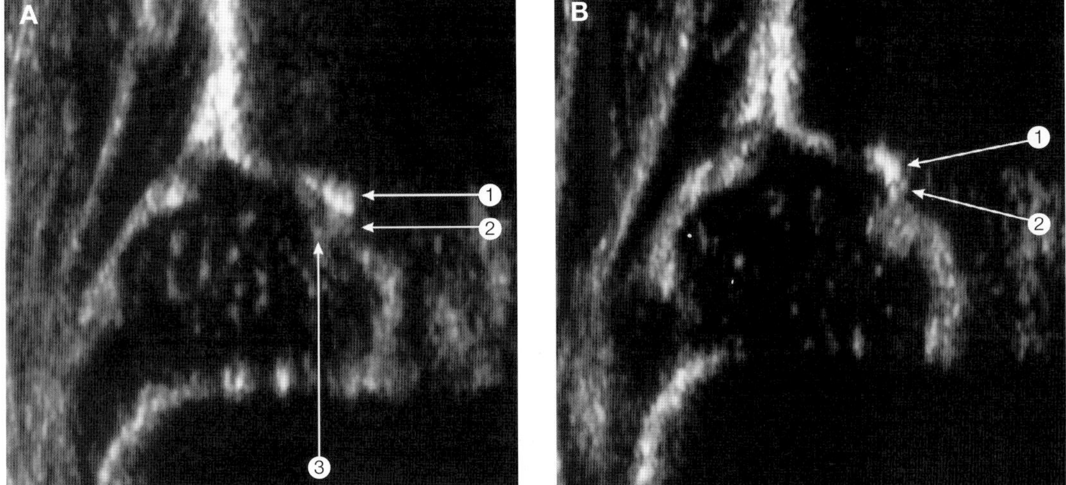

Figura 6-3. A. Delimitación del borde inferior del ilion (1) de la zona hiperecoica del tejido graso de la fosa acetabular. Porción del ligamento redondo. **B.** Ejemplo del «talle» para delimitar el borde inferior del ilion. 1. Borde inferior del ilion. 2. Tejido graso.

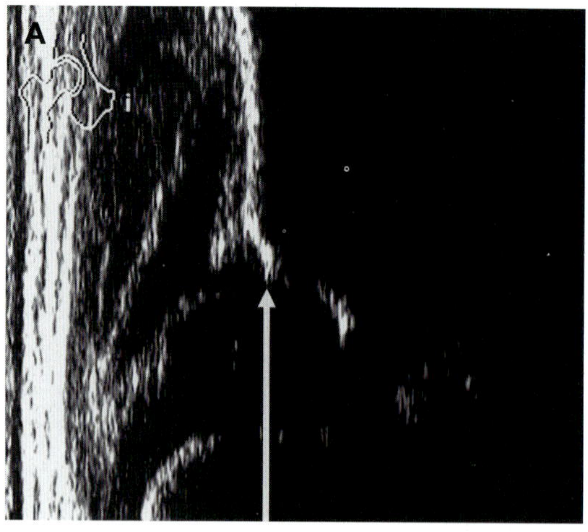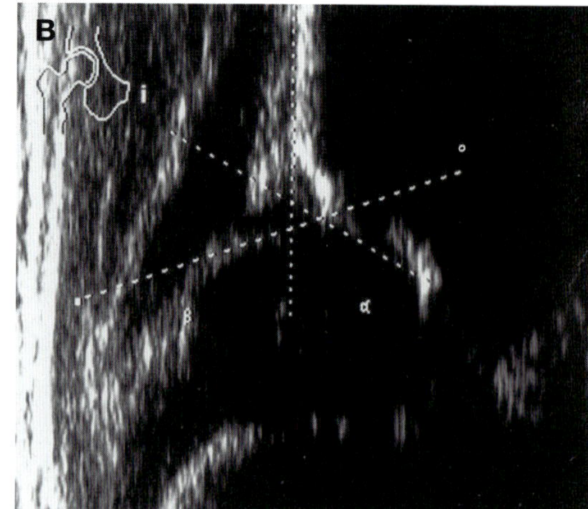

Figura 6-4. A. Artefacto en el promontorio señalado con flecha. **B.** El trazado de la línea del techo no corta al artefacto del promontorio.

Acetábulo óseo: artefacto en el promontorio acetabular

Con ecógrafos de alta resolución es posible diferenciar tres formas del borde inferior del ilion (Graf y Schuler, 1986) (Fig. 6-1 B):

a) Forma clásica.
b) Forma de copa (cáliz).
c) Forma irregular–deshilachado.

Si al realizar una ecografía de cadera se ha ajustado mal el foco, puede aparecer una imagen puntiaguda en el promontorio acetabular. Este artefacto no debe confundirse con lo que es realmente el promontorio acetabular (Fig. 6-4). Cuando esto sucede, mejora aparentemente la cobertura ósea.

Línea base

La línea base (Fig. 6-5), línea principal y, en algunas ocasiones, denominada línea de la pared ilíaca, fue originalmente proyectada como línea base para el techo cartilaginoso, trazada en la parte externa del ala ilíaca y en dirección inferior hacia el techo acetabular. El punto fundamental para el trazado de la línea base es el denominado punto Z o punto más superior (Graf, 1993). Este punto Z, obtenido utilizando ecógrafos de poca resolución, se definió como aquel punto en el que el pericondrio del techo cartilaginoso preformado entra en contacto con la estructura más externa (cortical) del ilion. Más tarde, con la aparición de ecógrafos dotados de mejor resolución, se tuvo que modificar esa definición.

El punto Z, o punto más superior del promontorio, viene expresado en el ecograma por el punto en el que el eco del pericondrio proximal entra en contacto con los ecos del ilíaco. Anatómicamente no representa la parte superior del techo cartilaginoso preformado, sino el lugar en el que se inserta el tendón del recto.

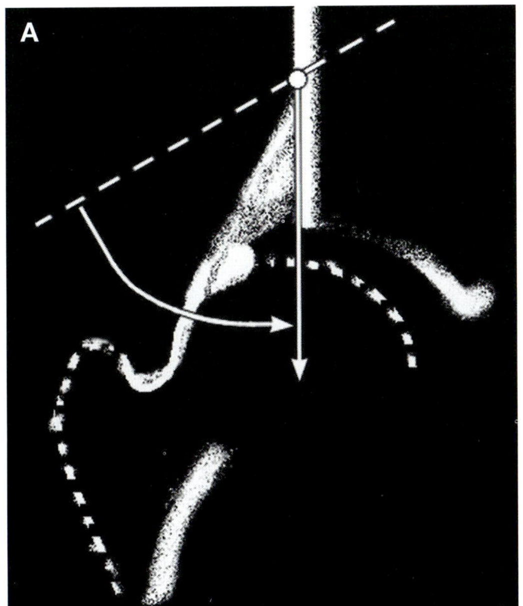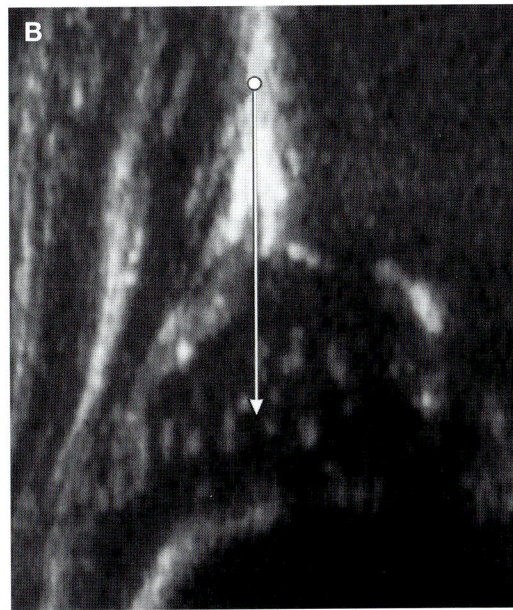

Figura 6-5. A. Trazado de la línea base desde el punto superior del promontorio, rozando la silueta del ala ilíaca (tangencial a la silueta del ilíaco). **B.** Ecograma en el que se ha trazado la línea base.

Lo primero que se debe hacer es buscar el *punto superior del promontorio*. Se trata del punto en el que el pericondrio proximal entra en contacto con los ecos del ilíaco. Desde este punto se trazará una línea que partirá de los ecos de la cortical externa del ilíaco en dirección inferior. Esta definición de la línea base es igualmente aplicable a promontorios óseos puntiagudos, redondeados o planos.

La longitud de la línea base visible suele ser corta. Por eso la utilización de imágenes de tamaño reducido aumenta la inexactitud de las mediciones.

No se encuentra *el punto superior del promontorio* como elemento necesario para el trazado de la línea base. Con frecuencia se debe a que ha podido iniciarse una osificación que deja pasar mal la onda sónica, o a una regulación deficiente de las funciones del ecógrafo a la altura del pericondrio proximal y del ilíaco, dando lugar a un número de ecos en los que no se puede localizar el punto deseado para trazar la línea base.

Este problema se soslaya de la siguiente forma: la línea base viene definida como el trazo de contacto entre el techo óseo y el techo preformado cartilaginoso. La onda sónica que procede de la parte externa llega a la cortical externa del ilíaco y se extingue, produciéndose la formación de una línea de extinción hacia dentro, donde el tránsito de una zona hiperecoica a otra hipoecoica aparenta una cortical interna del ilíaco. Esta línea es un artefacto

Errores de medición

Problemas

Línea base auxiliar

Línea del *labrum* acetabular (línea del techo cartilaginoso)

Errores de medición

En el promontorio acetabular

y no representa a la cortical interna. Su origen debe considerarse en la reflexión de la onda sónica sobre la cortical externa del ilion, y como consecuencia de ello, se encuentra paralela a esa cortical externa del ilion.

El trazado de la línea auxiliar por encima del punto de contacto, como si fuese una verdadera línea base, conlleva unos resultados erróneos, por lo que debe evitarse.

Definición. La línea del *labrum* acetabular (línea del techo cartilaginoso) (Fig. 6-6) une el promontorio acetabular con el centro del *labrum* acetabular. Esta línea, junto con la línea base, forma el ángulo beta, que traduce la cobertura cartilaginosa y caracteriza la relación cartilaginosa de la cobertura cefálica.

El borde acetabular no se observa como un punto, ya que la definición de promontorio de la *concavidad a la convexidad* no se emplea correctamente (Fig. 6-7 A).

El promontorio acetabular no es automáticamente el punto de intersección de la línea base y la línea del techo acetabular. La línea base y la línea del *labrum* no se cortan siempre en el mismo punto (Fig. 6-7 B). Esto sucede solamente en las caderas de tipo I, con un borde acetabular puntiagudo.

Generalmente es necesario buscar el borde acetabular, de tal forma que la búsqueda se inicie en la concavidad del acetábulo, es decir, el promontorio debe localizarse en los ecos de la cortical ósea empezando en la región profunda acetabular y siguiendo

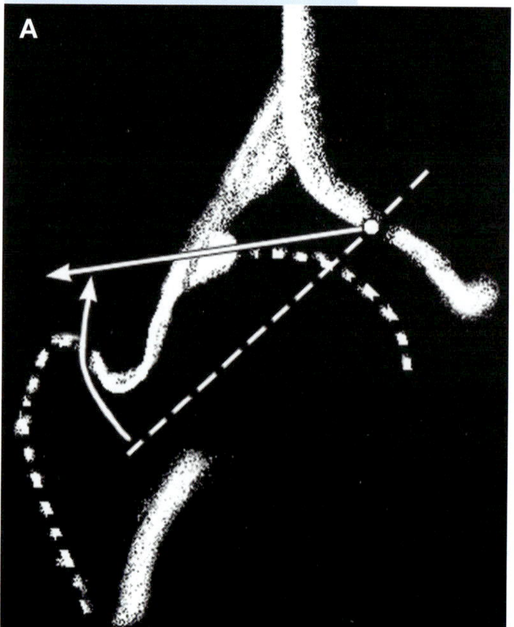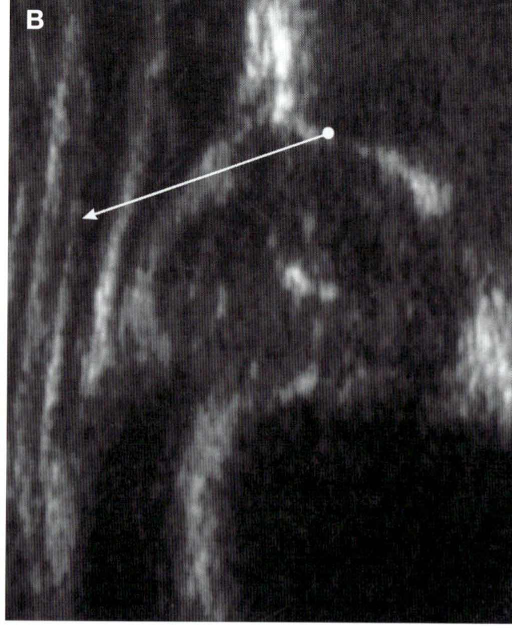

Figura 6-6. A. La línea del *labrum* une el promontorio acetabular con el centro del rodete. **B.** Línea del *labrum* acetabular trazada.

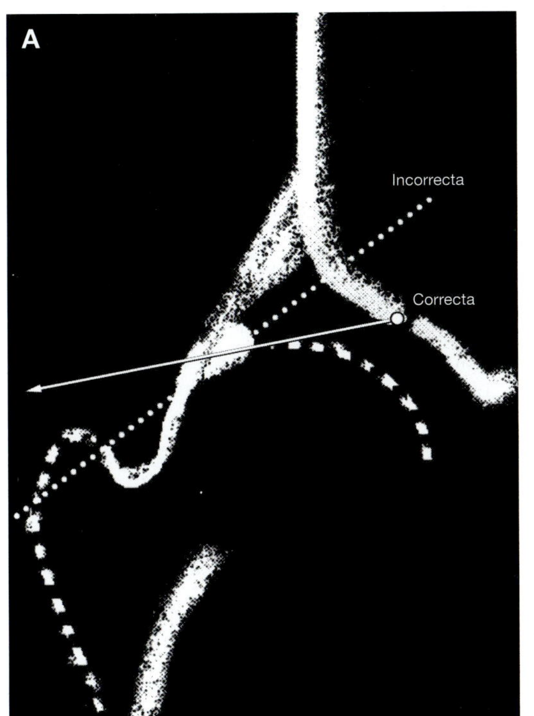

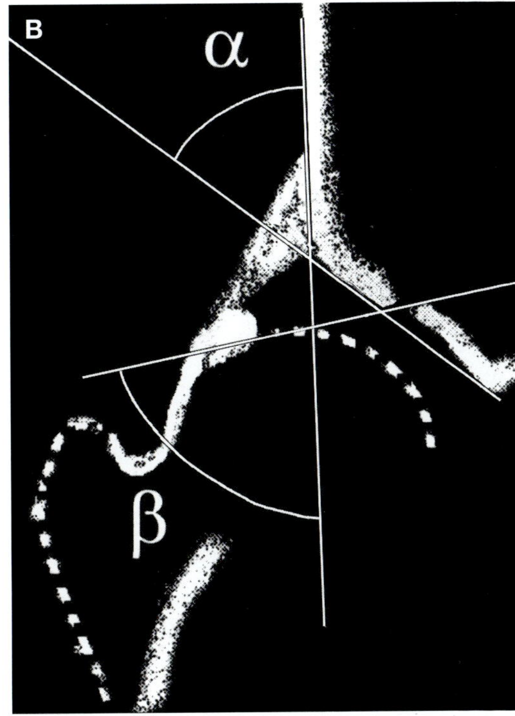

Figura 6-7. A. Ejemplos de las líneas del rodete. Correcta e incorrecta. **B.** En esta última el borde inferior del ilion ha sido erróneamente ubicado.

hacia arriba. Pero sin embargo, si comenzamos de arriba hacia abajo, con frecuencia situaremos el borde inferior del ilion demasiado alto.

El *centro* del *labrum* acetabular.

Definiciones antiguas ubicaron como segundo punto de medición el vértice del rodete acetabular. Por desgracia, aun con ecógrafos de alta resolución y una óptima regulación de éstos, no siempre se puede localizar ese vértice del *labrum*. Al no ser esto posible, se llegó a la conclusión de considerar el centro del *labrum* como ese segundo punto de medición. Esta definición lleva consigo una inexactitud en cuanto a cómo encontrar ese centro del *labrum*, pero estadísticamente las oscilaciones en los valores del ángulo beta no han influido en las decisiones terapéuticas.

Entre la línea base y la línea del techo acetabular se forma el ángulo alfa (Fig. 6-8 B), que representa la cobertura ósea. El ángulo de la cobertura ósea y el ángulo alfa tienen el mismo significado. Este ángulo alfa se puede medir entre las líneas base y el techo acetabular o entre la línea auxiliar y la misma línea del techo acetabular.

En el labrum

Ángulo alfa (ángulo de la cobertura ósea acetabular)

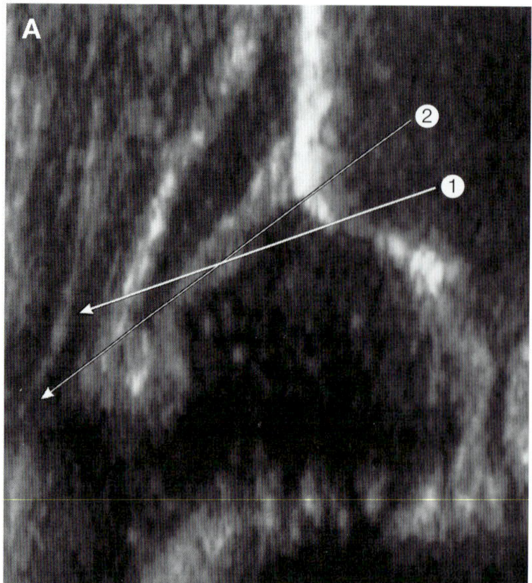

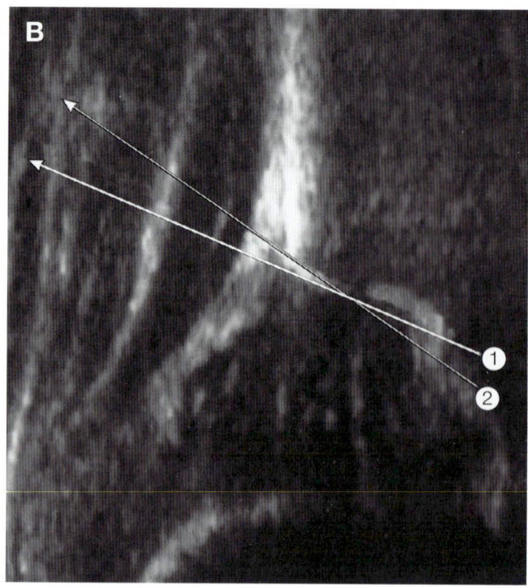

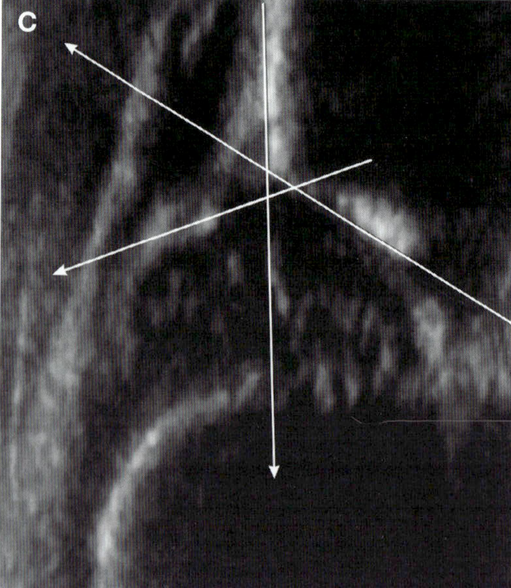

Figura 6-8. A. Trazado de las líneas del *labrum*. 1. Correcto. 2. Incorrecto. **B.** Líneas del techo acetabular. 1. Correcta. 2. Incorrecta. **C.** Trazado correcto de las tres líneas de medición. Las tres líneas no se cruzan necesariamente en un punto.

Ángulo beta (ángulo de la cobertura cartilaginosa acetabular)

El ángulo formado entre la línea base y la línea del *labrum* se denomina ángulo beta (Fig. 6-8 B). Se trata de una medida del tamaño y de la forma de la cobertura cartilaginosa acetabular. La figura 6-8 ofrece unos ejemplos típicos.

Puntos clave que se deben tener presente

- Línea del techo acetabular:
  - Atención a los ecos en el borde inferior del ilion (sinusoides, tejido graso, fóvea central, ligamento redondo).
  - Desde el punto distal del ilion se traza la tangente al acetábulo óseo (el punto de intersección no es necesariamente el borde acetabular, punto de inflexión en la dirección de la concavidad a la convexidad).
- Línea base: desde la parte superior del borde acetabular (inserción del pericondrio proximal en el hueso) (anatómicamente, inserción del recto anterior) se dirige hacia abajo, tangencial al ilion. La línea base no es siempre paralela al borde del monitor.
- Línea del *labrum*: une el borde acetabular (cambio de la concavidad a la convexidad) con el centro del *labrum* acetabular. El punto del cambio de dirección (borde acetabular) no es necesariamente el punto de intersección de la línea base y la línea del techo acetabular óseo.
- Las tres líneas coinciden excepcionalmente en un punto.

!
- ¡Solamente se deben hacer mediciones en ecogramas con proyección estándar!
- Deben estudiarse las caderas que a pesar de no presentar una proyección estándar sean caderas descentradas.
- ¿Deben hacerse mediciones en una cadera descentrada?
  - Sí, cuando todavía se encuentra en la proyección estándar.
- ¿Debe medirse una cadera descentrada?
  - No, ya que la tipificación ya está realizada al existir un rechazo del cartílago.

6

7 Clasificación ecográfica de los hallazgos obtenidos en la cadera

El concepto de displasia de cadera hace referencia especialmente a los trastornos del crecimiento del acetábulo articular. Para diagnosticar y clasificar una displasia de cadera es necesario únicamente conocer con exactitud las modificaciones ocurridas en las zonas ósea y cartilaginosa del acetábulo y relacionarlas con la edad del lactante.

Existe una interrelación muy importante entre el acetábulo y la cabeza femoral, de modo que en el proceso de luxación la cabeza imprime unas huellas en el acetábulo. Mediante la ecografía permite clasificar esos trastornos, especialmente en las regiones ósea y cartilaginosa, por lo que las modificaciones producidas por la cabeza femoral se pueden apreciar claramente en el acetábulo.

> Todos los errores conocidos en el estudio radiográfico, sobre la posición del enfermo, que llevan a una interpretación falsa de la imagen obtenida, no existen en el corte ecográfico.

Por motivos fisiológicos y de adaptación cerebral aconsejamos no obtener ecogramas del lado derecho e izquierdo, sino que todo ecograma –derecho o izquierdo– sea visto como si fuese del lado derecho. El ecograma de cadera es independiente de que represente a una cadera derecha o izquierda, y debería siempre contemplarse como si fuese una proyección radiográfica anteroposterior de la cadera derecha (proyección anatómica) (Fig. 7-1).

Principios básicos de la clasificación ecográfica

Orientación de la imagen

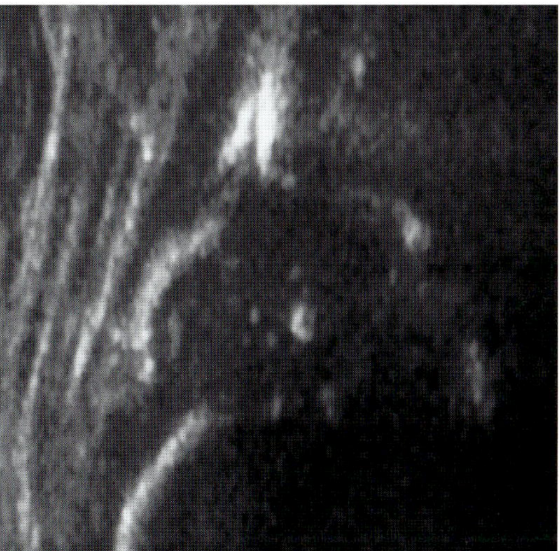

Figura 7-1. Ecograma de cadera de tipo I en un niño de 12 semanas de vida.

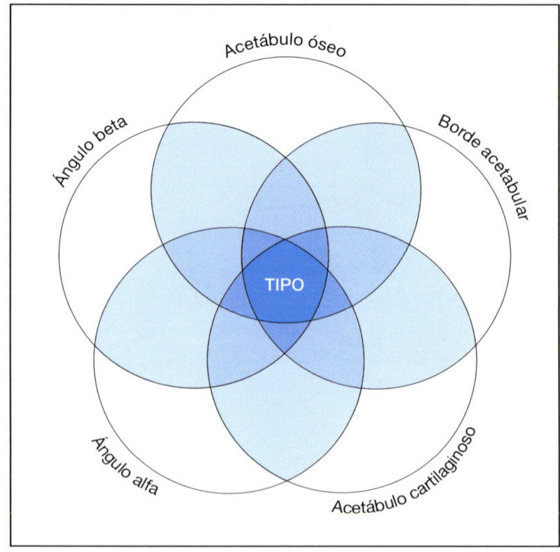

Figura 7-2. Delimitación de los tipos de cadera con minimización de errores a partir de la mayor información posible (investigación asistida por ordenador o computarizada).

Proyección anatómica de la imagen

Con esta forma de ver la imagen, el médico puede con toda facilidad distinguir en un gran número de ocasiones mínimas diferencias que puedan existir en la imagen. La señalización de cadera derecha o izquierda no constituye problema alguno, al poder anotarse fácilmente en el ecograma el lado al que corresponde la imagen.

Morfología

La clasificación se estableció al principio siguiendo criterios morfológicos para describir el acetábulo óseo (forma del acetábulo óseo), del borde acetabular y del acetábulo cartilaginoso. Con la necesidad de conseguir una mejor precisión y una clasificación más detallada, en la que se observaran, en ocasiones, resultados interdependientes según el observador que lo practicase, se consiguió un perfeccionamiento en la técnica de medición que superó las dudas existentes. En definitiva, el valor de la descripción se basa en que el médico debe necesariamente saber ordenar las estructuras anatómicas. Esta descripción debería enseñarse y aprenderse, por razones didácticas, en los cursos de formación. Esto obliga a alcanzar una sistemática e induce a considerar la forma y la estructura de tres componentes esenciales anatómicos en un sistema, que finalmente nos llevan al diagnóstico (Fig. 7-2).

Estas estructuras son:

1. Acetábulo óseo.
2. Borde acetabular (ceja cotiloidea) (verdadero promontorio) (evolución pronóstica del desarrollo inmediato acetabular).
3. Techo acetabular cartilaginoso.

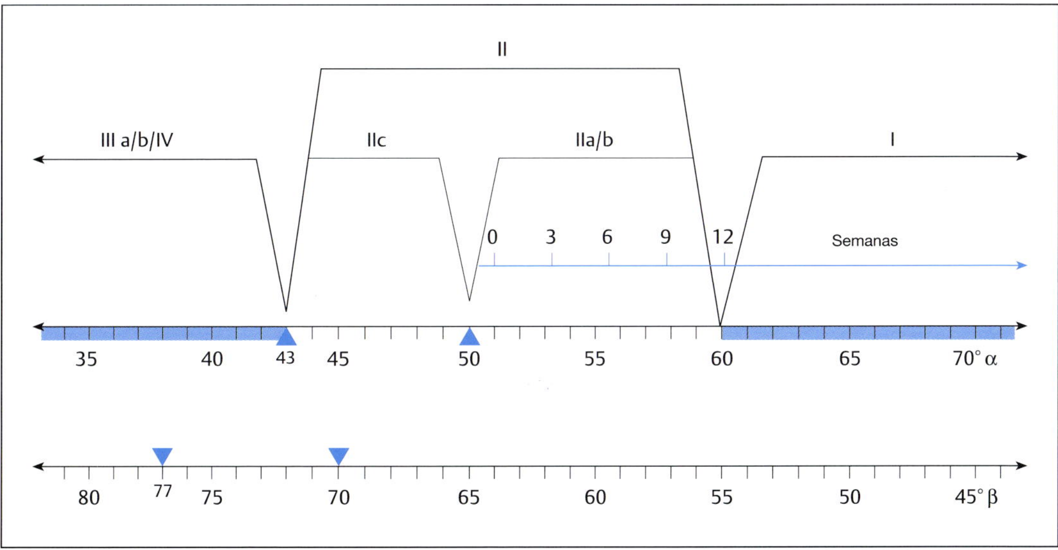

Figura 7-3. Ecograma: disposición lineal del ángulo alfa e inversa del ángulo beta. Clasificación de los tipos de cadera. A la derecha, tipo I; a la izquierda, caderas descentradas, tipos IIIa/b y IV. En el centro, tipo II, con subdivisión en los tipos IIa, IIb y IIc. Escala cronológica del lactante: en el momento –0– del nacimiento el valor de alfa es de 50°/51°. Al final de la semana 12ª el valor de alfa es de 60°.

La edad del lactante tiene una importancia extraordinaria para clasificar y determinar los tipos de cadera. Comparando hallazgos radiográficos y sonogramas, podemos mostrar unos valores de los ángulos alfa y beta correspondientes a grupos de edades. Así surgió un gráfico (Fig. 7-3) que se conoce como sonómetro con el cual si se conocen los valores de los ángulos alfa y beta podemos averiguar qué tipo de cadera tenemos. El valor del ángulo alfa en el ecograma y el ángulo AC radiográfico mantienen una interrelación clara (Melzer, 1997).

> **Regla básica:** ángulo alfa (sonográfico) + ángulo AC (radiográfico) = 90°.

El techo acetabular se desarrolla rápidamente en la fase de posparto, siempre bajo la condición de que exista una osificación encondral mínima, con valores que en ese posparto son del orden de 50° mínimos para el ángulo alfa, hasta el tercer mes en el que se alcanza un valor mínimo de 60°. Estudios estadísticos (Tschauner y cols., 1990 y 1994) demostraron que el valor medio del ángulo alfa (no confundirlo con el valor mínimo de 60°) en caderas de tipo I en el tercer mes de vida se halla en 64,4°. Con la condición de la existencia de una maduración lineal (valorado lo más negativamente posible, para que no nos induzca a una interpretación positiva), se consigue un valor de alfa óptimo de 55° al nacer (no confundir con grado mínimo de maduración de 50°) (Matthiessen, 1997).

Sonómetro y curva de maduración

Ecografía y radiografía

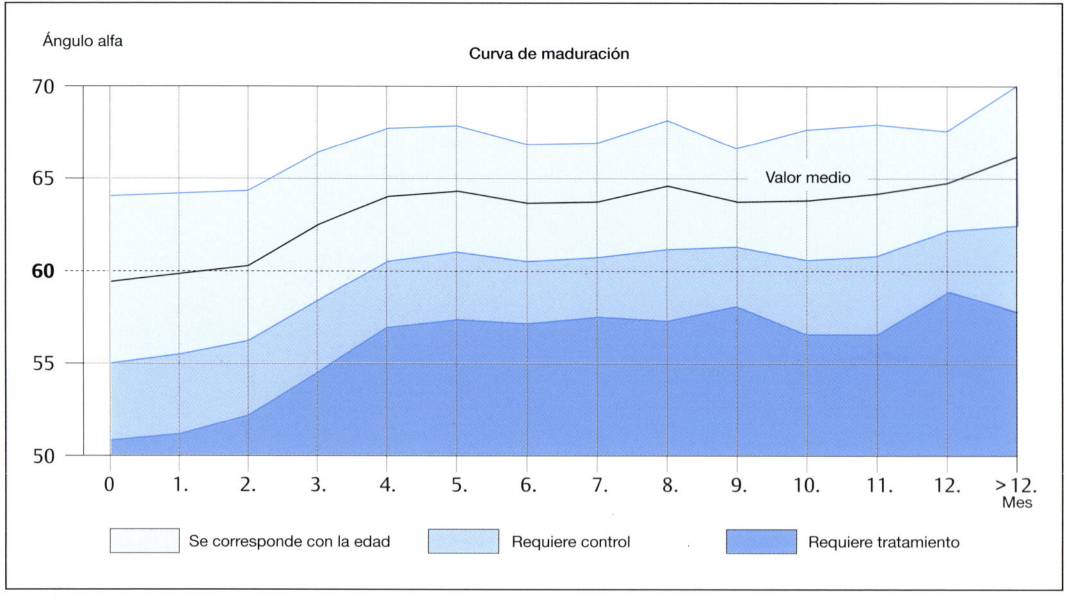

Figura 7-4. Seguimiento del ángulo alfa en un estudio longitudinal en lactantes sanos. La zona de control se halla en la desviación estándar, la zona de tratamiento se sitúa en la doble desviación estándar.

La curva de maduración (Fig. 7-4) (Tschauner y cols. 1994) demuestra que el valor medio normal, espontáneamente y sin tratamiento mejora en la 4ª semana de vida hasta alcanzar los 59°. Entre la 4ª y la 16ª semanas se elevan los valores medios así como la desviación estándar solamente 4°. Después de la 4ª semana se observa un curso típico aplanado de la curva entre 64 y 65°, que permanece así hasta el 11° mes. Hasta el mes 13° el valor del ángulo alfa se eleva a 66°. La consiguiente maduración del techo acetabular se describe según Tönnis (Tönnis, 1984), siguiendo el ángulo radiológico AC (Matthiessen, 1997). Esto significa que con un potencial de crecimiento elevado, la diferenciación de la morfología, en las primeras 6 semanas es extremadamente alta y así hasta la semana 12ª, aplanándose después. La evolución a partir de la semana 16ª oscila proporcionalmente según el crecimiento de la cabeza femoral y el acetábulo (Matthiessen, 1997).

Tipo I (Fig. 7-5). Corresponde a una cadera «madura». Es una cadera clínicamente sana y congruente con la edad que tiene el niño. Madura significa que la articulación al final del tercer mes de vida ha alcanzado un determinado grado de osificación en el acetábulo óseo. La conformación ósea es buena, el promontorio es puntiagudo o romo (arqueado) y la cobertura cartilaginosa cubre la cabeza. El ángulo óseo alfa alcanza un valor mínimo de 60°. Una

Tipos ecográficos de caderas y su exacta diferenciación

Tipos de caderas

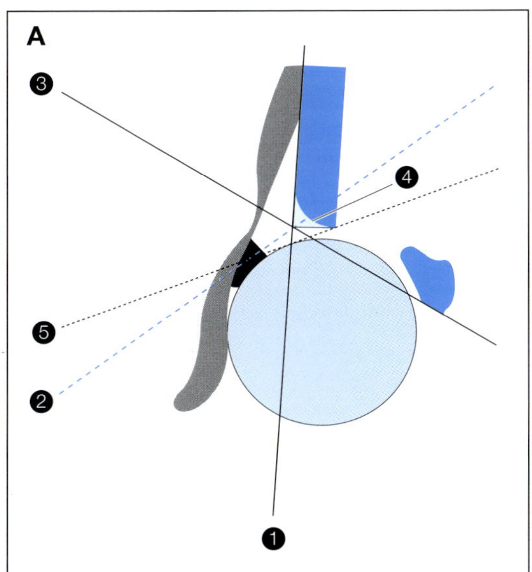

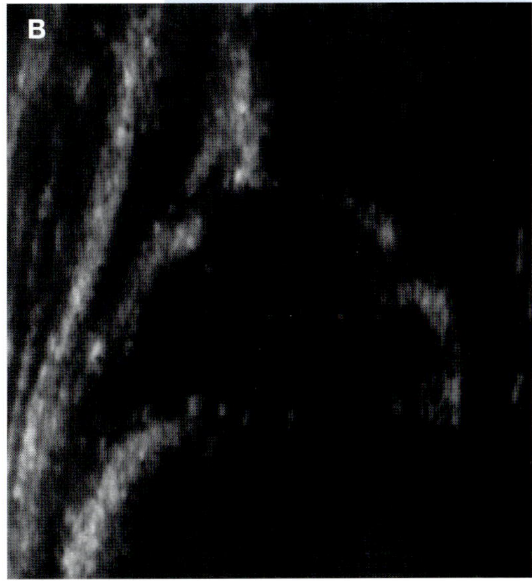

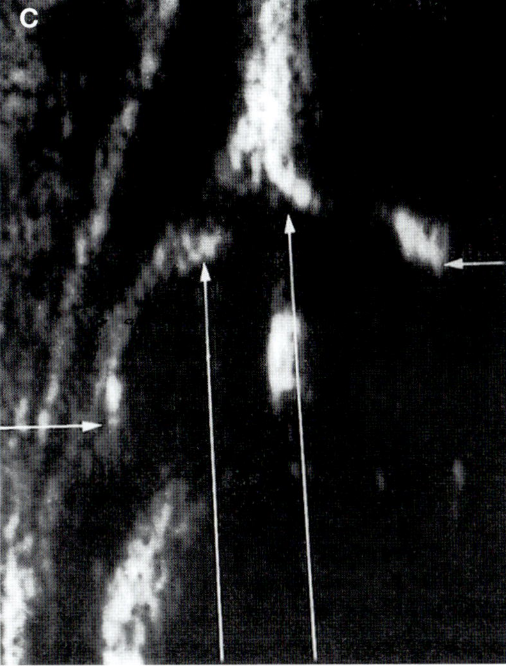

Figura 7-5. A. Esquema de una articulación de tipo I con borde puntiagudo y romo. 1. Línea base. 2. Línea del rodete con borde puntiagudo. 3. Línea del techo acetabular. 4. Borde romo. 5. Línea del rodete con borde romo. **B.** Cadera de tipo I con borde puntiagudo. **C.** Cadera de tipo I con borde romo. 1. Repliegue capsular. 2. *Labrum* acetabular. 3. Borde arqueado romo. 4. Borde distal del ilion.

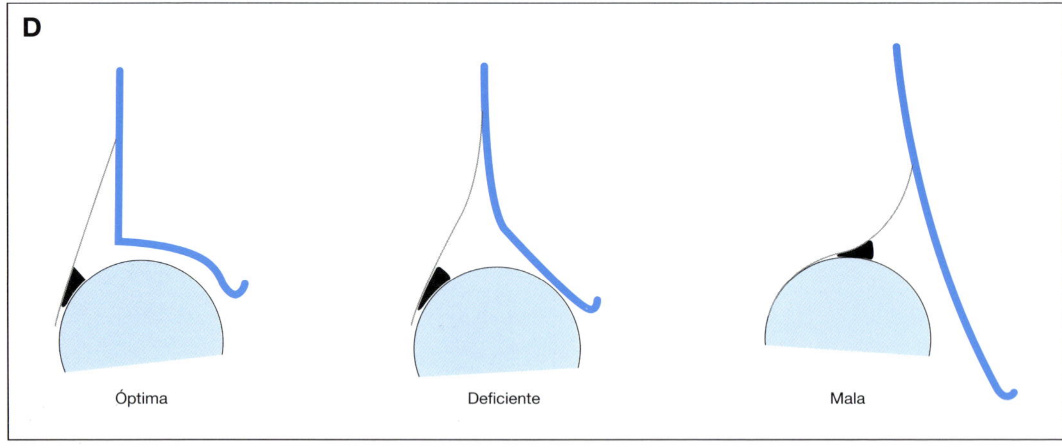

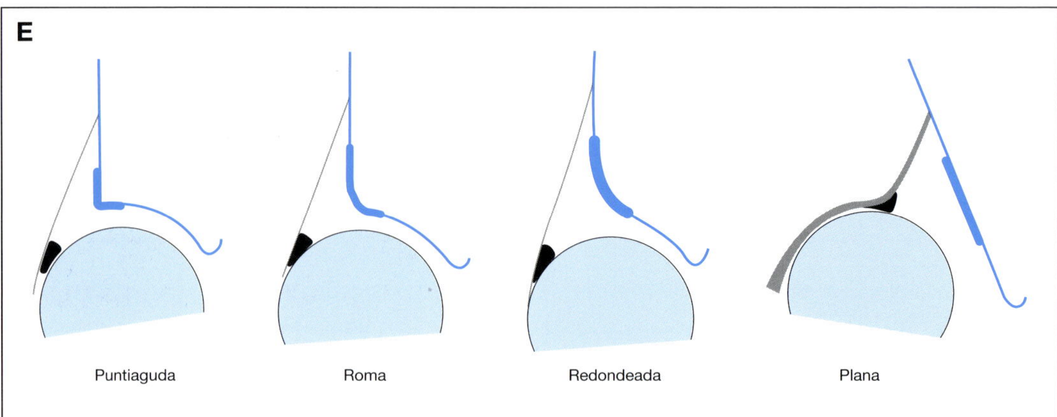

Figura 7-5. D. Esquema de las formas distintas de promontorios. **E.** Esquemas explicativos del promontorio.

clasificación ampliada de este tipo I de cadera viene dada por la medición del ángulo beta:

- Tipo Ia: ángulo beta $< 55°$ (la cobertura cartilaginosa cubre ampliamente a la cabeza femoral).
- Tipo Ib: ángulo beta > 55 (la cobertura cartilaginosa es relativamente corta).

La diferenciación entre las caderas de tipo Ia y tipo Ib no tiene una importancia práctica en la actualidad. Quizá originan acetábulos grandes al final del crecimiento, cuyo significado y relación con una preartrosis tendrán que demostrar futuros estudios (Graf, 1993). Hipótesis: si al final del crecimiento los acetábulos son pequeños (¿Ib?) tendrían que inducir una degeneración precoz del rodete, lo que implicaría un aumento de la facilidad para fisurarse; si al final, los acetábulos son de gran cobertura (¿Ia?), facilitarían la aparición temprana de pinzamientos articulares *(impingements)*.

Tipo II (Fig. 7-6). Están incluidas aquí diferentes variantes fisiológicas y patológicas del retraso en la osificación a la altura del promontorio óseo. Una de las clasificaciones se efectúa a partir de la edad del lactante (mayores o menores de 12 semanas), y otras a partir del grado de retraso o trastorno en la osificación.

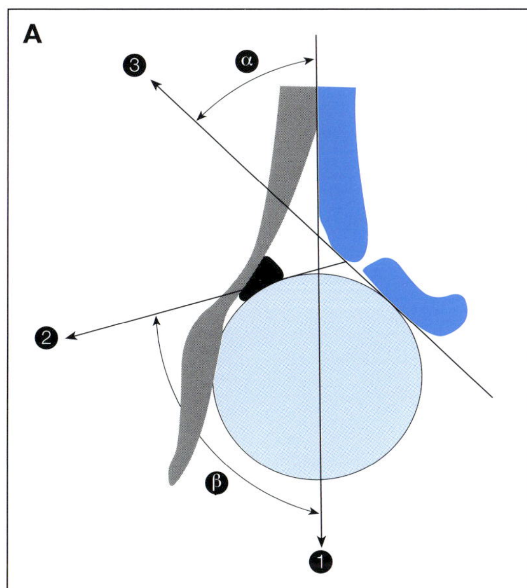

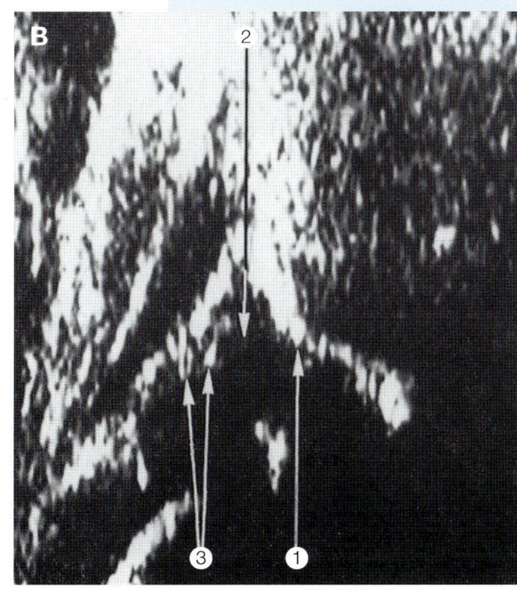

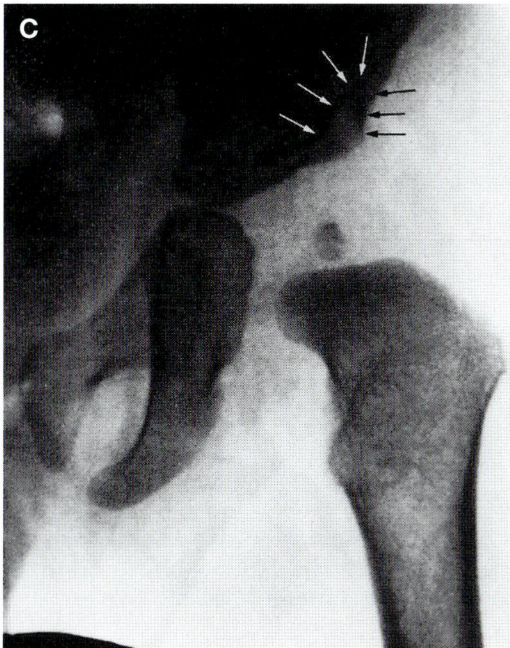

Figura 7-6. A. Esquema de una cadera de tipo II. La cobertura global es insuficiente. La relación entre coberturas cartilaginosa y ósea favorece la cobertura cartilaginosa. 1. Línea base. 2. Línea del *labrum*. 3. Línea del techo acetabular. Ángulo alfa óseo. Ángulo beta cartilaginoso. **B.** Cadera izquierda, 9 meses. El promontorio óseo es redondeado con deficiente cobertura ósea. Cobertura cartilaginosa es amplia: tipo II. El corte pasa por el promontorio óseo y corresponde a la radiografía en C. 1. Punto de cambio de dirección (de concavidad a convexidad). 2. Techo cartilaginoso. 3. *Labrum* acetabular. **C.** Displasia de cadera izquierda, defecto en el promontorio entre el borde anterior y el posterior del acetábulo (flechas). Observación: las figuras 7-6 B y C son fotos antiguas, de 1981.

Tipo IIa (Fig. 7-7). Los valores del ángulo alfa oscilan entre 50 y 59°, y la edad es inferior a las 12 semanas de vida. Son caderas fisiológicamente inmaduras.

Estas caderas de tipo IIa se pueden subdividir en tipo IIa (+) y tipo IIa (–) (Graf, 1997). Con esta subdivisión se puede calcular el potencial de crecimiento y así conocer lo antes posible un retraso en la maduración. Las caderas de tipo II (–) son articulaciones que ya muestran un déficit de maduración.

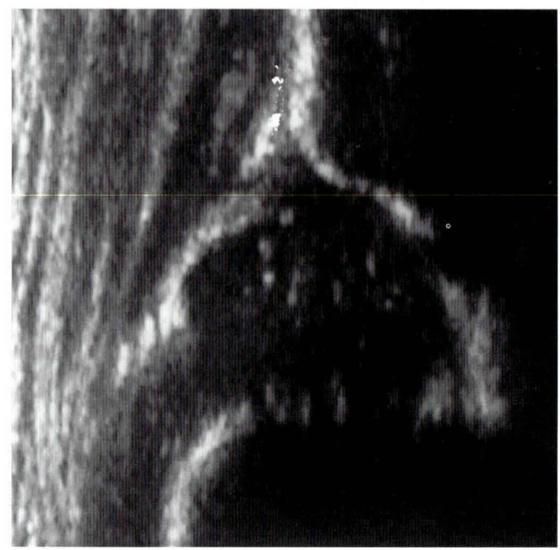

Figura 7-7. Ejemplo de una cadera de tipo IIa, de 4 semanas de edad: la cobertura ósea es suficiente, el promontorio es redondeado y la cobertura cartilaginosa cubre la cabeza femoral.

Tipo IIb (Fig. 7-8). La cadera tiene más de 3 meses. El valor del ángulo alfa oscila entre 50 y 59°. Una cadera con esas características corresponde a una articulación claramente displásica. La cobertura ósea es deficiente, el borde acetabular es redondeado, el techo cartilaginoso es amplio y cubre la cabeza femoral. Si en esta cadera el promontorio, en vez de redondeado apareciera como puntiagudo, esto sería un signo de osificación retardada y de pronóstico bueno (v. también capítulo 8, apartado *Descripción de los hallazgos*).

> **¡Atención!**
> La diferencia entre los tipos IIa y IIb está determinada por la edad. La proporción en la cobertura que pudiese existir en una cadera a las 4 semanas sería aceptable para esa edad, pero correspondería a una cadera displásica en un lactante de 4 meses debido a la existencia de un potencial de crecimiento disminuido.

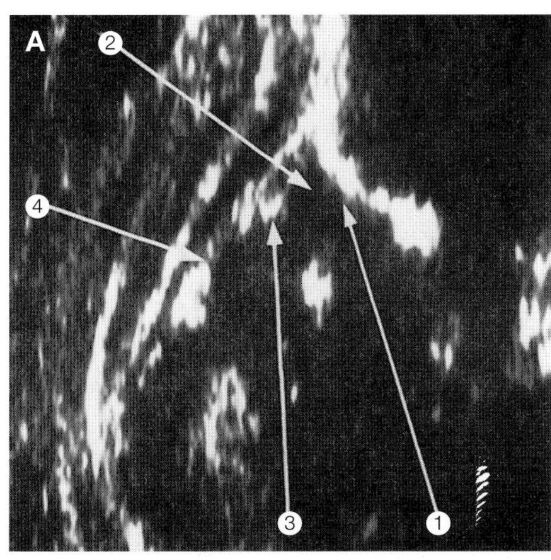

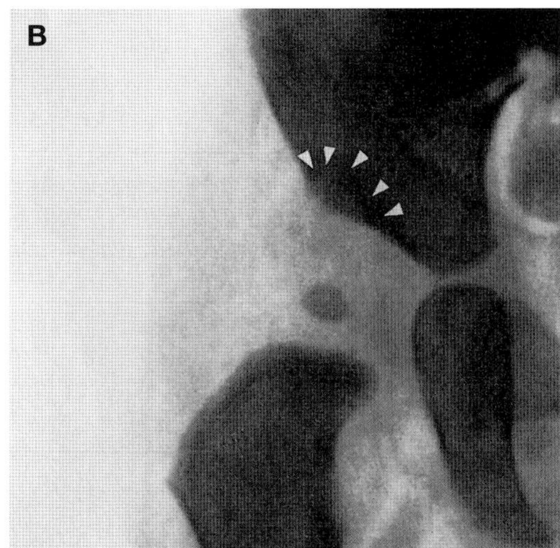

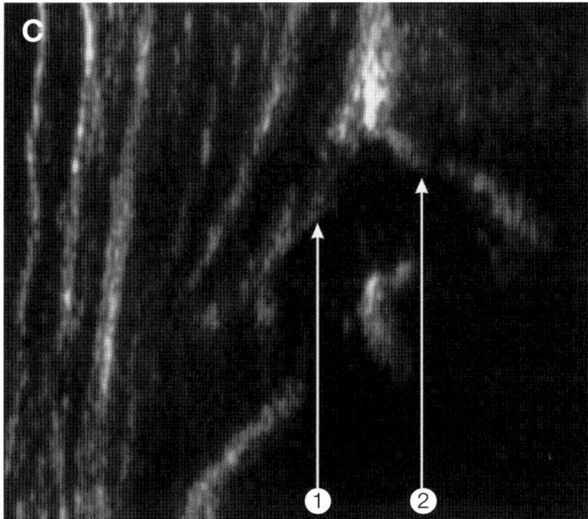

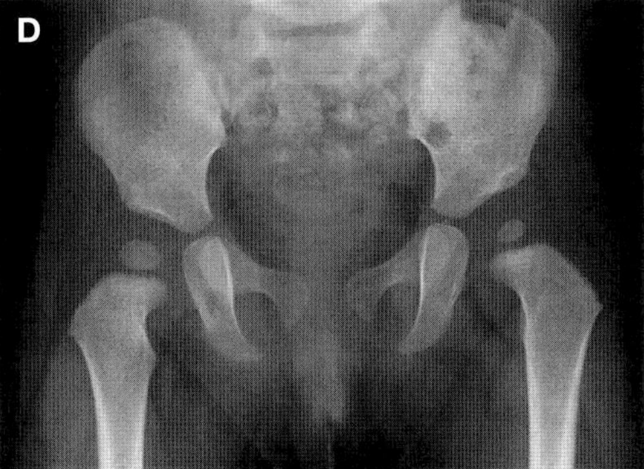

Figura 7-8. A. Articulación de 3 meses de vida. La cobertura ósea es deficiente, el promontorio es redondeado, el techo cartilaginoso cubre la cabeza femoral. 1. Promontorio. 2. Techo cartilaginoso. 3. *Labrum* acetabular. 4. Cápsula articular. Observación: la imagen fue obtenida en 1987, con el grado de precisión que la técnica proporcionaba en aquel momento. **B.** Radiografía correspondiente a la figura A en la que existe un defecto importante del promontorio. Solamente el borde posterior del promontorio está bien conformado. El defecto en el borde acetabular está señalado con flechas. El cartílago compensa ese defecto. **C.** Cadera izquierda de 10 meses de edad. La cobertura ósea es deficiente, el promontorio es redondeado, la cobertura cartilaginosa cubre la cabeza femoral: cadera de tipo IIb. 1. *Labrum* acetabular. 2. Borde acetabular (cambio de dirección). El sonograma corresponde a la radiografía en la figura D. **D.** Radiografía correspondiente al ecograma en la figura C.

Tipo IIc (Fig. 7-9). Son caderas críticas, caderas en zona de riesgo (peligro de descentrarse = displasia grave), a cualquier edad. La cobertura ósea es altamente deficiente, el promontorio es entre redondeado y plano, el techo cartilaginoso está ensanchado y cubre la cabeza. El ángulo óseo alfa oscila entre 43-49° (= zona de riesgo); el ángulo cartilaginoso beta es < 77° (medir es imprescindible para diferenciar de una cadera de tipo D). Si una cadera de tipo IIc, bajo una maniobra de Stress (que en este tipo de cadera se debe realizar siempre), cambia a tipo D, el cartílago del techo acetabular junto al rodete se encuentran empujados y desplazados hacia arriba = ángulo beta > 77°, se la denominará tipo IIc *inestable*, si no sucede esto, el tipo de cadera recibirá el nombre de tipo IIc *estable*.

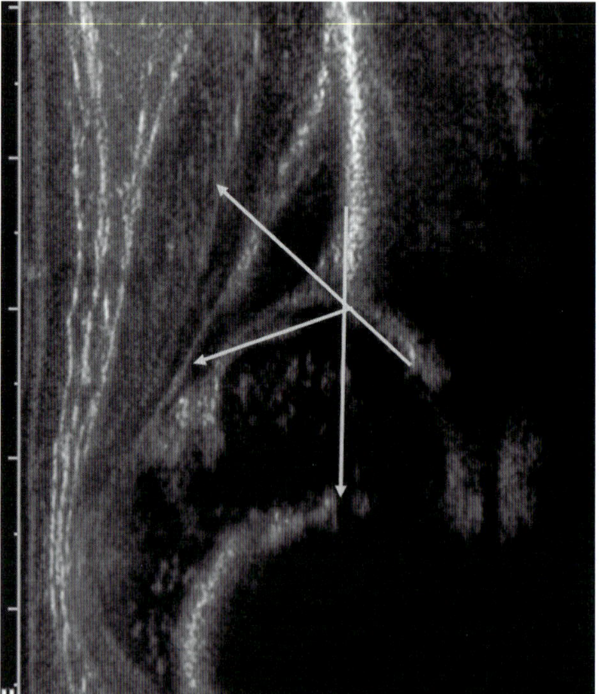

Figura 7-9. Cadera de un recién nacido. La cobertura ósea es muy deficiente, el promontorio se encuentra intensamente redondeado, la cobertura cartilaginosa es amplia y cubre aún la cabeza femoral. Ángulo alfa = 48°, Ángulo beta = 75°: cadera de tipo IIc.

Tipo D. Es una cadera «en vías de descentrarse» (Fig. 7-10). El ángulo óseo alfa oscila, como en las de tipo IIc, entre 43-49° (= alfa en zona peligrosa); el ángulo beta es > 77° (Fig. 7-10 C). La cadera de tipo D es la primera fase de las caderas descentradas. Por ello, y con fundamentos sistemáticos, estas caderas no se deben clasificar, como equivocadamente se hacía antes, de cadera de tipo IId, ya que todas las caderas de tipo II son caderas centradas, mientras que la cadera de tipo D es la fase primera de una articulación descentrada. Por lo tanto, las caderas tipo D son por naturaleza inestables y no precisan una maniobra de esfuerzo.

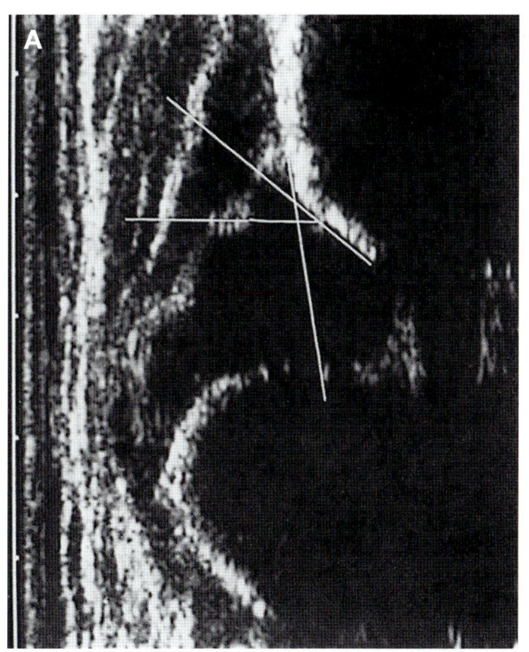

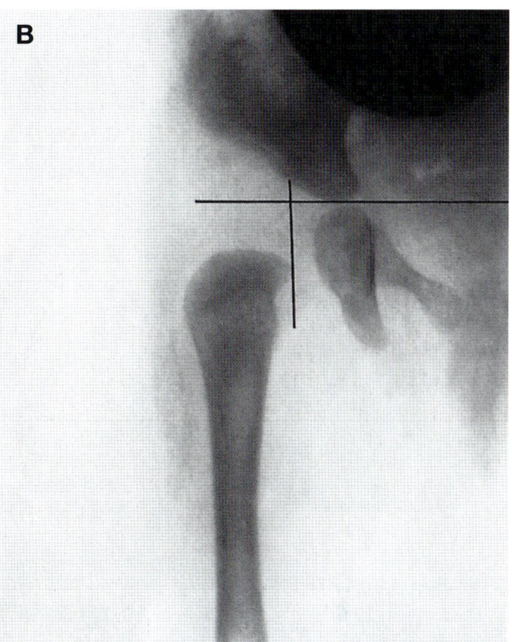

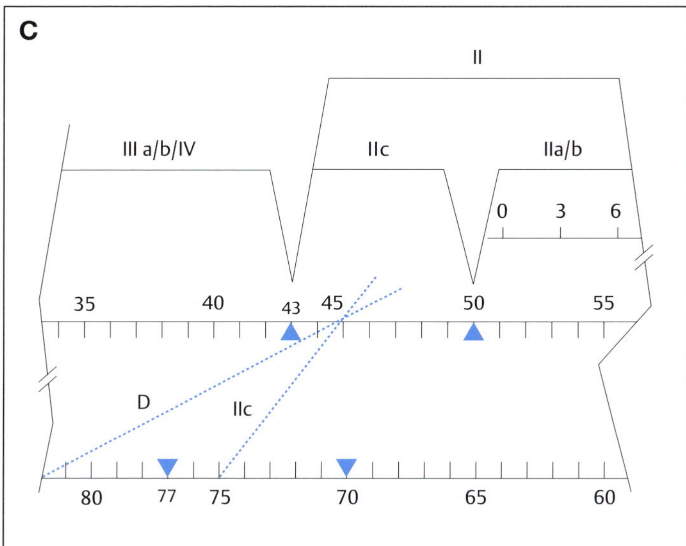

Figura 7-10. **A.** Articulación de cadera de 4 meses. La cobertura ósea es muy deficiente, el borde acetabular está fuertemente redondeado, el techo cartilaginoso está levemente empujado hacia arriba. Ángulo alfa = 45°, ángulo beta = 105°: cadera de tipo D (observación: el ecograma procede del año 1988 y reúne los condicionamientos proporcionados por la técnica de esa época). **B.** Radiografía correspondiente a la figura A. **C.** Diferenciación de caderas tipo IIc y D. El valor de alfa en ambas caderas corresponde a una cadera de tipo IIc: ángulo beta < 77° = cadera de tipo IIc; ángulo beta > 77 = cadera de tipo D.

Tipo III (Fig. 7-11). La cabeza femoral está descentrada. Debido a la deficiente conformación ósea acetabular y a un promontorio plano, el acetábulo no puede contener la cabeza femoral, de modo que el techo cartilaginoso se ve comprimido hacia arriba.

Es posible ver alguna cadera descentrada de tipo III con una proyección estándar. En estos casos se pueden realizar mediciones con un valor alfa inferior a 43°. Si el descentrado implica un grado mayor, la cabeza abandona la proyección estándar, de tal

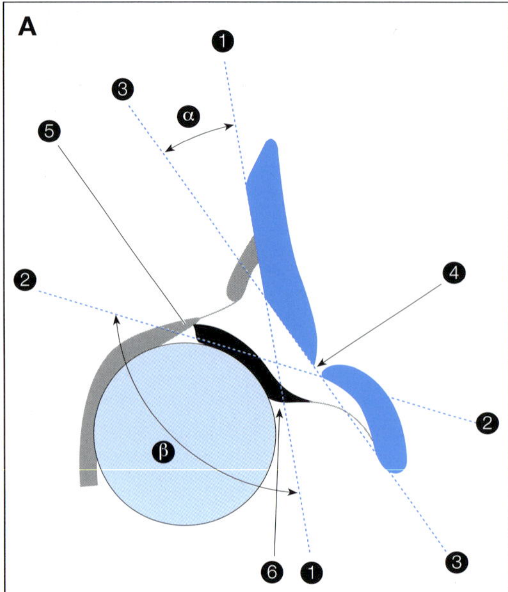

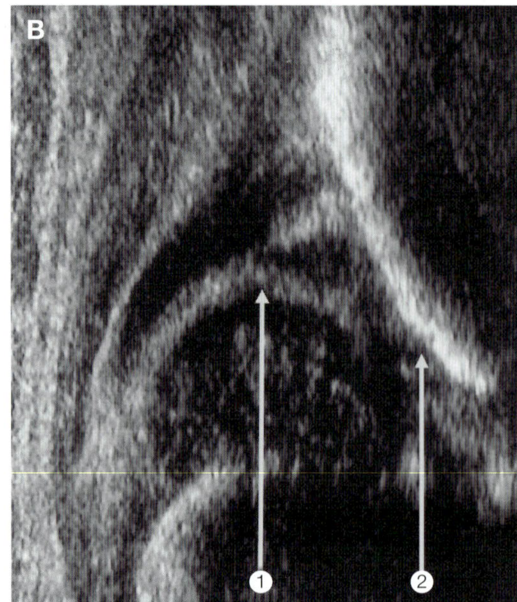

Figura 7-11. A. Esquema de una cadera derecha, descentrada de tipo IIIa (sin trastornos de la estructura, el cartílago del techo acetabular tiene una leve ecogenicidad). 1. Línea base. 2. Línea del *labrum*. 3. Línea del techo acetabular. Ángulo alfa = ángulo del techo óseo. Ángulo beta = ángulo del techo cartilaginoso. 4. Punto concavidad-convexidad. 5. *Labrum* elongado hacia arriba. 6. Hipomoclion. **B.** Cadera de 8 semanas de edad, la cobertura ósea es mala, el promontorio es plano, el techo cartilaginoso está comprimido hacia arriba y es hipoecoico. Cadera de tipo IIIa. 1. *Labrum*. 2. Promontorio. Atención: el borde inferior del ilion no se puede ver con certeza, ya que la cabeza femoral ha perdido la proyección estándar.

forma que en esa cadera no sería posible la medición, pero sí sería posible interpretarla morfológicamente, para ver la dirección del techo acetabular cartilaginoso comprimido (diferenciación de tipo III y tipo IV). La característica especial morfológica de la cadera de tipo III es que gran parte del techo cartilaginoso acetabular está comprimido hacia arriba y con ello el pericondrio es arrastrado en la misma dirección. Con frecuencia la ubicación del rodete es más elevada que el borde acetabular. La subdivisión de las caderas de tipo III depende de la ecogenicidad del techo acetabular cartilaginoso:

- **Tipo IIIa.** Techo acetabular cartilaginoso sin alteraciones en su estructura. Se puede observar un cartílago hialino acetabular con ecogenicidad normal.
- **Tipo IIIb** (Fig. 7-12). Techo acetabular cartilaginoso con modificaciones en su estructura, que ecográficamente se caracteriza por un aumento de la ecogenicidad del cartílago, causado por la presión a que está sometido por la

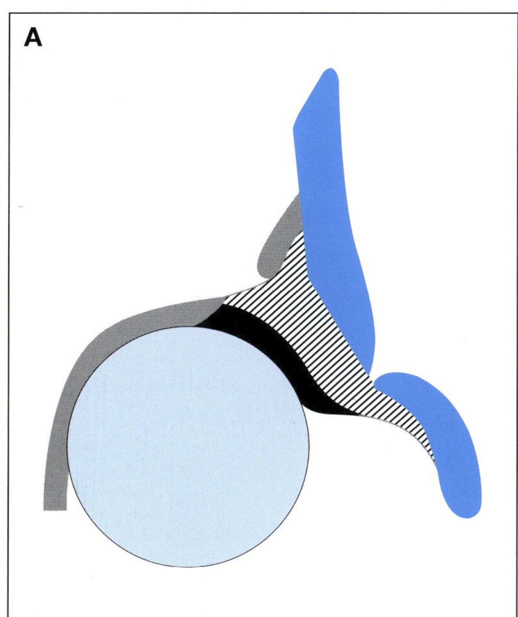

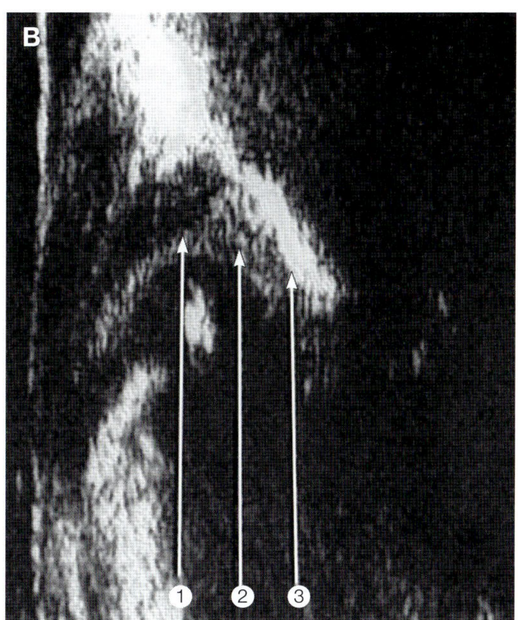

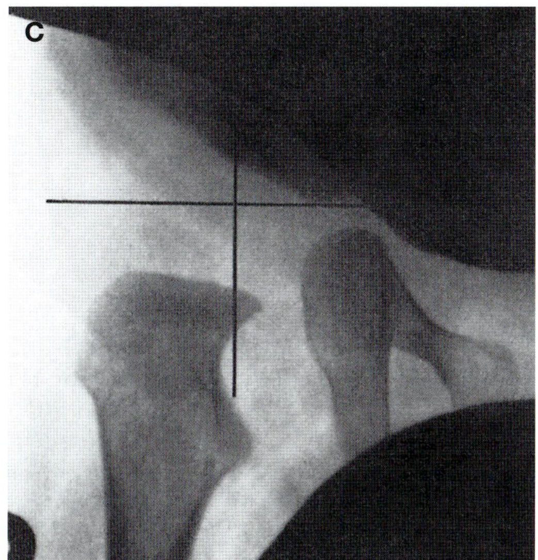

Figura 7-12. A. Esquema de una cadera derecha de tipo IIIb. El cartílago está alterado y es ecógeno debido a los cambios en la estructura histológica por la presión de la cabeza femoral (trastorno de la estructura). **B.** Ecograma de una cadera de 6 meses, con una clara imagen de hiperecogenicidad (3) del acetábulo cartilaginoso. La cobertura ósea es claramente deficiente, el promontorio está entre fuertemente redondeado y plano (2), cartílago acetabular (3) ecógeno, ensanchado y junto al *labrum* acetabular (1) comprimido. El borde inferior del ilion no es visible al encontrarse fuera de la proyección estándar. **C.** Radiografía correspondiente a la figura B.

cabeza femoral y por las fuerzas de cizallamiento, que al final se hacen visibles histológicamente por una degeneración del cartílago acetabular comprimido. Este tipo de cadera IIIb, aunque raramente, también puede aparecer en los casos en que se han llevado a cabo tratamientos incorrectos.

Tipo IV (Fig. 7-13). La cabeza está descentrada. El techo cartilaginoso se encuentra aplastado entre la cabeza femoral y el ilion, en dirección hacia dentro y hacia abajo comprimido hacia el acetábulo primitivo. Esto significa que el trayecto de la cabeza al acetábulo se ve fuertemente dificultado por el desplazamiento y el aplastamiento del cartílago. El pronóstico de este tipo IV es claramente peor que en el caso de un tipo III, dependiendo especialmente del diagnóstico precoz.

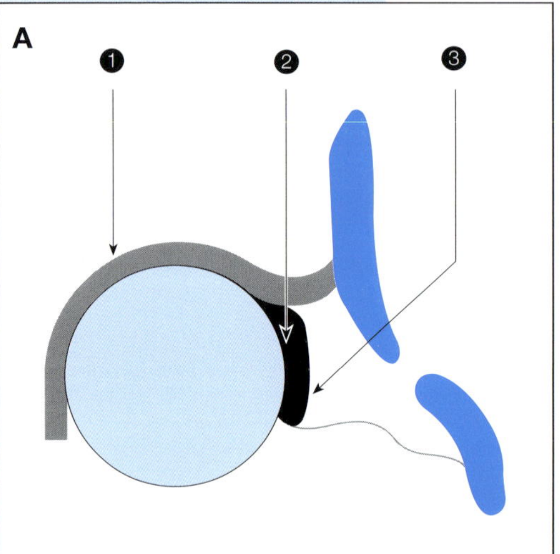

Figura 7-13. A. Esquema de una cadera de tipo IV. La cabeza femoral comprime el cartílago acetabular y el *labrum* elongado contra el acetábulo óseo. 1. Cápsula articular (cubierta capsular). 2. *Labrum* elongado y comprimido. 3. Cartílago acetabular comprimido hacia dentro y abajo, que sirve a la cabeza femoral como hipomoclion. **B.** Ecograma de una cadera de 4 semanas de edad. Cadera de tipo IV, corresponde al esquema de A. La cabeza femoral está claramente descentrada y desplazada más hacia fuera que hacia arriba. El cartílago acetabular está comprimido entre la cabeza y el ilion (1); por encima de la cabeza, y por fuera de las láminas del pericondrio y de la cápsula, no existe ningún cartílago acetabular. En el fondo de la fosa acetabular se encuentran ecos como expresión del tejido conjuntivo y graso (2). **C.** Cadera de tipo IV. El cartílago acetabular se encuentra comprimido entre la cabeza femoral y el ilion (1). Las láminas del pericondrio y de la cápsula tienen forma de comba (2). El fondo de la fosa acetabular está ocupado por tejido graso (3).

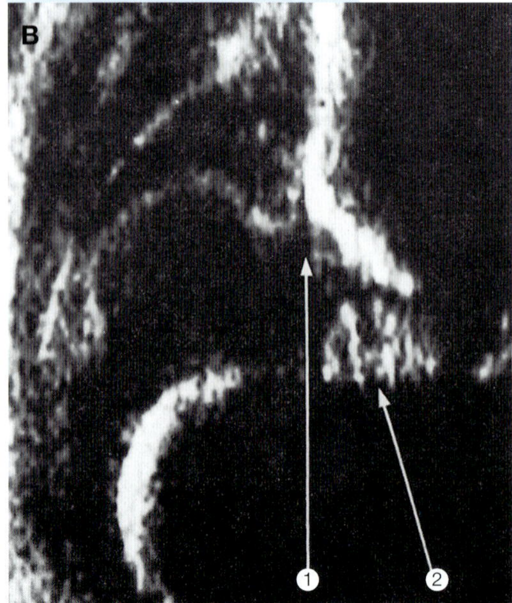

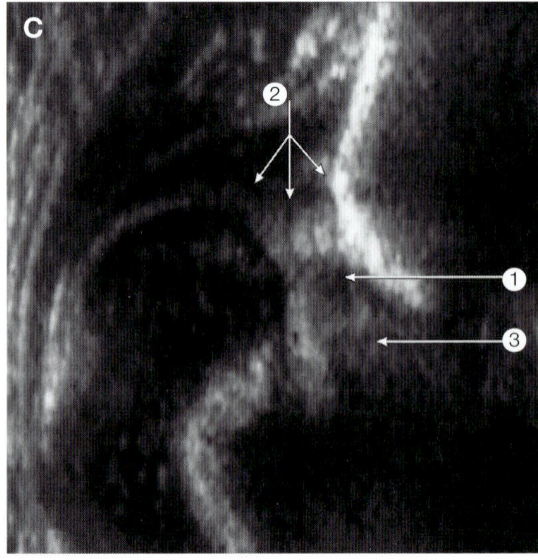

Diferenciación entre caderas de tipo III y IV (Fig. 7-14). La diferencia viene dada al observar el curso del pericondrio de una forma metódica. Éste es el indicador que nos avisará de dónde se encuentra el cartílago acetabular –¿arriba o abajo?–. La ubicación del rodete es aquí irrelevante. Si el pericondrio está desplazado hacia arriba, se trata de una cadera de tipo III; si se desplaza horizontalmente hacia el acetábulo óseo o se arquea elevándose entonces hacia el mismo acetábulo, se tratará de una cadera de tipo IV.

Las articulaciones de tipo III y IV se definen como articulaciones descentradas. El concepto subluxación es un término clínico que no debe emplearse para definir una clasificación ecográfica.

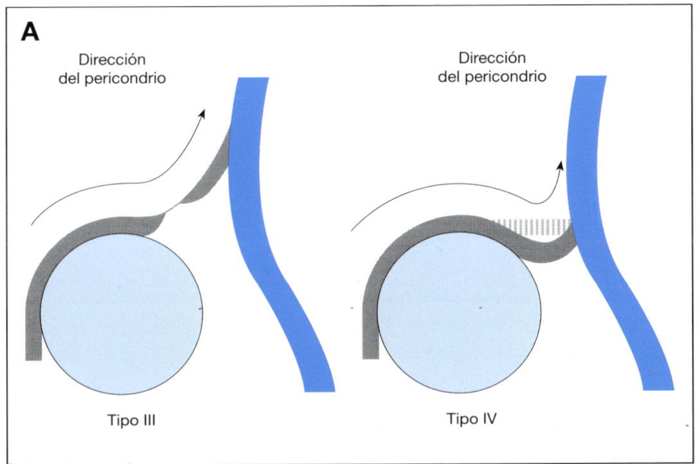

Figura 7-14. A. Diferenciación entre caderas de tipo III y tipo IV según la dirección y el curso del pericondrio en el cartílago acetabular. **B** y **C.** Comparación entre los tipos III y IV: se observa la diferenciación con las capas de la cápsula y el pericondrio. **B.** Cadera de tipo III con el cartílago acetabular presionado hacia arriba, haciéndose visible también el pericondrio retraído también hacia arriba (flechas). **C.** Cadera de tipo IV con el rodete acetabular (1) presionado hacia abajo y las láminas del pericondrio y de la cápsula en forma de comba (flechas).

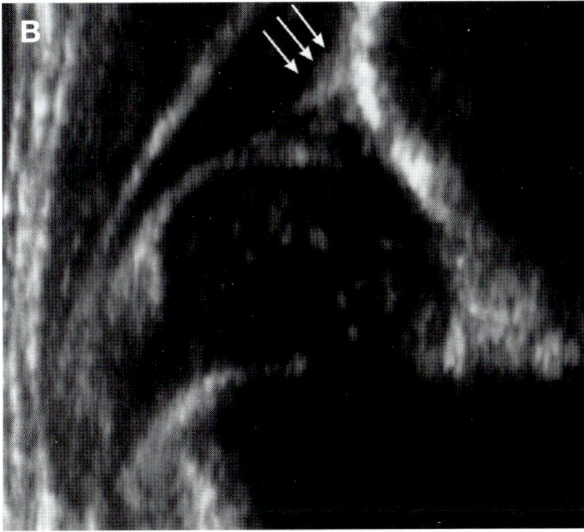

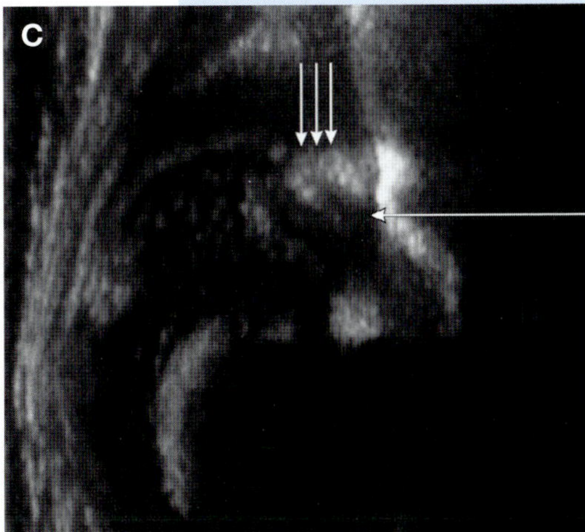

La diferenciación para conocer si la ecogenicidad en el cartílago acetabular es una verdadera patología o una alteración en la estructura o bien un artefacto se hace con los siguientes criterios:

1. Se compara con la cabeza cartilaginosa. Cuando existe una alteración de la estructura aparece una zona más rica en ecos en el cartílago articular que en la cabeza femoral.
2. Esa zona más ecogénica tiene que ocupar todo el cartílago del techo acetabular. Los ecos situados entre el pericondrio y el ilion son artefactos y no deben confundirse con el inicio de una alteración o una patología de la estructura.

Un retraso fisiológico en la osificación del acetábulo puede confundirse con la imagen que proporciona una alteración o patología de la estructura.

En caderas centradas podemos hallar un retraso en la osificación (Fig. 7-15), mientras que en caderas descentradas (tipos III y IV) podemos encontrar solamente alteraciones en la estructura (Fig. 7-16). La clasificación es fácil y se basa en el reconocimiento de las caderas (centrada–descentrada).

Un retraso en la osificación significa siempre un crecimiento acetabular. En caderas luxadas este crecimiento podría significar que se está normalizando el acetábulo, cuando esta posibilidad no existe. Un retraso fisiológico en la osificación no existe en caderas luxadas.

> **!**
> - Ecogenicidad acetabular en caderas centradas = osificación retardada.
> - Ecogenicidad acetabular en caderas descentradas = alteración de la estructura.

Puntos clave que se deben tener presente

- Ia/b: variaciones de una cadera sana («como niño rubio-moreno»).
- IIa/b: la diferencia está en la edad. La cobertura que sería normal en una cadera de 4 semanas, sería insuficiente para otra de 4 meses:
  - IIa (+) (–): diferenciación de cadera fisiológicamente inmadura; son caderas que no han alcanzado un mínimo de estado de maduración (articulaciones por debajo de los 3 meses de vida).
- IIc: peligro de descentrarse.
- D: primer estadio de cadera descentrada.
- III/IV: caderas distintas con diferente estado del cartílago acetabular (comprimido hacia arriba y hacia abajo). La distinción ecográfica de los tipos III y IV se hace según la posición del pericondrio y no la del rodete.

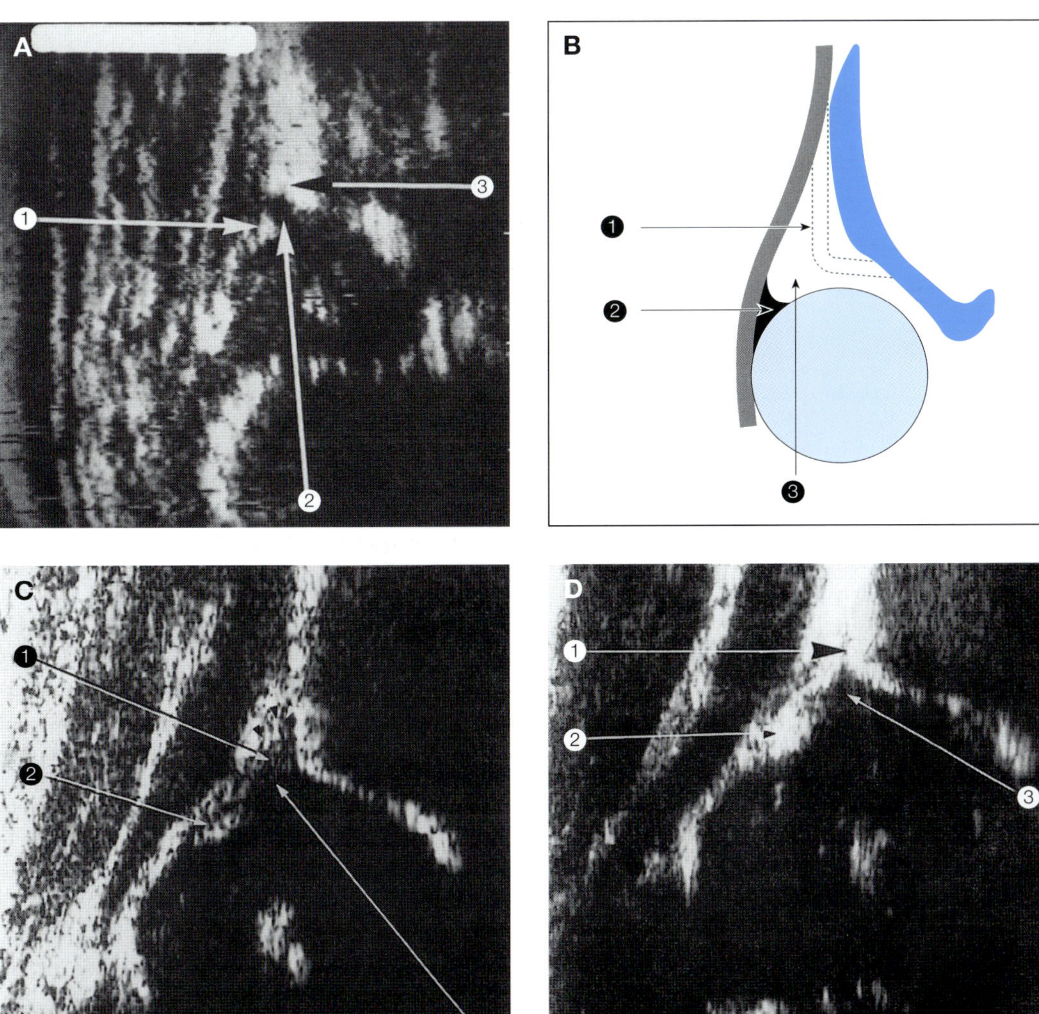

Figura 7-15. A. Composición fotográfica histórica (1982) de una cadera madura de tipo I. Promontorio acetabular bien formado. Techo acetabular amplio y bueno. 1. *Labrum* acetabular. 2. «U» fisiológica (zona de crecimiento). 3. Techo cartilaginoso ampliamente osificado. **B.** Esquema de una osificación retardada. 1. Ecogenicidad en aumento desde arriba hacia abajo. 2. *Labrum* acetabular. 3. Cartílago acetabular aún sin osificar. **C.** Cadera de un niño de 9 meses con insuficiente cobertura ósea, borde redondeado y techo cartilaginoso amplio y suficiente. Esta cobertura cartilaginosa ya aparece ecogénica en su zona proximal (1), esquema como en la figura B. **D.** El mismo paciente de la figura C 2 meses después: ejemplo de una osificación retardada. La cobertura ósea ha mejorado mucho, la cobertura cartilaginosa, en comparación con la figura C, se ha reducido claramente y la osificación ha avanzado. Más descripción como en la figura B.

Figura 7-16. Modificación de la estructura en una cadera de tipo IIIb.

1. Alteración de la estructura en el cartílago acetabular
2. Cabeza femoral descentrada
3. *Labrum* (rodete acetabular)
4. Tejido que ocupa la fosa acetabular
5. Contorno del ilion

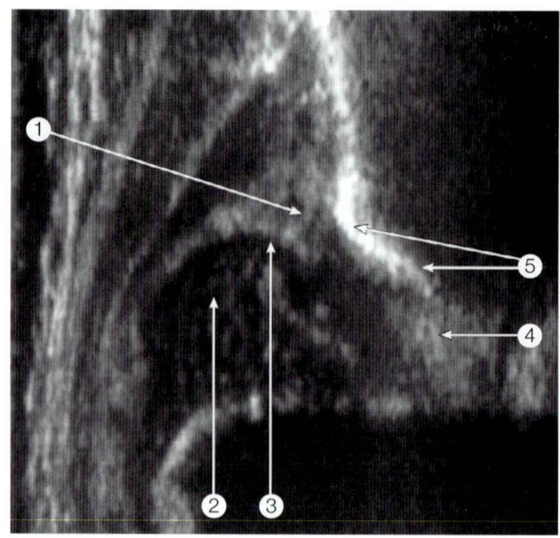

8 Hallazgos en el ecograma de cadera

Para el examen del ecograma de cadera debemos atenernos a ciertas directrices. La congruencia de muchos de los datos y hechos mencionados lleva al diagnóstico de forma progresiva, de tal forma que al final la clasificación es más segura. Así, por ejemplo, por motivos de edad se verán desde un principio reducidos algunos de los tipos que nos hubiésemos podido plantear. No deben aceptarse los resultados incongruentes, sino que deben comprobarse. Una descripción como sería la de *techo acetabular comprimido hacia arriba* con un ángulo alfa de 62° simultáneamente es incongruente y nos debe llevar a un nuevo control del ecograma de cadera. Establecer una única clasificación, que esté basada en un único valor, como por ejemplo el ángulo alfa, será con toda seguridad una fuente de errores y de inexactitudes.

Procedimiento para seguir en la práctica

Con objeto de evitar errores o de disminuirlos, a la hora de valorar los resultados es importante seguir la siguiente secuencia de procedimientos tácticos, siendo aconsejable, además, atenerse a ellos de forma estricta.

1. **Nombre, fecha de nacimiento, articulación derecha, izquierda, edad del paciente.** La edad debería constar siempre ineludiblemente entre los datos. Esto reduce automáticamente las posibilidades de aparición de determinados tipos de cadera (una cadera de 4 meses no puede ser clasificada como de tipo IIa).
2. **Identificación anatómica.** Antes del examen para determinar la validez del ecograma se debe realizar siempre la identificación anatómica, y con ésta no hacer erróneamente interpretación falsa de los hallazgos anatómicos transformando un ecograma incorrecto en normal.
3. **Control de la validez del ecograma.** ¿Están todos los parámetros en la secuencia correcta?
4. **Descripción de los hallazgos** (v. apartado *Descripción de los hallazgos*, a continuación). Esta descripción consiste en unificar la denominación de las zonas ósea y cartilaginosa del techo acetabular con los términos apropiados. También cuando la descripción es ampliamente subjetiva, este parámetro obliga a una forma analítica de proceder que nos llevará a la definición de los tipos de cadera. La descripción permite establecer una primera clasificación, que posteriormente podrá ser confirmada con la técnica de medición.
5. **Valoración de la técnica de medición.**

6. **Indicación de los tipos de caderas finales (juicio congruente, examen de comprensión).** La descripción y los datos obtenidos con la medición tienen que ser congruentes. La incongruencia entre la descripción y los datos debe obligarnos a valorar de nuevo la identificación anatómica y a revisar el examen de la validez del ecograma. Dado que la descripción es subjetiva, en los casos dudosos los datos de la medición son clave para la definición del tipo de cadera. Una incongruencia, con un juicio incorrecto, debería ser motivo suficiente para revisar tanto la medición como el trazado de líneas, para certificar si la valoración llevada a cabo es correcta.

7. **Importancia para el tratamiento.** ¿Puede marcharse el niño? ¿Es preciso un nuevo control? ¿Se precisa tratamiento?

Descripción de los hallazgos

Por principio es preciso describir por separado las proporciones de las coberturas ósea y cartilaginosa. Algunos términos ecográficos se han generalizado. Si la descripción de las coberturas ósea y cartilaginosa es correcta, obtendremos necesariamente el tipo de cadera que estamos analizando.

Para establecer el diagnóstico más perfecto posible y lograr una diferenciación precisa, se describen por separado la morfología del acetábulo óseo *(cobertura ósea)* y la del promontorio *(morfología del promontorio)*. El techo cartilaginoso se describe en relación con su forma y estructura ecográfica. La morfología del borde acetabular no siempre va acorde con las circunstancias del acetábulo óseo. Con frecuencia se combinan un promontorio puntiagudo con una buena morfología del techo acetabular (ángulo grande acetabular = buena cobertura ósea). En casos extremos puede existir una cobertura ósea mala (ángulo óseo alfa bajo = en la radiografía se observa un acetábulo plano) y con el tratamiento se puede observar un promontorio aumentado en su contorno, como señal de una mejoría progresiva del estado acetabular. En este caso el borde acetabular comienza a adquirir una forma mejor, aunque el acetábulo siga plano. La progresiva mejoría en la forma del promontorio, que ecográficamente ya es reconocible en los estadios incipientes, es un signo favorable de buen pronóstico, aunque la cobertura sea deficiente. Los conceptos de cobertura ósea, promontorio y la descripción de cobertura cartilaginosa están representados en la tabla 8–1.

Observación importante

En caderas de tipo I y especialmente en las de tipo Ib no siempre hallamos un borde acetabular claramente puntiagudo. En su lugar encontramos un promontorio redondeado. A esta forma de promontorio se le llama *romo*. Esta circunstancia tiene importancia hasta el punto de que por debajo de la forma redonda del promontorio más o menos bien estructurado, se encuentra cartílago. Aunque sólo aparezca una mínima redondez en el promontorio bien perfilada, hay una mayor aposición de cartílago que se manifiesta por un valor más alto del ángulo beta. Los bordes romos son más frecuentes que los puntiagudos (Fig. 8–1).

Si se emplea el término *cartílago acetabular comprimido* se entiende que se trata de una cadera descentrada.

Tabla 8-1. Descripción de los tipos de cadera

Tipo de cadera	Cobertura ósea Ángulo alfa	Promontorio acetabular	Cobertura cartilaginosa Ángulo beta
Tipo I Cadera madura Cualquier edad	Buena alfa ≥ 60°	Puntiagudo/romo	Amplia Ia → beta < 55° Ib → beta > 55°
Tipo IIa (plus) Se corresponde con la edad Edad < 12 semanas	Suficiente alfa = 50-59° (según el sonómetro, se corresponde con la edad)	Redondeado	Amplia
Tipo IIa (menos) Con déficit de maduración < 12 semanas	Deficiente alfa = 50-59° (según sonómetro, demasiado pequeño, no se corresponde con la edad)	Redondeado	Amplia
Tipo IIb Retraso de osificación > 12 semanas	Deficiente alfa = 50-59°	Redondeado	Amplia
Tipo IIc a cualquier edad	Altamente deficiente	Redondeado a plano	Todavía amplia zona de riesgo beta < 77°
Tipo D En vías de descentrarse	Altamente deficiente alfa = 43-49°	Redondeado a plano	Comprimido > 77°
Tipo IIIa Articulación descentrada	Mala alfa < 43°	Plano	Comprimido hacia arriba Sin alteración de la estructura
Tipo IIIb Articulación descentrada	Mala alfa < 43	Plano	Comprimido hacia arriba. Alteración de la estructura
Tipo IV Articulación descentrada	Mala alfa < 43	Plano	Comprimido Adentro y abajo
Excepción: Tipo II con maduración prolongada	Deficiente o suficiente	Puntiagudo (como signo de retraso en la maduración)	Amplia

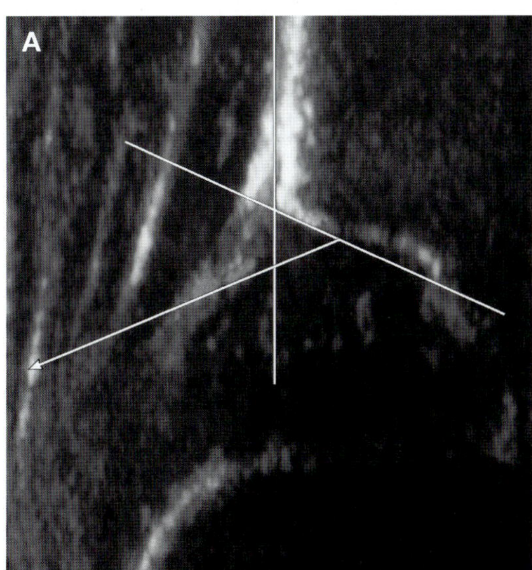
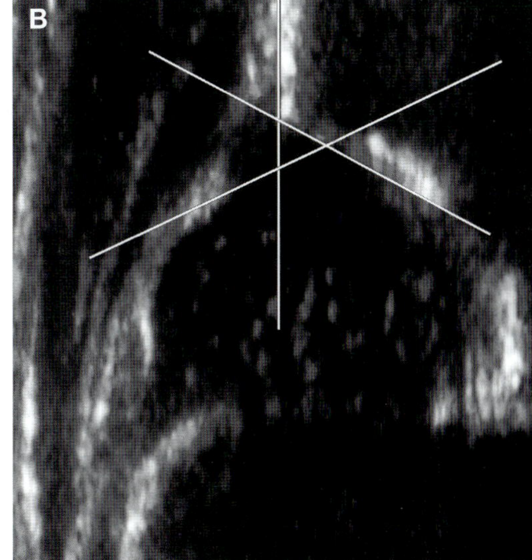

Figura 8-1. A. Cadera de 5 semanas con buena cobertura ósea. El promontorio es puntiagudo, el techo cartilaginoso cubre la cabeza femoral. Ángulo alfa = 72° y ángulo beta = 54°. Cadera de tipo Ia. **B.** Cadera de 5 semanas. La cobertura ósea es buena, el promontorio es redondo, el techo cartilaginoso cubre la cabeza femoral. Ángulo alfa = 66°, beta = 63°. Cadera de tipo Ib.

El concepto de *amplia cobertura* está reservado exclusivamente para caderas centradas.

Cabe advertir que en la descripción que hagamos para determinar de qué tipo de cadera se trata, existe una subjetividad clara, que también depende de la experiencia del médico. Ello obliga a evaluar paso a paso cada componente del techo acetabular mediante un procedimiento analítico y obligaría, ante unos datos contradictorios, a verificar otra vez los hallazgos.

No es posible describir, por ejemplo, una cadera con una cobertura ósea «buena», un promontorio «puntiagudo» y «muy pronunciado» y un acetábulo cartilaginoso «amplio» y «comprimido» o «aplastado». El empleo simultáneo de estos conceptos es contradictorio («incongruente») y puede conducir a un diagnóstico erróneo, en un dictado correcto de los hallazgos.

Si los términos de la tabla 8-1 se emplean siguiendo horizontalmente cada línea, se deben considerar congruentes y concluyentes. Por regla general, no debemos abandonar las líneas correspondientes señaladas en la descripción. La única excepción se da en la cadera de tipo II con un inicio retrasado de la osificación: en vista de la osificación y de la progresiva formación del promontorio, puede suceder que éste ya pueda aparecer puntiagudo, en lugar de redondeado. Esto se puede tomar como un signo de buen pronóstico, es decir, debe ser valorado como un signo de un incipiente crecimiento acetabular *(osificación retardada)* (Fig. 8-2).

Excepciones en caderas de tipo II

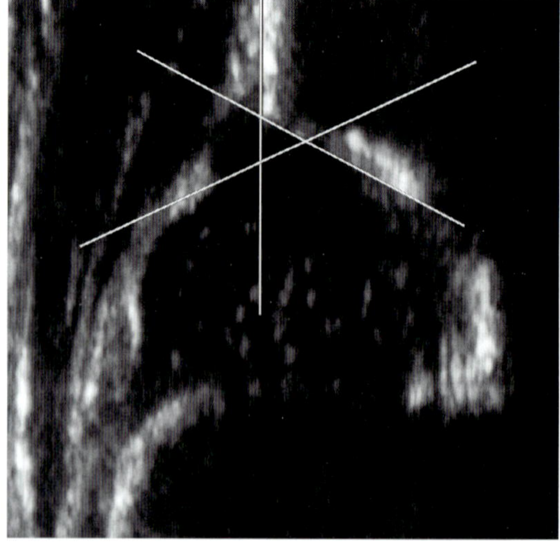

Figura 8-2. Ejemplo de una osificación retardada. Cadera de 6 semanas. La cobertura ósea es suficiente, el promontorio comienza a pronunciarse puntiagudo, el techo cartilaginoso cubre la cabeza femoral. Ángulo alfa = 59° y ángulo beta = 76°. Cadera de tipo IIa (+).

Puntos clave que se deben tener presente

La descripción obliga al médico a familiarizarse con términos anatómicos, como promontorio, *labrum*, etc., y a calcular las proporciones de los componentes acetabulares. Pero con estos datos no se puede hacer una clasificación definitiva.

Calculando las proporciones de la cobertura acetabular (no es posible establecer ninguna clasificación):

1. Si la cobertura ósea (el final de la cobertura ósea es el promontorio) cubre más de la *mitad* de la cabeza femoral = probablemente se trate de una cadera de tipo I.
2. Si la cobertura ósea cubre menos de la *mitad* de la cabeza femoral, surgen dos posibilidades:

   - El *labrum* se encuentra más elevado que el borde acetabular = sospecha de cadera descentrada.
   - El *labrum* se halla en un nivel más inferior que el promontorio = probablemente se trate todavía de una cadera centrada.

! ¡Atención!

Puesto que la cabeza femoral no es esférica, no se puede determinar el centro (la *mitad*) exacto. Por eso, todas las posibilidades de clasificación descritas anteriormente son métodos estimados. El resto de procedimientos que incluyen el diámetro o la mitad de la cabeza citan unas cifras basadas en cifras estimadas, de manera que no permiten establecer de ninguna forma una clasificación definitiva.

8

9 Prueba de estrés o esfuerzo (estudio dinámico)

La energía ejercida sobre el fémur en dirección inferosuperior, a la que se añade movimientos de rotación, actúa sobre las partes cartilaginosas aún no osificadas de la articulación con fuerzas de presión y deformación. Indudablemente se nos plantea la pregunta de qué significado puede tener y hasta qué punto es aceptable que los movimientos repetidos de la cabeza femoral sobre el acetábulo, con esas repetidas fuerzas de presión y deformantes, deban ser consideradas dentro de la normalidad (oscilación elástica) y a partir de qué momento deben considerarse patológicas y, por lo tanto, lesivas para la articulación (inestabilidad real patológica). Además, debemos diferenciar entre inestabilidad clínica e inestabilidad ecográfica.

Inestabilidad clínica y ecográfica

Se entiende por *inestabilidad clínica* la sensación de que se producen ciertos movimientos de la cabeza femoral en la articulación y sobre el borde de techo acetabular al palpar la articulación, con ayuda de algunas maniobras de exploración (fenómeno de Ortolani, signo de Barlow, movimientos de entrada y salida de la cabeza, etc.). La bibliografía que describe las diversas maniobras de exploración es muy abundante (Graf, 1997; Tönnis, 1984; Niethard, 1997), y de ella se desprende que existe un criterio uniforme, en el sentido de que para ser reproducibles las maniobras y los movimientos de deslizamiento de la cabeza femoral, con salida y entrada en el acetábulo, o los signos de inestabilidad, dependen en gran parte de la destreza y la experiencia del examinador. Por eso la posibilidad de que sean reproducibles es muy limitada. Independientemente de esto, debe existir ya una patología, por lo menos una deformación del acetábulo, para que en los casos favorables la inestabilidad pueda ser detectada clínicamente. No se detectarán clínicamente las caderas que aún estén centradas, pero sí será posible si existen retrasos en la osificación o fases de preluxación (tipo IIc).

Por concepto de *inestabilidad ecográfica* se entiende la observación directa en el monitor del deslizamiento de la cabeza femoral hacia el exterior del acetábulo, con el consecutivo desplazamiento, que puede ser cuantificado con las correspondientes medidas numéricas. La inestabilidad ecográfica puede ser, por lo tanto, cuantificada, independientemente de la destreza y del tacto del explorador, y ser en cualquier momento reproducible y cuantitativamente medible.

Realización de la prueba de estrés (estudio dinámico)

La prueba de esfuerzo ecográfica es parecida a la del estudio clínico y debe llevarse a cabo en el niño exclusivamente en decúbito lateral, y no en decúbito supino. Después de colocar al niño en la postura habitual, se posiciona el transductor correctamente. Es importante resaltar que ambas manos se colocarán en el borde

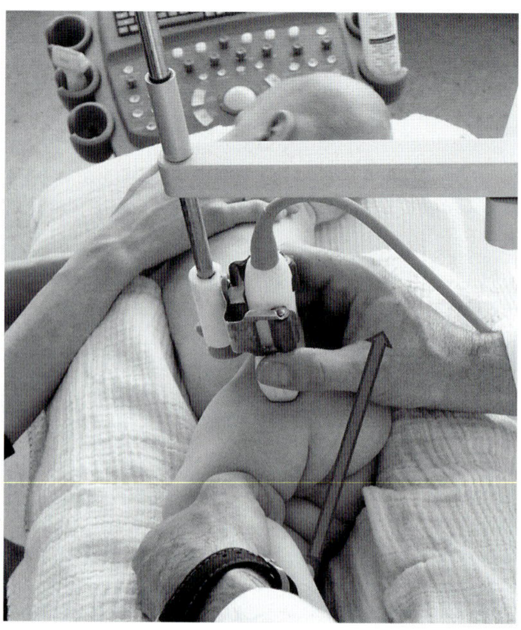

Figura 9-1. Prueba de estrés en cadera izquierda. La muñeca derecha se apoya en el borde almohadillado del soporte cuna para poder manejar mejor el transductor. La mano izquierda coge la pierna que se desea estudiar y puede realizar la maniobra de esfuerzo, con tracción y presión.

almohadillado del soporte cuna (Fig. 9-1). Se busca la proyección estándar y se sujeta el transductor con la mano derecha, mientras que la mano izquierda coge la rodilla ejerciendo una presión axial en dirección inferosuperior. Mientras tanto, es importante que la muñeca derecha esté apoyada en el borde del soporte cuna, ya que de lo contrario es fácil perder la proyección estándar. Durante la maniobra de esfuerzo es frecuente tener que dirigir el transductor en dirección a la cabeza femoral luxada para ajustar la imagen. Esta maniobra resulta más fácil con la muñeca derecha apoyada. Una ligera posición de aducción ayuda a notar la inestabilidad, de forma más patente si antes ya existía. En la inestabilidad ecográfica la cabeza femoral se desplaza con el rodete hacia arriba (Fig. 9-2). Al retirar la presión de la cabeza femoral, ésta se desliza hacia su posición de origen. El impulso que hemos dado a la cabeza femoral puede ser reconocido en el monitor cuando existen trastornos importantes de maduración de la cadera, ya que la pierna del lactante se extiende de forma espontánea. La tracción ejercida por los aductores hace que la cabeza femoral se desplace hacia arriba.

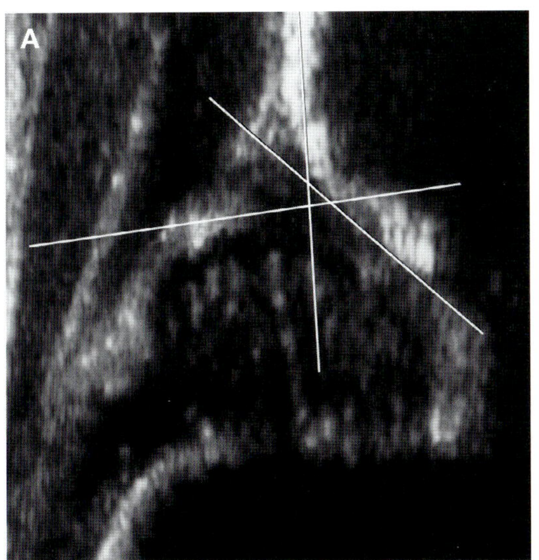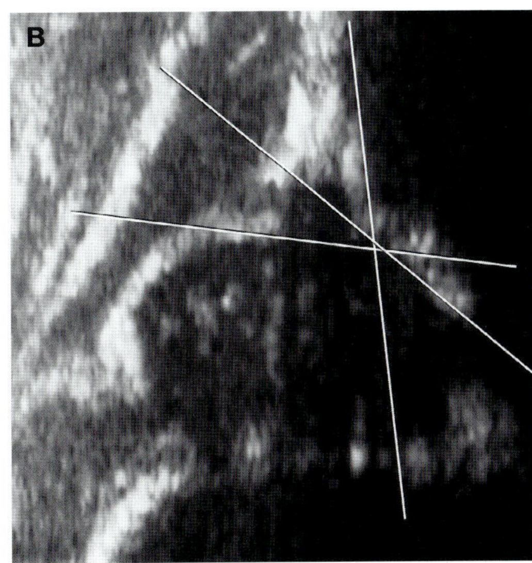

Figura 9-2. A. Cadera de 3 semanas. La cobertura ósea es muy deficiente, el promontorio está fuertemente redondeado y la cobertura cartilaginosa parece aún cubrir la cabeza. Ángulo alfa = 45° y ángulo beta = 74°: cadera de tipo IIc. El estudio está realizado sin maniobra de esfuerzo. **B.** La misma cadera de la figura 9-2A. Ahora con maniobra de estrés. Bajo presión se ve claramente cómo se eleva la cabeza femoral. Ángulo alfa = 45° y ángulo beta = 105°. Se trata de una cadera de tipo D. Clasificación final: cadera de tipo IIc inestable (¡).

En caderas totalmente maduras, al mover el extremo femoral proximal se puede detectar una oscilación hacia arriba del *labrum* acetabular, que suele permitir observar una leve movilidad del techo cartilaginoso. Esta oscilación es una forma de adaptación y la expresión de una incongruencia fisiológica de las distintas partes de la articulación, que junto a los elementos accesorios de la articulación tratan de equilibrar la situación (Fig. 9-3).

La cadera representa biomecánica y anatómicamente una articulación, en la que la cabeza femoral tiene forma de nuez y no una forma esférica. La posición de la cabeza se puede valorar claramente con suaves movimientos de aducción y una ligera abducción. En la oscilación elástica la clasificación de los tipos de cadera no se modifica ni se cambia.

Evidentemente, y por su propia naturaleza, las caderas descentradas son inestables (tipos D, IIIa, IIIb y IV). De todas formas, la cuestión más importante es saber a partir de qué punto una cadera es inestable: dónde se sitúa el límite en el que una cadera estable se puede diferenciar eventualmente de una oscilación elástica, y de una cadera inestable. En estas circunstancias la cadera de tipo IIc cobra una importancia especial.

Una articulación de cadera comienza a ser ecográficamente inestable cuando se puede lograr que una cadera de tipo IIc sometida a presión, y en la que se realizan las mediciones oportunas, se pueda

Oscilación elástica

Diferenciación de caderas ecográficamente inestables

Definición

9

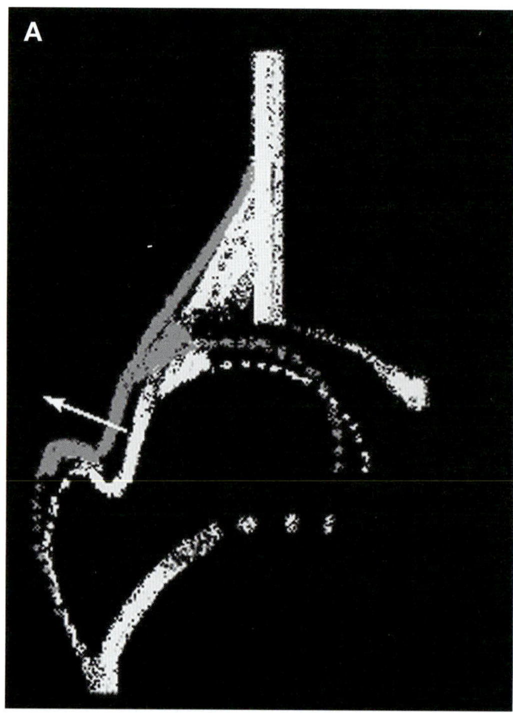

Figura 9-3. A. Ejemplo de una oscilación elástica. Con una cobertura ósea buena, bajo presión puede desplazarse el cartílago acetabular. Esto no debe considerarse patológico si la cobertura ósea es buena. **B.** Ejemplo de una oscilación elástica. Ángulo alfa = 55° y ángulo beta = 74°. Cadera sin maniobra de esfuerzo. Compárese con imagen C. **C.** La misma cadera de la imagen B, pero ahora con maniobra de esfuerzo. Con el mismo ángulo óseo antes existente (ángulo alfa = 55°), aparece una elevación del cartílago acetabular y *labrum* (ángulo beta = 89°): oscilación elástica (¡).

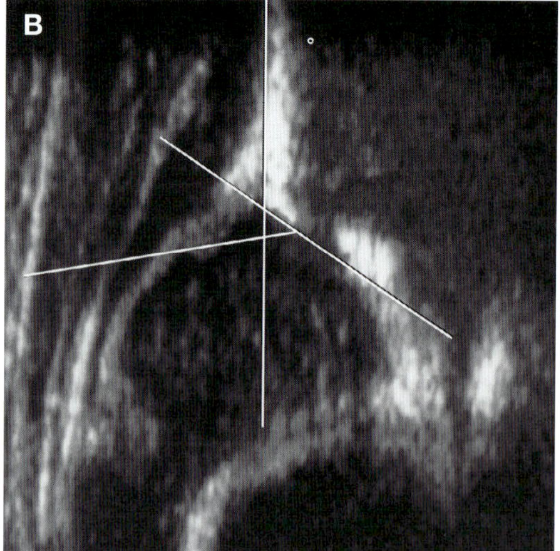

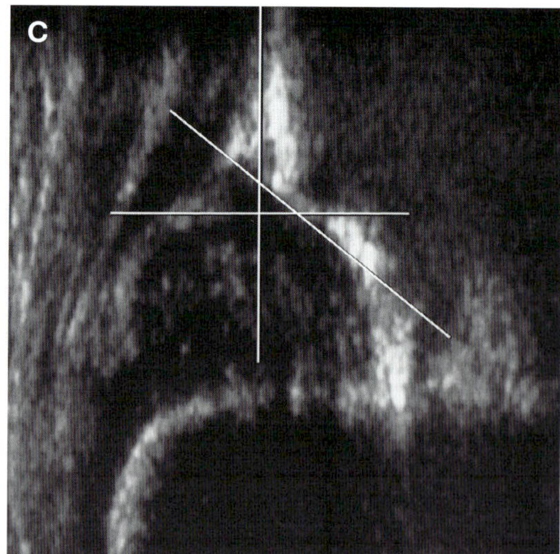

transformar en una cadera de tipo D. Si esto sucede así, definimos esta cadera de tipo IIc inestable (compárese figura 9-2 A con figura 9-2 B).

Si una cadera de tipo IIc sometida a presión no se puede descentrar y al mismo tiempo el techo cartilaginoso se desplaza sin que el ángulo beta pase de 77°, a esta articulación se la denomina de tipo IIc estable.

Con la diferenciación en tipo IIc estable y tipo IIc inestable es posible objetivar numéricamente la inestabilidad, independientemente de las consideraciones clínicas subjetivas.

> **!** Las costumbres practicadas en algunos lugares de no trazar la línea del *labrum* y por lo tanto de no medir el ángulo beta priva al explorador no solamente de un control de la calidad, ya que entre los ángulos alfa y beta existe siempre una relación, sino que imposibilita la clasificación de los tipos IIc estable y IIc inestable. Con ello se pierde la posibilidad, importante, de poder diferenciar una inestabilidad patológica y la necesidad de tratar unos movimientos fisiológicos (oscilación elástica) y hacerlos independientes de la destreza del médico explorador.
> Si no se traza la línea del *labrum*, y por lo tanto no se mide el ángulo beta, el médico será responsable de la falta de un dato importante en la documentación del paciente, ya que las estructuras significativas (*labrum*/promontorio) son importantes y topográficamente tienen que estar bien ordenadas (en caso de diagnósticos erróneos, posibilidad de problemas legales).

Comparación entre oscilación elástica e inestabilidad

Si se compara la oscilación elástica con una verdadera inestabilidad, ambos fenómenos tienen en común que, si se ejerce una presión sobre la extremidad proximal del fémur, se produce un efecto algo parecido a la tentativa de expulsión de la cabeza del cotilo. Con los conocimientos actuales, la deformación incipiente que se produce en las zonas cartilaginosas del acetábulo, así como la dilatación simultánea de la cápsula articular, puede ser valorada patológicamente si la estructura ósea, es decir el acetábulo óseo, cubre en cierta medida la cabeza. El proceso de la deformación empieza a ser importante cuando el grado de expulsión de la cabeza femoral es lo suficientemente intenso para que la cobertura ósea no sea capaz de detener ese proceso mencionado. Esto sucede en caderas de tipo IIc y más graves, que corresponden a un valor de ángulo alfa de 49° o menos.

9

Puntos clave que se deben tener presente

- Oscilación elástica: son todos los movimientos leves que se producen en la cabeza femoral y el acetábulo cartilaginoso, debidos a una laxitud articular o a una incongruencia fisiológica, o a adaptaciones a éstas.
- Inestabilidad: movimientos patológicos de la cabeza femoral que, a través de fuerzas de cizallamiento, frenan la osificación del acetábulo o lo deterioran.
- Tránsito de oscilación elástica en caso de inestabilidad fisiológica: mientras que el ángulo alfa no pasa a la zona de tipo IIc = es una oscilación elástica. Si alfa está en la zona de IIc = posible inestabilidad. La diferenciación exacta está en la clasificación IIc estable y IIc inestable.

Clasificación de las caderas inestables

La clasificación de las caderas se hace, por principio, en reposo, es decir, sin maniobras de esfuerzo.

Las caderas consideradas inestables desde el punto de vista ecográfico se encuentran, desde un principio en la zona de riesgo de los tipos D, III o IV. Se sobreentiende que estas caderas con las maniobras de esfuerzo se pueden luxar aún más. Así, una cadera luxable de tipo III se puede transformar en una de tipo IV cuando la cabeza femoral es empujada hacia arriba y el techo cartilaginoso es empujado hacia abajo situándose entre la cabeza femoral y el hueso ilíaco. Como por definición esta clasificación debe hacerse en reposo, esta articulación se clasificaría en cualquier caso como de tipo III.

Otros ejemplos

a) Una cadera de tipo IIc sometida a estrés y midiendo se transformará en tipo D = tipo IIc inestable.

b) Una cadera de tipo IIc sometida a esfuerzo y haciendo mediciones no se transforma en un tipo D: es una cadera IIc estable.

c) Una cadera de tipo D se intenta reponer. Bajo presión resulta que se repone, y en este momento se realizan las mediciones en el ecograma. Tipo IIc. Si la cadera sin esfuerzo se puede clasificar, el diagnóstico es de tipo D.

d) Una cadera tipo D es sometida a presión. La cadera empeora, el valor del ángulo beta se eleva, el valor del ángulo alfa no se modifica en la zona de IIc = cadera de tipo D.

10 Particularidades y fuentes de error

En la práctica diaria se repiten con mucha frecuencia errores típicos, fallos reiterados en múltiples ocasiones y se plantean preguntas especiales. Este capítulo que sigue a continuación tratará de revisar los problemas más importantes, repetir y hacer especial hincapié en unas consideraciones específicas.

El concepto de luxación significa, por definición, que los elementos de la articulación están separados (para diferenciarlo de una separación temporal como la distorsión).

- El concepto de *luxación* es una noción general y no se refiere a la deformación anatomopatológica del acetábulo de la cadera.
- El concepto de *subluxación* significa en el mejor de los casos «un poco luxado» y no tiene ningún equivalente anatomopatológico para clasificar. El término *subluxado* puede estar en relación con una exploración clínica.
- El concepto de *displasia de cadera* se refiere a un defecto en la formación del acetábulo, no relacionado con la edad.

Ya que estos conceptos no reúnen las condiciones anatomopatológicas que serían la base para realizar un tratamiento, y a la luz de los conocimientos actuales en relación con los trastornos de la osificación, se aconseja la utilización de *trastorno de maduración de la cadera* como denominación más importante de la patología que nos ocupa.

Tanto si la cabeza femoral se halla dentro del acetábulo, como si ya no existe una congruencia entre cabeza y cótilo, es aconsejable hablar de caderas centradas y descentradas.

- *Caderas descentradas:* tipos D, IIIa, IIIb y IV.
- *Caderas centradas:* tipos I, IIa, IIb y IIc.

Si se consigue que una cadera de tipo IIc, bajo presión, pase al primer estadio de cadera descentrada, es decir, de tipo D, a esa cadera por definición se la denomina de tipo IIc inestable y caracterizará el tránsito de caderas centradas a descentradas.

Se sugiere no utilizar el término *limbus* para hacer referencia a la cadera del lactante (v. también capítulo 3, apartado *Techo acetabular*).

Preguntas sobre la nomenclatura

Resumen de excepciones a la regla

Borde inferior del ilion

Desviaciones/errores en la descripción

Inexistencia del borde inferior del ilion: errores en la representación de la proyección estándar. En caderas descentradas, el borde inferior del ilion, como parte fundamental en un ecograma, puede en ocasiones no hacerse visible dependiendo del grado de descentrado. La cabeza femoral abandona frecuentemente el acetábulo en dirección superodorsal, no encontrándose ya en la proyección estándar, con lo que el borde inferior del ilion no puede apreciarse. Al mismo tiempo se puede seguir en la proyección estándar el recorrido de la cabeza femoral en dirección posterior. Se pierde así también la zona de la proyección estándar en el techo acetabular, de tal forma que en una articulación descentrada de esta manera el ilion no puede ser visto, observándose entonces el trayecto posterior de la mencionada proyección. No es aconsejable realizar mediciones de estos ecogramas, pero sí determinar la tipificación de esa cadera sobre la base de la dirección del cartílago acetabular comprimido.

Para la descripción de una cadera de tipo II suele ser suficiente señalar: techo óseo deficiente o suficiente, borde acetabular redondeado y techo cartilaginoso que cubre la cabeza femoral. En casos de una maduración tardía o prolongada de la cadera, en la zona más distal del borde acetabular se observa un apósito de cartílago como primer signo positivo de evolución hacia la forma puntiaguda del mismo.

El resultado de cobertura ósea insuficiente o suficiente, promontorio puntiagudo (excepción) y techo cartilaginoso amplio es sinónimo de una cadera de tipo II, con incipiente osificación.

Los términos utilizados para denominar al techo cartilaginoso como «insuficiente» o «suficiente» reciben un significado distinto:

- *Insuficiente* debe ser entendido como demasiado pequeño, no aceptable, no tolerable.
- *Suficiente* se entenderá dependiendo de la edad, como aceptable (articulaciones de tipo IIa o tipo IIa (+) (Fig. 10-1).

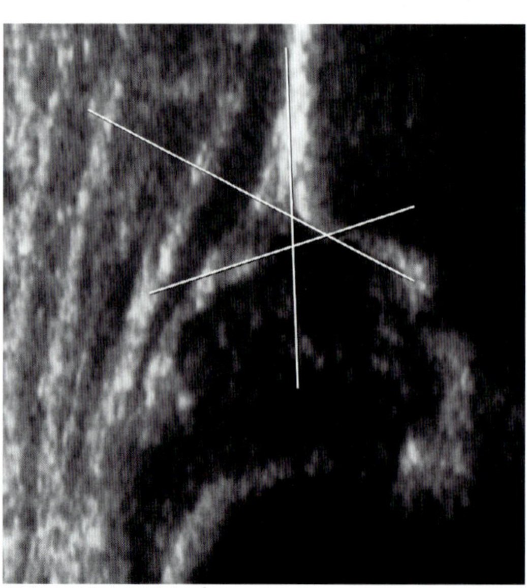

Figura 10-1. Cadera de 6 semanas. Óptima cobertura ósea, promontorio redondeado, techo cartilaginoso que cubre la cabeza. Ángulo alfa = 55° y ángulo beta = 75° = cadera = IIa (+) (en el sentido de «aceptable»).

Merece la pena volver a hacer mención de los errores más frecuentes que aparecen en la práctica médica atendiendo a su importancia. Serán expuestos siguiendo la misma secuencia por la que se guía el procedimiento metódico y según sea su importancia.

En la exploración no se considera el factor tiempo y tampoco se elegirá ningún procedimiento sistemático. En primer lugar debería ser visible el borde inferior del ilion, y sólo a continuación la región media del acetábulo. Mediante la técnica de aproximación aconsejada aparece automáticamente el rodete acetabular. Si la técnica ecográfica no es la aconsejada, es imposible, por lo general, obtener representados los tres parámetros. Deben evitarse por completo los vicios o errores de inclinación del transductor, por lo que el ajuste de la imagen o del plano de corte debe realizarse bajo control ocular o utilizando una pinza guía para el transductor adicional al soporte cuna.

En un ecograma que se da por finalizado deben identificarse necesariamente los ecos de las estructuras anatómicas antes de verificar la validez del ecograma. ¡Nunca al contrario! Si se realizase antes el control de la validez del ecograma, podría ser que un eco localizado en el fondo de la fosa acetabular o el rodete acetabular fuese mal interpretado y pudiera ser erróneamente definido como un ecograma correcto con los tres parámetros. Un error clásico es confundir el borde inferior del ilion con las estructuras que le rodean, por ejemplo, con la fóvea central (Fig. 10-2) y el rodete acetabular con el pericondrio proximal (Fig. 10-3) o con el repliegue capsular.

Errores más frecuentes en la práctica médica

Errores en el manejo

Identificación de los errores y fallos en el examen de la validez del ecograma

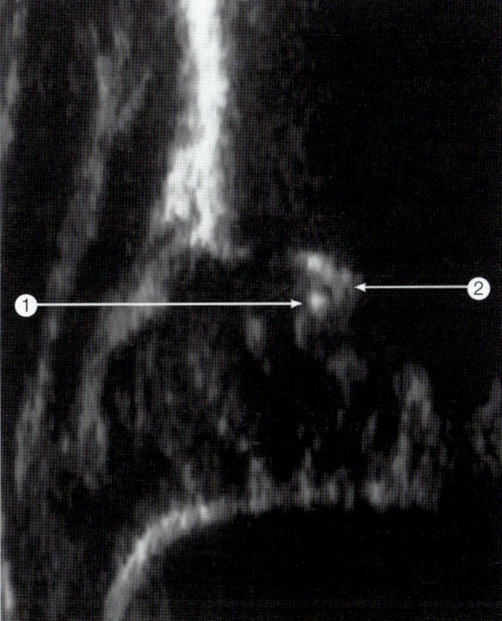

Figura 10-2. Posibilidad de confundir el borde inferior del ilion (2) con la fóvea central (1).

10

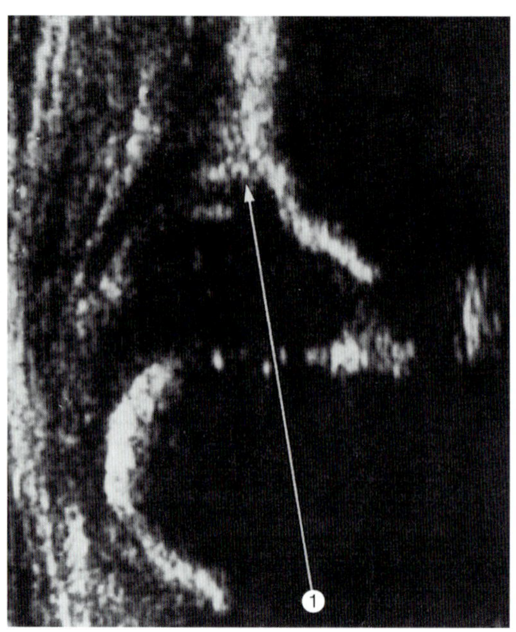

Figura 10-3. Posibilidad de confundir el *labrum* acetabular con el pericondrio proximal comprimido (1).

> Los errores derivados de la identificación son la primera causa de diagnóstico incorrecto.

Errores de análisis

Este grupo abarca los fallos más frecuentes en la ecografía de cadera, desde un punto de vista de la experiencia, cometidos no por principiantes, sino por médicos con años de experiencia.

Retraso en la osificación y alteración de la estructura

Las características de la ecogenicidad del cartílago acetabular en el retraso en la osificación son semejantes a las observadas, así como en las alteraciones de la estructura. Ambos procesos se diferenciarán según al tipo de cadera al que pertenecen. En las caderas descentradas se produce una alteración de la estructura, mientras que en las caderas centradas se registra un retraso de la osificación (v. capítulo 7, apartado *Diferenciación entre trastorno de la estructura y retraso en la osificación*).

La interpretación errónea de una alteración en la estructura puede llevarnos a confundir una cadera de tipo IIIb con una cadera centrada o incluso con una cadera de tipo I.

Diferenciación entre las caderas de tipos III y IV

Desde el punto de vista del pronóstico y el tratamiento, lo importante es el estado de afectación del cartílago acetabular y no el del rodete acetabular. Para una completa valoración de la situación de cartílago deformado, entra en juego el pericondrio adherido a ese cartílago:

- Pericondrio con curso ascendente = cadera de tipo III.
- Pericondrio con curso horizontal o forma de comba = cadera tipo IV (v. capítulo 7, apartado *Tipos de caderas*).

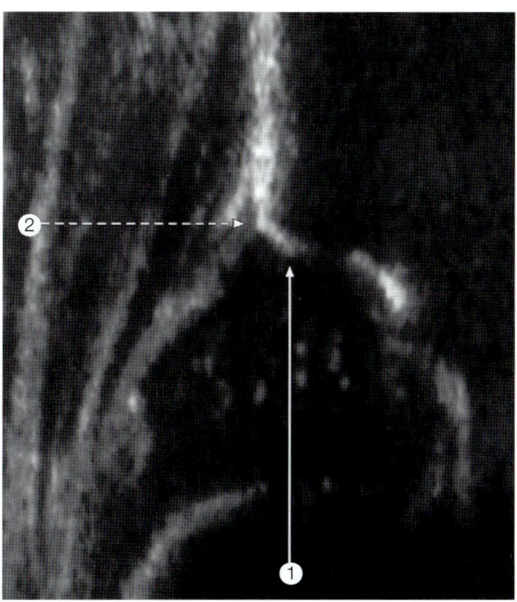

Figura 10-4. Posibilidad de confundirse en la señalización del borde acetabular-promontorio óseo. La definición exacta de la concavidad a la convexidad nos lleva a una correcta localización del promontorio (1). Si buscásemos el promontorio en una secuencia distinta, lo localizaríamos erróneamente más arriba (2).

Definición de promontorio

El borde está definido por el cambio de dirección de la concavidad acetabular a la convexidad (cambio de dirección o inflexión en la curva). El borde acetabular debe buscarse tanto desde el punto de vista topográfico como ecográfico, en la concavidad del acetábulo, es decir, siguiendo el borde inferior del ilion hacia arriba; nunca debe procederse de modo contrario, buscarle desde arriba hacia abajo. Este promontorio no siempre coincide con el punto de intersección de las líneas base y la del techo acetabular.

Comparación entre ecograma y radiografía

Una radiografía no aporta más información que un ecograma, sino menos. Entre el ecograma y la radiografía, y debido a la forma diferente de originarse la imagen, existe una diferencia en cuanto a tiempo (ide 6 a 8 semanas!). Por lo tanto, no se deben comparar el ecograma y la radiografía realizados en el mismo día. El ecograma se adelanta en la información hasta 8 semanas. Estudios realizados en cadáver han demostrado que, además de las diferencias descritas en apartados anteriores de esta obra, existe una correlación complementaria entre el ángulo ecográfico alfa y el valor radiográfico de AC (Melzer, 1993).

Como regla básica puede servir: AC + ángulo alfa = 90°.

Errores de inclinación del transductor

Los errores de la inclinación del transductor se consideran cada vez más importantes, debido a que las exigencias en materia de precisión con la ecografía son cada vez más frecuentes, ya que tales errores pueden originar diagnósticos falsos. Por ello les recomendamos repetir la lectura de forma ejemplar del capítulo 5, apartado *Principios del soporte cuna de ubicación y posición del lac-*

Inclinación en dirección anteroposterior

Inclinación en dirección posteroanterior

Inclinación en dirección superoinferior

Inclinación en dirección inferosuperior

tante, y complementarla. A causa de la diferencia de velocidad alcanzada por la onda sónica a través de los diferentes tejidos, se producen desviaciones e interrupciones en la imagen, en parte por los numerosos cambios de dirección de esa onda sónica, con la aparición de consecutivos cambios en ella. Si se coloca oblicuamente el transductor, como demuestran estudios verificados por nosotros, aparecen unas imágenes semejantes a las obtenidas con el transductor sectorial que nosotros mismos utilizamos, hecho que también sucede empleando el transductor lineal, pudiéndose cometer diagnósticos erróneos de suma importancia. Ésta es la razón por la que no debe en absoluto inclinarse el transductor cuando se utiliza en el niño en decúbito.

La entrada de la onda sónica en esta dirección producirá una proyección semejante a la estándar, pero por el ensanchamiento del pericondrio y del ilion es imposible delimitar el promontorio, como tampoco puede realizarse un trazado de la línea base. Asimismo, el borde inferior del ilion no puede delimitarse correctamente, ya que una imagen movida o borrosa conduce a un trazado falso de la línea del techo acetabular.

La incidencia de la onda sónica con esta inclinación proporciona una proyección dorsal. Para sorpresa del explorador, esa imagen no desaparece aun cuando el transductor sea rotado hacia delante, a la altura del techo acetabular. Como la curvatura de ilíaco en este caso no cambia, terminará por utilizarse alguna de esas imágenes, ya que no habrá sido posible lograr ninguna imagen mejor. Erróneamente, el médico en estas ocasiones puede pensar que se trata de una variante de la normalidad con el típico promontorio en pico de cuervo (que también existe en ocasiones).

La dirección de la onda sónica hace que con frecuencia no se pueda distinguir con claridad el borde inferior del ilion. Suele aparecer un borde inferior del ilion deshilachado, ensanchado, o incluso no ser visible.

Es el error más grave dentro de los vicios o errores de inclinación. Dos fenómenos son los responsables de que aparezcan hasta aparentes caderas displásicas o descentradas:

1. Con una inclinación inferosuperior del transductor aparece el corte en la zona media del acetábulo como una proyección dorsal.
2. Debido a las enormes diferencias de velocidad de la onda sónica en su marcha oblicua al atravesar los distintos tejidos de la cadera, se produce una inclinación anterior y una discontinuidad en el corte.

Regla básica: con el mismo valor angular de la inclinación, disminuye el valor del ángulo alfa.

> **¡Advertencia importante!**
> Los efectos típicos de inclinación del transductor que se observan en el ecograma se pueden reconocer a través de las modificaciones características de los parámetros principales. Simplemente con una estricta observación de los criterios del control de calidad del ecograma se podrían eliminar las imágenes con inclinación. Ante el tipo de inclinación más grave, en dirección inferosuperior, puede ocurrir que esas imágenes distorsionadas sean muy difíciles de reconocer para médicos poco experimentados. En este caso el límite oseocartilaginoso del cuello femoral puede ser de gran ayuda. En esa entrada inferosuperior de la onda sónica, tanto el límite oseocartilaginoso, como el cuello femoral no aparecen en la imagen, o si aparecen, lo hacen de una forma atípica (Fig. 10-5). El límite oseocartilaginoso no es importante para establecer una clasificación, pero hay que tenerlo muy presente para la orientación de la imagen. Además, en el límite oseocartilaginoso se puede reconocer el típico error en dirección inferosuperior. Con la técnica ecográfica hemos soslayado esos errores de inclinación precisamente por el método especial utilizado.

Limitación por causa de la edad

La limitación de la ecografía de la cadera en el lactante está determinada por la progresiva osificación de las partes cartilaginosas.

Núcleo cefálico femoral

El núcleo cefálico femoral aparece como un factor limitante cuando por su tamaño es imposible visualizar el borde inferior del ilion, debido a la sombra sónica. Por lo tanto, no es la edad la que limita, sino el grado de osificación del núcleo cefálico femoral. Nuestra experiencia muestra que la ecografía de la cadera se puede realizar de forma excelente desde el nacimiento hasta aproximadamente los 12 meses de vida. A partir de esa edad también se puede realizar, pero va siendo sustituida progresivamente por la radiografía.

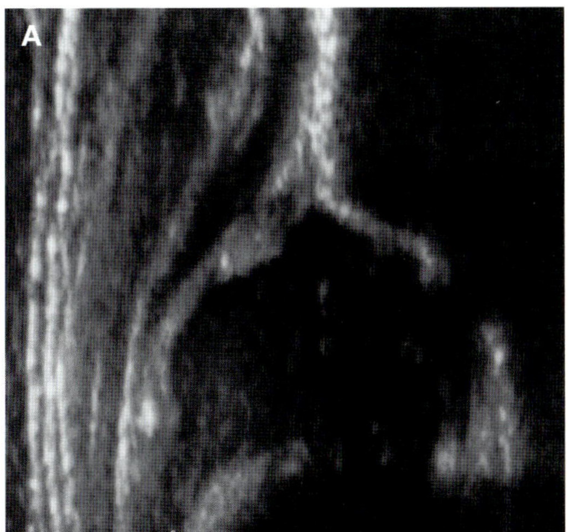
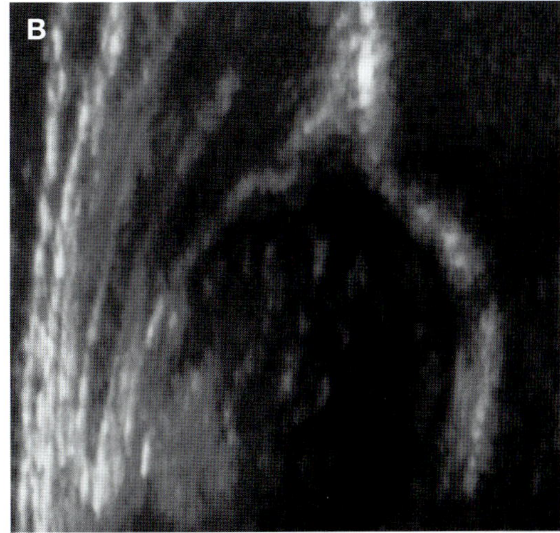

Figura 10-5. A. Ecograma correcto. Los tres parámetros se aprecian con nitidez. Al verse de forma clara el límite oseocartilaginoso se puede excluir un vicio de inclinación inferosuperior. No se observa ensanchamiento de la silueta ilíaca ni engrosamiento del pericondrio proximal. Con ello también se puede descartar un error de inclinación en dirección anteroposterior. **B.** La misma cadera que en la imagen A. Error clásico de inclinación inferosuperior. Aparece una articulación de forma oval a lo largo y aparentemente descentrada. Se reconoce el error de inclinación por no ser visible el límite oseocartilaginoso.

En niños de edades superiores, y en casos excepcionales, la ecografía de la cadera puede ser de utilidad para valorar la evolución del crecimiento del promontorio acetabular. A edades superiores, esta estructura sigue siendo visible porque no existen tejidos suficientes para que ese promontorio quede en sombra sónica. Debido al grado de osificación del núcleo femoral no se puede ver el fondo acetabular. A la cuestión concreta de cuánto tiempo seguirá el techo óseo siendo todavía un cartílago preformado, y para no tener que recurrir a la artrografía invasiva, puede emplearse la ecografía, pues responde a ello adecuadamente.

Aunque los prematuros presentan una tasa elevada de articulaciones inmaduras, no por ello registran tasas superiores de patologías articulatorias. Nuestra propia experiencia nos ha demostrado que si el tratamiento de las caderas que lo requerían se iniciaba al nacer se conseguía una maduración sobreproporcionada antes de las 6 semanas.

> Las caderas de los prematuros serán clasificadas según la edad registrada en el calendario. Respecto al tratamiento, se hará según la edad de gestación.

Ejemplo: lactante de 15 semanas de vida con ángulo alfa $= 58°$ y ángulo beta $= 72°$.

Será clasificado como cadera IIb (retraso de osificación). A partir de que nació prematuro de 6 semanas, la inmadurez se trasladó a la 9ª semana de vida y, por lo tanto, en este caso no precisó tratamiento; no obstante, tendría que ser revisada su maduración una vez transcurridas 6 semanas aproximadamente.

11 Tratamiento guiado por la ecografía

No olvidar: resultado = diagnóstico + tratamiento.

Un diagnóstico precoz no sirve cuando de él no se derivan unas consecuencias terapéuticas o el tratamiento aplicado no es el correcto. La ecografía de la cadera no puede mejorar el resultado final si lo que determina el tratamiento se basa únicamente en conocimientos obsoletos. Es por lo tanto necesario basar el tratamiento en un control ecográfico que además tenga en cuenta las relaciones biomecánicas de la articulación.

Estudios longitudinales en relación con ángulo alfa han demostrado cambios en los valores de ese ángulo asociados a la edad del niño (Tschauner y cols., 1994). La evolución de la curva permite (v. Fig. 7-4) llegar a unas conclusiones en los procesos del desarrollo y de la potencia de osificación del acetábulo. Esencialmente esto significa que la articulación de la cadera en las primeras 6 semanas de vida posee una capacidad enorme de maduración, que a pesar de que se mantiene en el período entre la 6ª y la 12ª semana siguiente, al aproximarnos a la semana 12ª disminuye claramente esa capacidad, manteniéndose de una forma en cierta manera constante hacia la semana 16ª, en la que ya apenas se modifica. La experiencia clínica avala este comportamiento, por lo que incluso en caderas descentradas que son tratadas durante las 6 primeras semanas de vida, se observa una tendencia positiva hacia la curación. En caderas de tipo IIc el porcentaje de curación alcanza el 100% (Merk, 1992 en Graf, 1993).

Curva de maduración

Cribado en recién nacidos

En aquellas regiones en las que los trastornos de maduración de la cadera constituyen un problema que se quisiera soslayar, sería necesario practicar un estudio general de todos los lactantes. Todos los autores en este caso ven la necesidad de realizar un cribado general de todos los recién nacidos (Fig. 11-1). Sin embargo, los autores que limitan el criterio diagnóstico mediante ecografía únicamente a las caderas luxadas mantienen el criterio de que no es necesario ese chequeo general (Clarke, 1986).

Teniendo en cuenta el potencial de maduración de la cadera del lactante se debe hacer el primer estudio ecográfico dentro de las 4 primeras semanas de vida, o como muy tarde al comienzo de la semana 6ª. El momento más propicio es, en cualquier caso, hacerlo inmediatamente después del nacimiento. Si existen casos que precisan tratamiento, éste se podrá iniciar en ese momento. Entre el 3° y el 4° meses es aconsejable practicar de forma urgente un segundo estudio ecográfico sistemático. También en este momento deben revisarse de nuevo las caderas fisiológicamente inmaduras que se habían

Figura 11-1. Esquema de la exploración para el cribado y tratamiento.

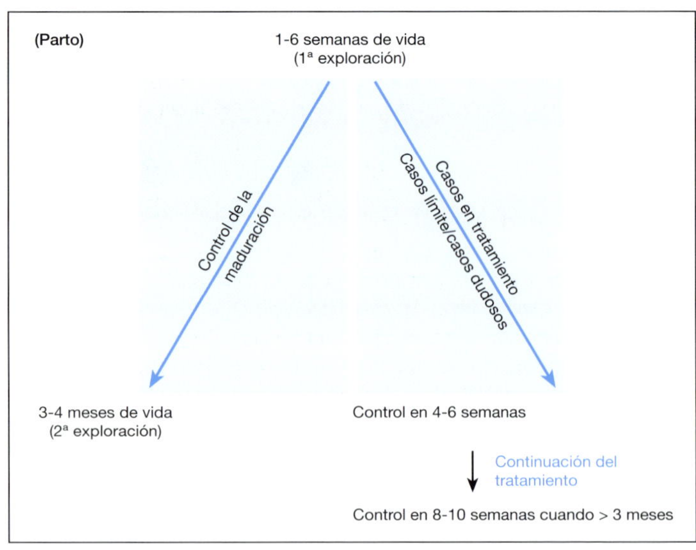

visto en el primer estudio ecográfico, para más seguridad, con objeto de comprobar que han alcanzado la maduración precisa; a ello se debe añadir que en ese momento todavía puede detectarse cualquier posible diagnóstico incierto no detectado en la primera exploración. Esta forma de proceder elimina toda posibilidad de que se produzcan fallos en el diagnóstico de los trastornos de maduración de la cadera.

Principio básico del tratamiento desde el punto de vista biomecánico

En última instancia, el valor de la ecografía también se mide por el número de tratamientos que de ella se derivan (Grill y Müller, 1997). Diagnósticos genéricos, como «luxación de cadera» o «subluxación» (= «un poco luxada») o el término general «displasia de cadera» transmiten inexactitud en términos de naturaleza anatomopatológica. El ejemplo mostrado a continuación ayudará a entender este problema:

La fiebre no es un diagnóstico. Nadie trataría a un niño que tiene temperatura elevada con un antibiótico de amplio espectro sin haber aclarado el origen de la fiebre. En principio ello sería factible, pero con este procedimiento las posibilidades de mejorar la sintomatología serían pocas y probablemente los daños originados muy elevados. Solamente después del reconocimiento (ecografía de cadera) y del diagnóstico (clasificación), se puede elegir y proporcionar la medicación correspondiente más efectiva (sistema de tracción, férulas de abducción, etc.) gracias al antibiograma.

El punto de partida para cualquier forma de tratamiento tiene que ser el análisis del sustrato anatomopatológico del sistema cabeza femoral–acetábulo. Según la capacidad diagnóstica de los instrumentos utilizados para este fin y teniendo presente también el potencial de crecimiento del cartílago articular y los principios terapéuticos biomecánicos se pondrán en marcha los principios de un tratamiento correcto, todo ello después de conseguir un diagnóstico seguro. De manera que la correlación de los hallazgos ecográficos con las modificaciones anatomopatológicas del sistema cabeza femoral–acetábulo, siempre que se mantengan los principios de tratamiento ya experimentados y demostrados, debería arrojar resultados terapéuticos adecuados. Mientras que los principios anteriores de tratamiento se basaban en los hallazgos clínicos y radiográficos, actualmente el tratamiento guiado mediante ecografía se basa en las modificaciones anatomopatológicas localizadas en las zonas cartilaginosa y ósea del acetábulo.

El hecho de iniciar un tratamiento sin haber reconocido el problema a partir de unas imágenes es un procedimiento totalmente obsoleto. El principio de *nil nocere* debe regir también para el tratamiento de los trastornos de maduración de la cadera. Y puesto que un sobretratamiento puede causar no solamente daños en la cadera, sino perjudicar también al niño, y provocar en los padres un importante conflicto psíquico a la vez que representar una sobrecarga económica para la comunidad, el denominado *tratamiento preventivo de abducción de las caderas* resulta tan obsoleto como un tratamiento preventivo antibiótico.

> La combinación óptima de diagnóstico y tratamiento trae un despliegue organizativo enorme que conlleva una interacción entre pediatras y ortopedas.

1. Restitución de las alteraciones anatomopatológicas existentes para devolverlas a un estado normalizado de la articulación de acuerdo con la edad.
2. Aprovechamiento del potencial de osificación de la cadera. En relación con los conocimientos científicos actuales, los potenciales de crecimiento y osificación dependen de la edad. Es posible establecer un diagnóstico exacto y –cuando se considere necesario– un tratamiento incipiente, inmediatamente después del nacimiento.
3. Evitar daños en las estructuras anatómicas existentes y especialmente en las zonas de crecimiento de la cadera, y prevenir una necrosis la cabeza femoral.

Objetivo del tratamiento

Nuestra primera medida debe ser analizar el estado anatomopatológico de la articulación de la cadera. La clasificación ecográfica de las caderas nos permite alcanzar unas conclusiones en relación con la entidad patológica y biomecánica. El deslizamiento hacia afuera de la cabeza femoral provoca deformaciones en el acetábulo por presión. Por ello, se deben elegir medios terapéuticos que por su forma y función sean capaces de dirigir las fuerzas de la cadera de tal manera que las alteraciones o deformaciones acetabulares regresen al estado normal original.

Si partimos de la peor de las variantes y nos basamos en una articulación de cadera con una patología importante, como es la cadera descentrada, se precisan una fase de preparación y tres de tratamiento.

Fases del tratamiento

Como se explicará posteriormente en el apartado sobre la fase de reposición, el diagnóstico precoz verificado por la ecografía acorta considerablemente el tratamiento. Pero por desgracia y por el motivo que sea, llegan todavía casos con un inicio del tratamiento tardío (Katthagen y cols., 1988), de tal forma que una cabeza femoral luxada no se puede reponer manualmente de forma inmediata ni centrar fácilmente en el acetábulo. A esto se añade que son niños

Fase de preparación

11

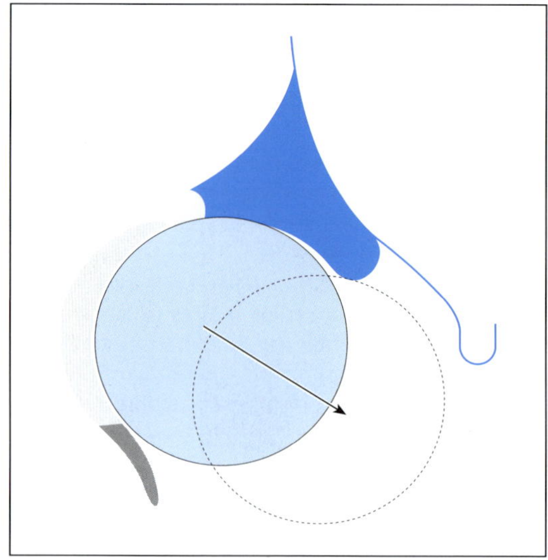

Figura 11-2. Fase de reposición. El objetivo del tratamiento de esta fase es colocar la cabeza femoral delante del acetábulo primitivo o, si fuese posible, en el fondo acetabular.

algo mayores en los que se puede apreciar ya una limitación de la movilidad y unos aductores contracturados. En estos casos se debe someter esa cadera patológica a una relajación de las estructuras blandas. Dependiendo de la gravedad del cuadro, se podrá intentar con fisioterapia bajo control médico y en los casos graves se realizará una extensión de ambos miembros inferiores o una tenotomía de los aductores.

Fase de reposición

En caderas descentradas correspondientes ecográficamente a los tipos D, IIIa, IIIb, y IV la reposición es necesaria (Fig. 11-2). Es irrelevante qué tipo de tratamiento se realizará, siempre que se mantenga el principio base de que la cabeza femoral vuelva a su acetábulo originario. Alguna de las ortesis para la reposición y debido a su mecanismo de concepción serán más acertadas, otras serán algo menos útiles. En principio y en el sentido más amplio del concepto debe tratarse de una *ortesis de reposición*. Con la posibilidad de poder emitir un diagnóstico cada vez más precoz gracias a la ecografía, el establecimiento del diagnóstico de caderas luxadas puede hacerse inmediatamente después del nacimiento. Con ello se diagnostican también muchos más casos que antes de trastornos de la maduración con un grado de patología menor. Así, encontramos alteraciones anatomopatológicas del acetábulo también leves de manera que se logra hacer una reducción manual (denominada erróneamente reposición espontánea) sin pasar por la fase de preparación. En niños de mayor edad y en quienes la reposición manual no se puede efectuar fácilmente, es preciso realizar la fase de preparación.

Con ayuda del estudio ecográfico dinámico (prueba de esfuerzo), con tracción, leve abducción y rotación interna puede valorarse, en los casos dudosos, si una primera reposición manual es suficiente o se precisa realizar un tratamiento con extensión (Fig. 11-3).

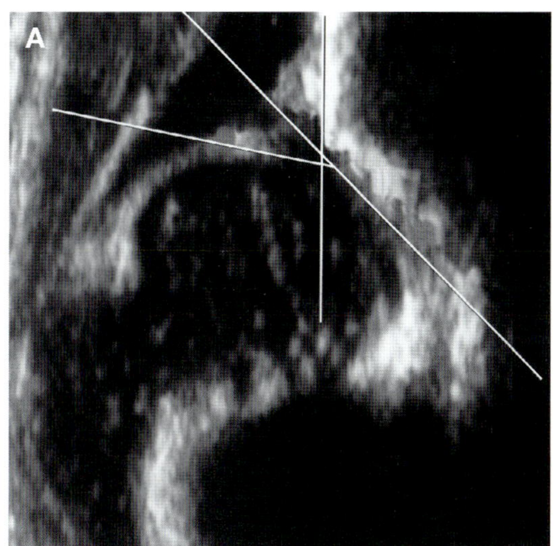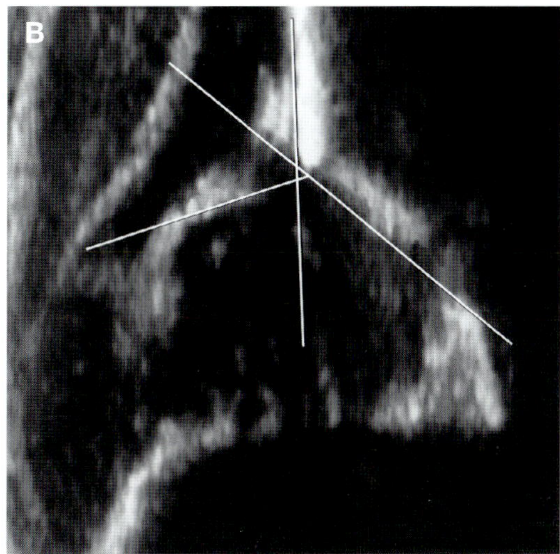

Figura 11-3. A. Ejemplo de un estudio de esfuerzo dinámico para comprobar si es posible una reposición. La cobertura ósea es muy deficiente, el borde acetabular es entre redondeado y plano y el cartílago acetabular se encuentra comprimido hacia arriba. Ángulo alfa = 48° y ángulo beta = 103° = cadera de tipo D. Compárese con la imagen B. **B.** La misma cadera que en la imagen A, pero con presión para simular una reposición. Con el mismo valor del ángulo alfa, disminuye claramente el valor del ángulo beta. Ópticamente la cadera también simula centrarse. Ángulo alfa = 48° y ángulo beta = 75°. Medición bajo estrés (presión) de la cadera de tipo IIc.

Es muy importante tener presente que las deformaciones existentes en el cartílago hialino preformado acetabular, en relación con el tipo ecográfico, impiden en ocasiones que la cabeza femoral regrese al acetábulo original. La zona comprimida hacia abajo del cartílago hialino acetabular (*neolimbus* de Ortolani) en ocasiones impide la entrada de la cabeza femoral en el acetábulo primitivo. Si se realizase una artrografía en estos casos se vería un depósito del contraste en el fondo del acetábulo original (Tönnis, 1984).

La reducción de la cabeza femoral no debe realizarse empleando la fuerza. La presión ejercida innecesariamente sobre la cabeza femoral puede comprimir no solamente la misma cabeza, sino también al cartílago hialino acetabular desplazado hacia abajo y comprimido. Por esta razón deben evitarse las maniobras de reposición forzadas, así como una abducción de más de 45-50°, que provocaría un aumento de la presión axial. La reducción de la cabeza femoral a su acetábulo original es un proceso dinámico, en el que la cabeza que está presionando sobre el cartílago hialino desplazado hacia abajo debe hacerse con movimientos muy leves para que se remodele sin dañar la zona de crecimiento en el límite cartílago hueso del acetábulo.

Cuanto más largo es el período de tiempo en el que la cabeza esté luxada, más graves serán las lesiones en el cartílago acetabular comprimido y más difícil y más tiempo se necesitará para que la cabeza vuelva a un estado normal, de acuerdo con su edad. Es muy importante para el futuro de la cadera saber en qué momento se ha realizado el diagnóstico.

> Desde el punto de vista médico, el cribado de las caderas se debería hacer lo antes posible. Todo lo demás es una solución intermedia médico-político-económica y de organización.

Fase de retención

Tanto si la cabeza femoral se encuentra estable en el cotilo original como si se halla en posición céntrica ante la entrada de éste, son situaciones buenas para mantenerlas en esta fase de retención (Fig. 11-4). La situación patobiomecánica es la siguiente: el cartílago hialino acetabular se halla deformado, el sistema cabeza femoral-acetábulo es incongruente y en ese cartílago preformado acetabular la cabeza ha moldeado una cavidad secundaria. La cápsula articular se ha dilatado y se encuentra laxa. El techo acetabular hialino preformado incongruente y la cápsula laxa no pueden fijar la cabeza femoral en el cotilo primario. La cabeza tiende a reluxarse en el cotilo secundario. La articulación es inestable.

El principio base del tratamiento es llevar la cabeza a una situación estable en el cotilo primario. De ninguna manera debe reluxarse, ya que si esto sucediera, no será posible volver a reorganizar el cartílago hialino del techo acetabular dañado por las fuerzas de presión y de cizallamiento.

Por ello deben evitarse estas fuerzas que actúan sobre el cartílago acetabular en dirección hacia arriba (Matthiessen, 1997) y que provocarían una reluxación con todas las consecuencias que de ella se derivarían.

Situación profunda de la cabeza

La cabeza femoral debe estar colocada en un lugar del acetábulo cartilaginoso sin presiones, lo que se puede conseguir cuando se coloca al lactante en situación semejante al hecho de estar sentado en cuclillas o en un taburete. Esto significa una flexión mínima de caderas de 90°, o mejor aún, de 100°. La estabilización de la cabeza se consigue con una abducción de 45-50°. Una abducción mayor

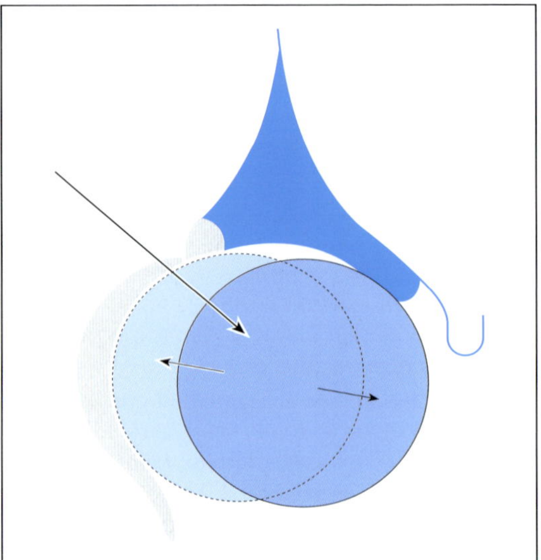

Figura 11-4. Fase de retención. La cabeza femoral es inestable, pero se puede reducir y tiende a reluxarse hacia el acetábulo secundario. La cobertura cartilaginosa se encuentra aún deformada, la cápsula está dilatada. La flecha larga señala la situación de la cabeza femoral en el fondo acetabular.

debe evitarse, ya que la presión axial de la cabeza sobre el acetábulo aumenta pudiendo resultar afectado con ello el aporte vascular del cartílago por la acción directa de esa presión o por estiramiento o distensión de los vasos del cuello femoral (Tönnis, 1984).

En otras palabras: con una abducción progresiva la cabeza femoral recibe una fuerza en dirección axial cada vez mayor y comprime al acetábulo: de esta forma la cabeza femoral será más estable, pero el efecto de la presión directa será también más elevada.

Además de mantener la cabeza colocada en el fondo del acetábulo, lo que hace que el techo acetabular se encuentre descargado de presión, debe evitarse estrictamente que esa cabeza se reluxe en el acetábulo secundario. De lo contrario, el cartílago acetabular deformado no tiene ninguna posibilidad de conseguir ser congruente con la cabeza femoral y la cápsula articular no puede contraerse ni facilitar la estabilidad articular. Por lo tanto, es necesaria una retención estable con un reposo relativo en el sistema articular cabeza-cotilo. Se entiende perfectamente que en esa delicada fase de retención una continuada salida y entrada desde el cotilo primario al secundario no permite ni una remodelación ni un proceso de reducción capsular (Tönnis, 1984).

Reposo relativo

Tanto la remodelación del cartílago acetabular preformado como el proceso de reducción capsular precisan tiempo. La experiencia enseña que la duración de esa fase de retención, en relación al grado de deformidad existente en el acetábulo cartilaginoso y a la edad del paciente es de 2 a 4 semanas.

Tiempo

Las articulaciones de cadera que precisan una retención segura son, en principio, caderas inestables. Si se emplea la clasificación ecográfica, son las caderas descentradas tipos D, IIIa, IIIb y IV las que precisan reposición, y solamente necesitan la fase de retención las caderas originalmente con inestabilidad tipo IIc inestable.

El tratamiento en esa fase se debe hacer con una *ortesis de retención* que reúna las condiciones biomecánicas (como sentado en cuclillas, cabeza femoral situada en el fondo del acetábulo y estabilización segura). Con razones que más tarde explicaremos, defendemos una retención segura y empleamos con este objetivo el yeso en forma de sentado en cuclillas. Esta escayola tipo Fettweiss (Fig. 11-5 A) ha sido algo modificada, de tal forma que rodilla y pierna quedan libres y no están fijadas al resto de la escayola. Por lo tanto, todas las articulaciones están libres a excepción de las caderas. Al estar la escayola perfectamente almohadillada, es posible realizar movimientos mínimos en las caderas que sirven para mantener el aporte vascular al cartílago cefálico. En la mayoría de los casos, los lactantes tratados con este procedimiento precisan, en la fase de retención, 2 semanas, pudiendo ser hasta 4 semanas en niños de más edad. En niños con una disminución espontánea de la motricidad, se les coloca la escayola sin anestesia y de forma ambulatoria, mientras que en otros de más edad también se practica ambulatoriamente, pero con anestesia general de corta duración o pasan por el hospital de día, siempre que no hubiesen necesitado una extensión de los miembros inferiores con hospitalización.

11

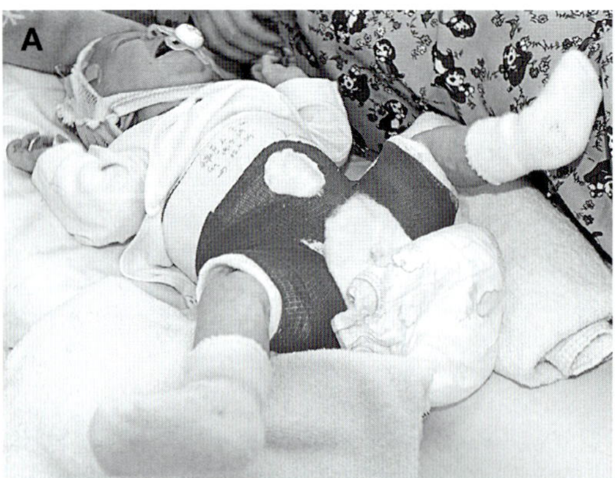
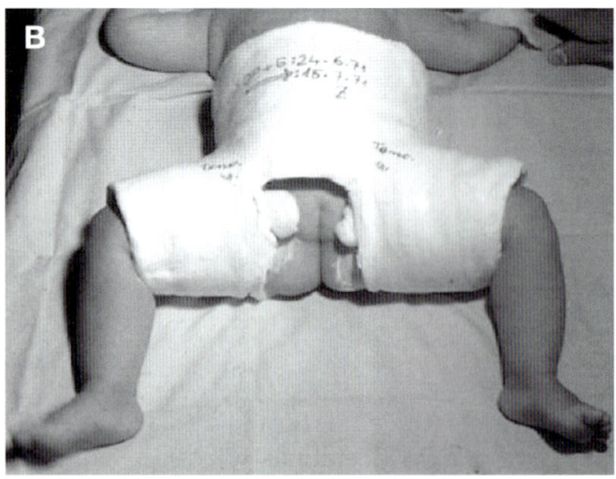

Figura 11-5. A. Escayolado según Fettweis modificado. **B.** Escayolado según Lorenz.

Por desgracia la escayola tiene injustamente una mala imagen. De forma contundente se debe decir que no es el yeso, como históricamente se pensó, lo que dañó las caderas, sino que el origen de esas lesiones reside en la posición errónea (posición de Lorenz) (Tönnis, 1984) (Fig. 11-5 B). En cualquier caso, una abducción de 90° es un peligro para la cadera, independientemente de las maniobras forzadas de fijación. La escayola, como tratamiento, tiene la ventaja inestimable de que no puede ser manipulada por los padres, como sí ocurre cuando se utilizan arneses, pues cabe la posibilidad de retirarlos y colocarlos.

La posición correcta o bien errónea de la reposición o bien de la retención se puede ver de forma muy clara en la figura 3-47.

Excepción: en este esquema de tratamiento descrito, y atendiendo a nuestra experiencia, solamente se puede aceptar una excepción: en caderas inestables de tipo IIc, dentro de la primera semana, utilizamos una ortesis de abducción, tipo Mittelmeier-Graf (Fig. 11-6), con unos tirantes paralelos, con el niño en posición de sedestación y en cuclillas. Debido a la movilidad limitada del lactante, esta ortesis que obliga al niño a mantener la posición sentada es adecuada para asegurar la fase de retención. El control debe hacerse a las 4 semanas. Si en ese período de tiempo la cadera no se ha estabilizado, y por lo menos se ha transformado en una de tipo IIc estable, procede colocar un yeso de fijación tipo sentado en cuclillas o en taburete, siempre antes del período crítico al comienzo de la semana 6ª. Si la cadera se transforma en estable y por lo menos es

Figura 11-6. A. Calzón de abducción de Mittelmeir-Graf con tirantes paralelos para una maduración tardía. La presencia de unas cuñas delanteras evita el exceso de abducción. **B.** Calzón de abducción para maduración tardía con tirantes cruzados para forzar la posición en cuclillas

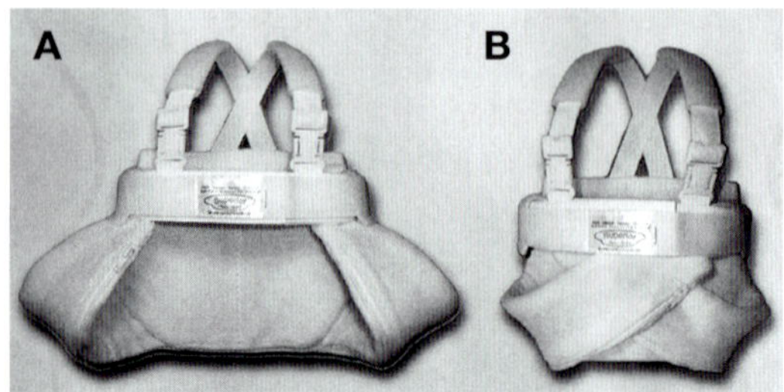

del tipo IIc estable, se puede continuar el esquema de tratamiento correspondiente con la ortesis de abducción.

Después de terminada la fase de retención, comienza en la articulación la fase de maduración tardía (Fig. 11-7). Desde el punto de vista anatomopatológico, la cabeza femoral se encuentra en el fondo acetabular, el cartílago hialino del techo del acetábulo se ha «liberalizado» y ha adquirido su forma primitiva y se halla cubriendo a la cabeza. La cápsula articular mantiene una tensión normal, la articulación está estable pero el techo acetabular no ha alcanzado el grado de osificación deseada.

La presión y las fuerzas de cizallamiento sobre la porción cartilaginosa del techo en dirección hacia arriba provocarían una nueva deformación del acetábulo y, consecuentemente, la reluxación. Desde el punto de vista biomecánico es de suma importancia evitar una presión en dirección superior sobre el cartílago acetabular, ya que la osificación en la zona del límite oseocartilaginoso del cartílago acetabular preformado, y consecutivamente del acetábulo, resultaría afectada de forma negativa. Por eso se deben poner en marcha medidas de descarga del techo acetabular, en las que los movimientos naturales de las piernas de los niños estén permitidos dentro de un perímetro determinado, mientras que esos movimientos no provoquen presión y fuerzas de cizallamiento sobre el techo acetabular. Sirve, por lo tanto, la colocación del lactante en la posición de cuclillas que permite libremente el movimiento de piernas.

El niño debe ser colocado en una *ortesis de maduración retardada* hasta que se consigue una cadera que se corresponda con su edad. Esta maduración retardada la precisan caderas que son estables pero que no han alcanzado el grado de madurez necesario, es decir, ecográficamente no son caderas de tipo I. Son caderas de tipo IIc estables, IIb y IIa(–).

Existe una gran cantidad de ortesis ortopédicas que permiten la flexión de las caderas, con una abducción media, y al mismo

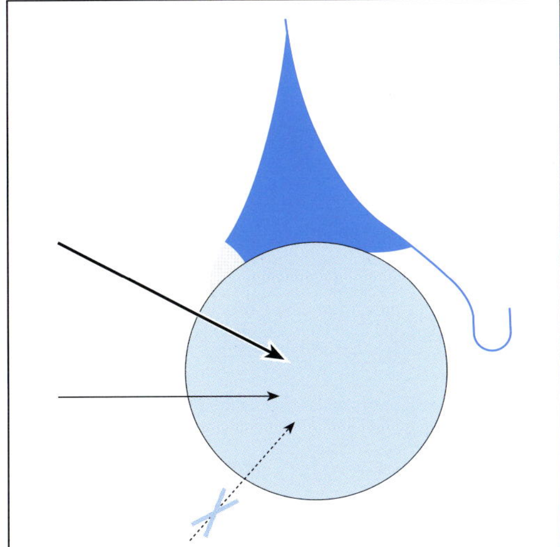

Figura 11-7. Fase de maduración tardía. Se debe evitar fundamentalmente la presión en la zona del techo cartilaginoso. Cuando sea posible se debe intentar colocar la cabeza femoral en el fondo. Movimiento en la articulación está permitido.

11

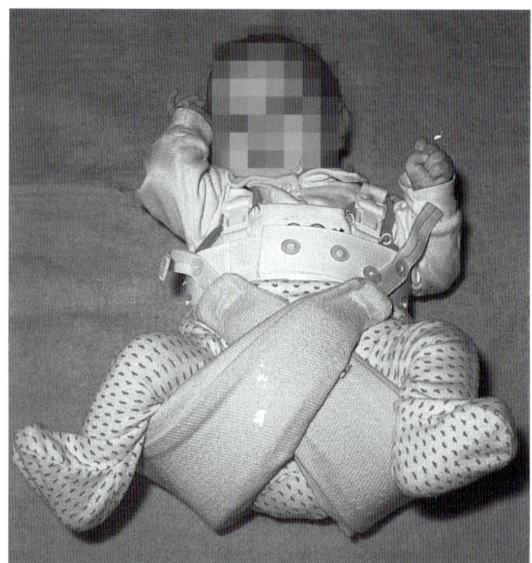

Figura 11-8. Calzón de Mittelmeier-Graf como ortesis para maduración tardía, con tirantes cruzados para forzar una posición de cuclillas.

tiempo permiten los movimientos de las piernas, para lo cual, diversos arneses y almohadas de abducción cumplen estos requisitos. Ya que la mayoría de los niños que se tratan son diagnosticados en las primeras 4 semanas gracias a la ecografía, el arnés de Mittelmeier-Graf ha demostrado su utilidad por sus diferentes posibilidades de fijación y también por la facilidad de uso (Fig. 11-8).

En la tabla 11-1 se ve un resumen del tipo de cadera y forma de tratamiento. La evolución de este tratamiento se aprecia de forma ejemplar en la figura 11-9.

Tabla 11-1. Resumen sobre las fases y ortesis de tratamiento

Concepto del tratamiento				
Fase	Tipo	Tratamiento	Alternativa	Observación
1. Reposición Cadera luxada	III-IV D	Tracción cenit según ecografía Reposición espontánea	Ortesis reposición Pavlik, Hanausek Düsseldorfer, Fettweiss-Schiene, etc.	
2. Retención (antes luxadas, reducibles, caderas inestables)	Todas articulaciones reducibles Inestable IIc Excepción: recién nacido IIc inestable	Escayola posición cuclillas (aprox. 4 semanas)	Ortesis de retención Pavlik, férula escayola Ortesis-Fettweiss Düsseldörfer S. etc.	
3. Maduración tardía (estables caderas displásicas)	Reducidas articulaciones inestables Recién nacidos IIc Estables IIc IIa(–)/IIb	Mittelmeier-Graf Calzón de abducción Mittelmeier-Graf Calzón de abducción Mittelmeier-Graf Calzón de abducción	Ortesis maduración tardía férulas, calzón abducción Pavlik, Bernau, etc. Fettweis, Hilgenreiner, Férula de abducción Arnés de abducción activo	Prueba 4 semanas ↓ estable continuación → inestable Retención escayola Posición en cuclillas

Nacimiento

Cribado de recién nacido
Tipo IV cadera izquierda

Tipo IV (A)

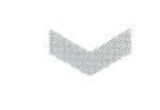

1 semana de vida
3 días extensión miembros inferiores al zénit
3 semanas escayola de Fettweis

Tipo IIc estable

4 semanas calzón de Mittelmeier-Graf
con caderas en flexión-abducción
(tirantes paralelos)

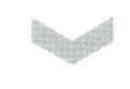

Tipo IIa(–) (B

8 semanas de vida
7 semanas calzón de Mittelmeier-Graf
con caderas en flexión-abducción
(tirantes cruzados)

Tipo Ib (C)

15 semanas de vida

Final del tratamiento después de
14 semanas de tratamiento conservador
Véase control en imagen D

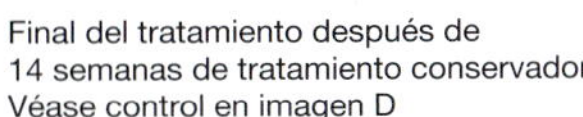

Se envía al Hospital Stolzalpe

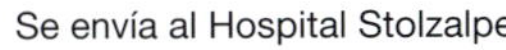

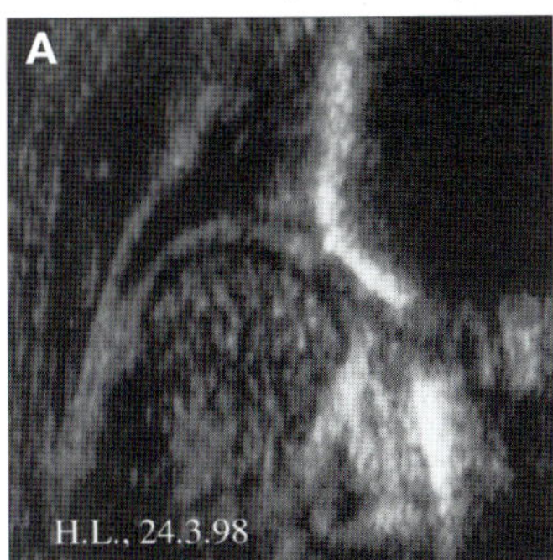

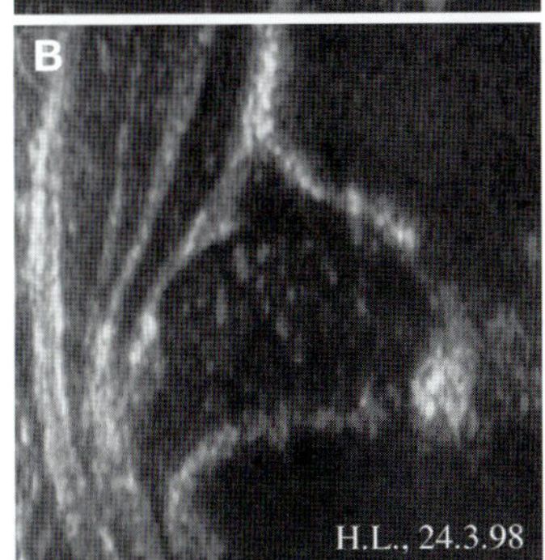

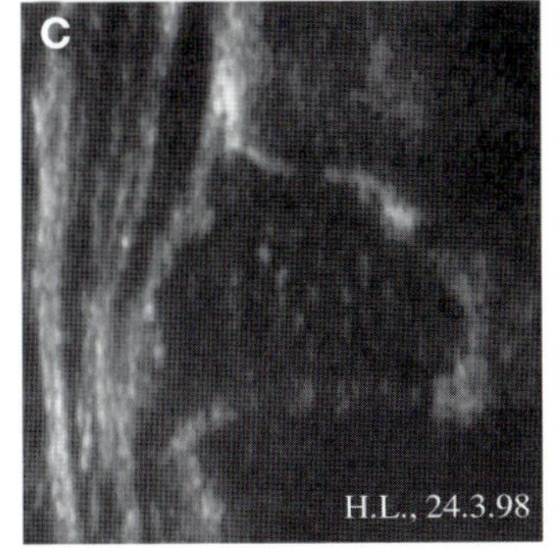

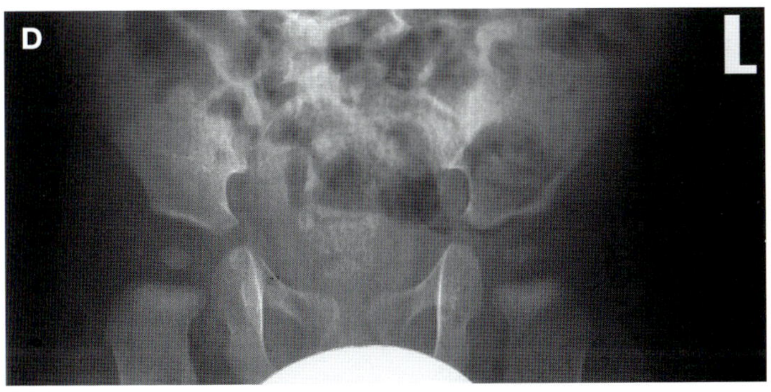

Figura 11-9. Demostración de la evolución de un tratamiento correspondiente al esquema de tratamiento. **D.** Resultado al final del tratamiento, cuya evolución se muestra en las imágenes A-C. Niño de 10 meses. Estado después de luxación de cadera izquierda.

Fallos en el tratamiento

Diagnóstico tardío y, por lo tanto, comienzo tardío del tratamiento

A pesar de que se pongan en marcha los máximos cuidados y normas citadas últimamente, podemos obtener resultados deficientes en el tratamiento, siendo las causas debidas especialmente a tres problemas.

Aunque la curva de maduración es suficientemente precisa para lo que podamos necesitar, la tendencia está clara: la cadera madura muy bien en las primeras 4 a 6 semanas, alcanzando al final del tercer mes el potencial de crecimiento ideal, y a partir de este momento, el crecimiento es casi en forma de meseta. Esto significa, que después del final del tercer mes, el potencial de crecimiento será mucho menor. Cuanto antes se establezca este diagnóstico, antes se puede comenzar el tratamiento y, por lo tanto, la cadera tiene más tiempo para corregir sus alteraciones patológicas.

Según conocimientos actuales, el punto crítico se halla en la cuarta semana y, como máximo, al comenzar la sexta semana. Esto quiere decir que se debería establecer el diagnóstico tan pronto como sea posible durante ese período de tiempo que hemos citado y el tratamiento correspondiente si hiciera falta, ya que después de este período, el tiempo que resta en forma de meseta unido al potencial de crecimiento no es suficiente para obtener unos resultados satisfactorios (Matthiessen, 1997).

Lema: no pierda el tiempo.

Elección incorrecta del tratamiento que se debe emplear según el grado de patología

Existe un problema importante y es que el procedimiento elegido para tratar la situación anatomopatológica correspondiente, es decir, el igualmente correspondiente tipo ecográfico, no funcione como se había previsto. Así, un calzón de abducción es un elemento utilizado para resolver una maduración tardía, que a partir de su concepción biomecánica no puede solucionar una reposición, o en caso de haberla, no la puede mantener. Por lo tanto, un calzón de abducción llevará con gran probabilidad a un fracaso del tratamiento de una cadera descentrada. El argumento de que una cadera de tipo III en determinados casos puede alcanzar un resultado satisfactorio, debería ser contestado con el riesgo inherente optimista del médico que le trata. Como se ha descrito antes, no debe perderse tiempo con un tratamiento de prueba, y un fallo ya al principio del tratamiento nos debe inducir a buscar otro procedimiento que biomecánicamente sea más efectivo. El tiempo perdido con las diferentes pruebas en el tratamiento se nos volverá en contra al final del tratamiento.

Insuficiente colaboración de los padres

No existe la menor duda de que para los padres constituye una carga psíquica importante cuando es necesario admitir que su hijo precisa un tratamiento, y a pesar de las detenidas explicaciones, no es raro que esos padres lleven al niño al *«doctor hopping»*. En opinión de los padres, la terapia propuesta no siempre es la que mejor puede funcionar. Por eso y según nuestra experiencia, debemos involucrarlos, y en ese sentido la fase de retención es la que biomecánicamente es más delicada.

Todo procedimiento empleado que pueda poner en riesgo la cadera en la fase de retención, es decir, en la que los padres colaboren o que de alguna forma se pueda manipular el procedimiento elegido, tienen un riesgo indudable según nuestro criterio. Por eso, hemos vuelto a la opinión de fijar las caderas, de forma segura, con una escayola, lógicamente no en la posición antigua de Lorenz, sino en la moderna posición de sedestación/cuclillas, según Fettweis (Fettweis, 1968 y 1992). Si se empleasen procedimientos no fijos, extraíbles, como el arnés de Pavlik, se debe garantizar que el médico asegure no solamente el tamaño del arnés, sino colocarlo de forma correcta en la fase correspondiente del tratamiento, y de forma que los familiares en un momento de lástima, mal entendida, retiren el arnés y al colocarlo de nuevo lo hagan de forma incorrecta.

En recién nacidos, dentro de los primeros 10 días, con una cadera inestable de tipo IIc, colocamos, en vez de la escayola, y con la base del enorme potencial de crecimiento, un arnés de tirantes, que mantiene al niño en posición de sedestación, tipo Mittelmeier-Graf tamaño 1. A las 4 semanas será necesario realizar un control de la cadera. Si en este tiempo la cadera se ha estabilizado, entramos en la fase correspondiente de maduración tardía y puede ser tratado con un calzón de abducción. Si a continuación no se aprecia una mejoría en relación con el estado previo de la cadera al inicio del tratamiento, y se mantiene inestable, se precisará urgentemente el escayolado en posición de sedestación/cuclillas para la retención. La cadera sigue en ese caso todavía por debajo del momento crítico de las 6 semanas.

Teniendo presente la capacidad de crecimiento de la cadera, en pacientes en los que sea preciso el tratamiento y tengan menos de 3 meses de vida, se debe verificar un control entre las 4 y las 6 semanas. En lactantes que superen los 3 meses de vida se ralentiza el potencial de crecimiento de forma notable, y es suficiente practicar un control entre las 8 y las 10 semanas. A la luz de los conocimientos actuales puede descartarse la antigua norma de tener que realizar ecografías de las caderas hasta que aparezca el núcleo cefálico.

Esquema de tratamiento diferente en recién nacidos

Periodicidad de los controles

11

Puntos clave que se deben tener presente

1ª regla: tratar según sea el tipo de cadera. No probar distintas posibilidades ortopédicas.

2ª regla: cada tipo ecográfico de cadera puede incluirse en una de las tres fases de tratamiento.

3ª regla: en cada fase del tratamiento es útil desde el punto de vista biomecánico una ortesis determinada.

4ª regla: la fase más delicada del tratamiento es la fase de retención: es necesario un centrado seguro y estable. Todas las ortesis que se pueden retirar fácilmente, o con la complacencia de los padres, comportan un riesgo. ¡El tratamiento dinámico erróneamente entendido efectuado en la fase de retención puede suponer un desastre!

12 Programa de formación: resumen de palabras clave, consejos y trucos

Por desgracia están aumentando los errores diagnósticos en la ecografía de la cadera del lactante. Diferentes comisiones están incrementando los controles de los estándares y el aumento de las reclamaciones registradas obliga a llevar a cabo las actuaciones necesarias.

Las causas son múltiples, pero el denominador común es la deficiente formación del personal. Existen muy pocos cursos de formación estructurada que sigan una sistemática uniforme. La formación individualizada del tipo *bedside-teaching* (enseñanza al pie de la cama del enfermo) ha llevado a la sistematización de los errores en muchos centros. Los errores se propagan y se cultivan y la calidad de los formadores está claramente disminuyendo.

El catálogo formativo debe ofrecer una ayuda para el instructor: debe posibilitar una sistematización de la formación y un desarrollo de los contenidos formativos. A continuación se ofrecen trucos y recomendaciones sobre los errores más frecuentes y la forma de evitarlos.

Por otro lado, el catálogo debe ofrecer a las personas que quieran formarse, la posibilidad de realizar controles, de tal modo que puedan exigirse los contenidos básicos y necesarios.

Tabla 12-1. Principios básicos de la ecografía de la cadera

Contenidos formativos	Comentarios, trucos y recomendaciones
Técnica exploratoria	Una buena técnica de exploración acorta el tiempo empleado, lo que mejora indirectamente la calidad de la imagen, simplifica la identificación y posibilita la superación del examen de la validez del ecograma
Identificación anatómica	Importante: siempre se debe empezar con la identificación anatómica y posteriormente realizar el examen de la validez del ecograma. Nunca a la inversa (una cadera descentrada podría pasar desapercibida, dado que en articulaciones descentradas el borde inferior del ilion en ocasiones puede faltar; v. excepciones) La cabeza femoral no se encuentra siempre en el corte estándar
Control de calidad incluyendo el control del error de inclinación	Demostrar la técnica exploratoria sólo después de la explicación de la identificación anatómica y de los requisitos de la prueba de validez. En caso contrario faltarían los principios teóricos básicos necesarios para realizar la técnica de exploración

Identificación anatómica

Tabla 12-2. Identificación anatómica

Parámetros anatómicos	Comentarios, trucos y recomendaciones
	Para la identificación anatómica se debe «conducir» desde arriba hacia abajo comenzando en el área del promontorio y llegando hasta el borde inferior del ilion Comenzar siempre con cóncavo desde abajo hacia arriba hasta el punto de inflexión (= borde acetabular)
1. Frontera o línea osteocartilaginosa	Mencionar las tres estructuras típicas (arqueada, con empalizadas de ecos y angulada)
2. Cabeza femoral	La cabeza no es redonda, explicar los sinusoides y su significación (zona anular, zona central) Núcleo de osificación: no en el centro, no redondo, visible 4-8 semanas antes en el ecocardiograma que en la radiografía Fenómeno de la semiluna. Aclarar problemas con grandes núcleos de osificación (limitaciones del método, no permite medición de tamaño)
3. Repliegue capsular	Frecuentemente confundida con el *labrum*. Presentación con «fleco» ecoico o dos ecos paralelos
4. Cápsula articular	El eco es la cápsula y no la superficie de la cabeza femoral
5. *Labrum*	Cuatro definiciones del *labrum* para lograr siempre su identificación, incluso cuando se visualiza con dificultad
6. Secuencia estándar: *labrum* -cartílago-hueso	Realizar la secuencia estándar para una identificación segura del techo cartilaginoso, que a menudo es «olvidado» e incorrectamente identificado Hueso: navegar el ilion desde arriba hacia abajo hasta su borde inferior; posteriormente confirmar el punto de inflexión (v. a continuación)
7. Definición del punto de inflexión: concavidad – convexidad = promontorio	Buscar el punto de inflexión desde abajo hacia arriba. Puede ser fijado de forma exacta con la interrupción de los ecos Donde está la «esquina» en la curva: ejemplo de la curva sinusoide con puntos de inflexión de las curvas

Lista de valoración

Identificación anatómica: línea osteocartilaginosa, cabeza femoral, concavidad–convexidad

En el ecograma tienen que visualizarse con claridad todos los puntos de la identificación anatómica. En el caso de que falte uno sólo de estos puntos no debería aceptarse el ecograma.

En el caso, por ejemplo, de que quiera identificarse el rodete, debe comenzarse la lista de valoración por el principio. Asumir el ejemplo del control en el despegue de un avión: en el caso de que se interrumpa la secuencia de control del despegue, dicho control vuelve a iniciarse desde el principio (manejo de riesgos).

Tabla 12-3. Examen de la validez del ecograma

Parámetros anatómicos	Contenidos formativos
1. Borde inferior del ilion	El borde inferior del ilion es el centro ecográfico del acetábulo. Es el eje de rotación del plano. Por ello este borde inferior es el punto más importante de referencia del plano estándar y tiene prioridad sobre el plano de corte a través del techo del acetábulo y del *labrum* Borde inferior no visible–ecografía «muerta» *Excepción:* en caderas descentradas puede faltar el borde inferior del ilion, dado que la cabeza femoral se luxa superodorsalmente y abandona el plano estándar
2. Corte: anterior, medio posterior	Dibujar las siluetas de los cortes. Explicar con motivo del desarrollo filogenético por qué está mejor formado la porción dorsal del acetábulo óseo que la media y la anterior. Sólo debe de utilizarse el corte medio Excepción: en caderas descentradas; en luxaciones dorsosuperiores también es posible el corte dorsal: • Valoración y tipificación posibles • Medición imposible, porque no se encuentra en el plano estándar
3. *Labrum*	Con su exposición se evitan cortes oblicuos similares al batiente de una puerta. En el caso de que el haz sónico que atraviesa el rodete incida de forma muy oblicua, la situación de reflexión es tan mala que no es posible su visualización

Lista de valoración 2

Prueba de examen de la validez del ecograma

• El plano está definido por tres puntos. La sucesión marca la prioridad:

– Borde inferior.
– Corte.
– *Labrum.*

• Norma: primero siempre se realiza la identificación anatómica; después, el examen de la validez, incluyendo el control del error de inclinación; ¡nunca a la inversa!

– En el caso de una sucesión incorrecta, es decir, comenzar con el examen de la validez, puede pasar desapercibida una cadera descentrada al desecharse el ecograma por la ausencia del borde inferior del ilion.
– En el caso de que se realice en primer lugar la identificación anatómica, es posible reconocer en ella que se trata de una articulación descentrada. Con ello se relativiza la prueba de la validez.

Examen de la validez
del ecograma

12

> **Lista de valoración completa**
>
> **Identificación anatómica y examen de la validez**
>
> 1. Frontera o línea osteocartilaginosa.
> 2. Cabeza femoral.
> 3. Repliegue capsular.
> 4. Cápsula articular.
> 5. *Labrum*-cartílago-hueso.
> 6. Concavidad-convexidad con punto de inflexión.
> 7. Borde inferior.
> 8. Corte.
> 9. *Labrum*.
>
> No utilizar ningún ecograma, si alguno de estos puntos no se identifica con claridad. Excepción: cadera descentrada.

Clasificación/tipos de caderas

Tabla 12-4. Explicar las caderas del tipo I al IV. Demostración sobre los ecogramas, mejor incluso dibujarlos

Tipo	Descripción
I	Articulación madura, que se puede esperar a la finalización del 3er mes de vida *Madura* es mejor que *sana*. Sana es también una cadera del tipo IIa(+) Explicar la diferencia entre Ia y Ib sólo en el apartado *Sonómetro*
II	Retraso de osificación: la cobertura global del techo es correcta. Proporción de la cobertura del techo desviada a favor del techo cartilaginoso
III y IV	• *Tipo III:* cadera descentrada; en su mayoría con un cartílago desplazado hacia arriba, una pequeña proporción con desplazamiento hacia abajo • *Tipo IV:* el techo cartilaginoso completo está comprimido hacia abajo en dirección al acetábulo original. Por encima de la cabeza no es visible ningún cartílago • *Diferenciación ecográfica del tipo III y IV:* los tipos III y IV se diferencian en el ecograma por la forma de discurrir del pericondrio y no por la posición del *labrum*. • *Subluxación* es un concepto clínico («ligeramente luxado»). Definir un tipo III como subluxación es erróneo por principio

Explicación del concepto limbo (*limbus*)

El concepto *limbus* no está aceptado de forma uniforme y en la actualidad no se debería seguir utilizando. En unos casos se identifica con el *labrum*, y en otros casos con la asociación del *labrum* y el techo cartilaginoso. Otros definen como *limbus* exclusivamente el techo cartilaginoso, debido a que Ortolani consideró la porción cartilaginosa desplazada caudalmente como *neolimbus*. El *limbus* no puede, por lo tanto, asignarse de forma segura a ningún equivalente anatómico.

Tabla 12-5. Estándar del informe

Estándares	Contenidos formativos
Estándar ecográfico	• Edad • Descripción • Alfa/beta con indicación final del tipo • Consecuencia terapéutica
Estándar formal	• Identificación del paciente. Descripción del lado explorado • Dos ecogramas dentro del estándar, uno de ellos con líneas de medición • Medida de aumento: 1,7:1

La descripción posibilita una orientación *grosso modo* y presupone una identificación anatómica correcta para la estimación de las proporciones de cobertura del techo. La confirmación definitiva se produce con la técnica de medición. En el caso de discrepancias entre la descripción y la técnica de medición hay que revisar, por un lado la descripción, la correcta identificación anatómica y, por otro lado, las líneas de medición. ¡Informe de hallazgos congruente!

Tabla 12-6. Examen de la validez del ecograma

Detalles conceptuales	Contenidos formativos
Desarrollo del informe esquemático de los hallazgos y de los términos para acetábulo óseo, forma del promontorio y cobertura cartilaginosa	• De forma grosera pueden diferenciarse los tipos I, II y III, mediante la definición del punto de inflexión, más de la *mitad* o menos de la *mitad*, así como con la valoración del nivel del *labrum* en relación con el promontorio acetabular • Explicar por medio de este ejemplo por qué todos los sistemas de medición que se fundamentan en esta premisa son sólo métodos estimativos Para considerar la *mitad* se precisa el centro de la cabeza femoral, lo que, sin embargo, no es posible reproducir • Por ello todos los métodos de medición que trabajan de alguna manera con la mitad de la cabeza femoral son sólo métodos estimativos y no son reproducibles
Retardo de la osificación	• Explicar el retardo de la osificación por medios descriptivos mediante el desarrollo de un promontorio acetabular angulado o puntiagudo en lugar de uno redondo en caderas de tipo II • Explicar la posible discrepancia con las radiografías

Técnica de medición

Tabla 12-7. Buscar y reconocer las líneas de medición

Líneas de medición	Contenidos formativos
1. Línea del techo acetabular	Desde el borde inferior del ilion como fulcro, tangencial (rozando) al acetábulo óseo • Tangencial al acetábulo óseo no significa que se trace automáticamente por el punto de inflexión • En el borde inferior del ilion explicar las estructuras que pueden llevar a errores de interpretación: – Sinusoides en el cartílago trirradiado – Tejido adiposo – Posible confusión con el ligamento o la fóvea central
2. Línea base	• Desde el punto más alto del promontorio (punto Z) tangencial (rozando a lo largo del ilion hacia distal) • El punto más alto del promontorio es aquel, en el cual el pericondrio proximal está fijado al ilion, la mayor parte del pericondrio proximal consta del tendón del recto, con lo que el punto más elevado del promontorio es realmente la inserción del tendón del recto
3. Línea del *labrum*	• Línea del *labrum*: une el promontorio (cambio de inflexión de la concavidad a la convexidad) con el centro del *labrum* acetabular. El punto del cambio de dirección (borde acetabular) no es necesariamente el punto de intersección de la línea base y la línea del techo acetabular óseo

• Sin ninguna excepción, únicamente pueden ser medidos aquellos ecogramas en el plano estándar.
• Las tres líneas se cortan en un punto únicamente en una situación: el clásico tipo I con promontorio agudo. Dado que esto es muy infrecuente, hay que ser precavidos en el caso de que todas las líneas se corten en un punto.

Tabla 12-8. Ángulos óseo y cartilaginoso

Detalles conceptuales	Contenidos formativos
1. Explicación de la línea alfa	$\geq 60°$ = tipo I. 60° es el valor más bajo aceptable para articulaciones de tipo I $\leq 43°$= cadera descentrada. Si es del tipo III o IV se diferenciará morfológicamente y no a través de los valores de medición Entre 43 y 59° = cadera de tipo II

Zona de tipo II	• Desarrollo progresivo:
	  1. Tipo II significa retraso de la maduración ósea
	  2. En el caso de que el retraso de la maduración sea extremo y exista el peligro de que sin tratamiento no pueda recuperarse de forma espontánea y se produzca un descentrado –tipo IIc (43-49°)–: es necesario el tratamiento inmediato
	  3. Entre 50 y 59° = tipo IIa o IIb
	• Explicación de la dependencia de la edad: cadera fisiológicamente inmadura (tipo IIa) y «verdadero» déficit de osificación (tipo IIb)

Tipos IIa (+) y IIa (–)	Explicación por medio del período de tiempo desde el nacimiento hasta la finalización del 3er mes de vida
2. Explicación de la línea beta	Las caderas de tipo I con idénticas coberturas óseas pueden tener diferente forma de techo cartilaginoso
Tipos Ia y Ib	• Las caderas de tipo I con un techo cartilaginoso con una cobertura ancha conllevan valores de beta $\leq 55°$ = tipo Ia • Una cobertura cartilaginosa corta con valores beta > 55° = tipo Ib • Los tipos Ia y Ib son variaciones de caderas sanas (pelo rubio o moreno) • El tipo Ib es más frecuente y no peor que el tipo Ia Posibles consecuencias (hipótesis): • Una cobertura cartilaginosa amplia puede conllevar más tarde un pinzamiento *(impingement)* • Un cartílago más corto puede causar de forma temprana una sobrecarga del promontorio con degeneración secundaria del *labrum* y roturas
Tipos IIc y D	Explicar mediante el valor fronterizo de beta = 77°

Recordar: alfa determina el tipo y beta determina la diferenciación fina.

Excepción: cuando alfa queda en la zona de IIc, la diferencia la determina el valor beta tanto si se trata de un tipo IIc como de un tipo D.

12

Inestabilidad y oscilación elástica

Bajo el concepto de *inestabilidad* se resumen todos los movimientos patológicos de la articulación de la cadera.
La oscilación elástica refleja movimientos inocuos que no precisan tratamiento.

Tabla 12-9.

Detalles conceptuales	Contenidos formativos
Inestabilidad	
Tipo IIc estable y tipo IIc inestable	• Explicación de cómo se produce el tipo D • El tipo IId es incorrecto, porque todos los tipos II son centrados, y el tipo D es el primer estadio de una cadera descentrada • Por supuesto que todas las caderas descentradas que son del tipo D o más, son por definición inestables
	Explicación del empeoramiento: en el momento en que el valor de alfa deriva a un tipo IIc aumentan las fuerzas de cizallamiento en la frontera osteocartilaginosa del cartílago de crecimiento del acetábulo, de tal forma que el crecimiento encondral (osificación del techo cartilaginoso) se frena (paralización del crecimiento) y se puede producir, a través de la pérdida de la osificación encondral, un aplanamiento avanzado del techo del acetábulo hasta la luxación
Suspensión elástica	Resumir todos los movimientos inocuos en la cabeza femoral: la compresión y descompresión del rodete o del techo cartilaginoso hialino debido a la incongruencia fisiológica de la cabeza femoral por las rotaciones de la cabeza o por una cápsula laxa
¿Cuándo se transforma una suspensión elástica (inocua) en una inestabilidad (patológica)?	$\geq 50°$ = suspensión elástica $< 50°$ = la cadera deriva en una zona del tipo IIc $\rightarrow$ $\rightarrow$ inestabilidad

Errores de inclinación

Los errores de inclinación pueden llevar a errores diagnósticos. Causas:

• Flexión y desviación del haz sónico con deformación de la imagen.
• Borrado de importantes marcas de referencia.

Los errores de inclinación sólo pueden ser minimizados con una técnica exploratoria adecuada y equipamientos técnicos (soporte cuna, pinza guía del transductor).

Tabla 12-10. Errores de inclinación

Errores de inclinación	Contenidos formativos
Error de inclinación anteroposterior	Dibujar la típica modificación, incluso poniendo ejemplos con ecogramas
Error de inclinación posteroanterior	
Error de inclinación superoinferior	
Error de inclinación inferosuperior	

Tabla 12-11.

Procedimiento	Explicación y contenidos formativos
Requisitos técnicos	
• Soporte cuna • Pinza guía del transductor • Transductor lineal con 5 MHz y más • Sistema de documentación	• La técnica exploratoria no tiene nada que ver con la experiencia o la habilidad. Los pasos de la exploración deben practicarse con una muñeca («escuela de conducir») • La pinza guía del transductor es imprescindible para controlar los posibles errores de inclinación
Preparación	
• Instrucción a la madre con palabras claras («Buenos días señora Maier», «coloque la mano sobre el hombro del niño») • Colocación del niño	• Preocuparse de crear una atmósfera tranquila • La madre debería retirar el pañal del niño antes de entrar en la sala de exploración • La sala de exploración debe disponer de una mesa auxiliar de apoyo o para exploraciones clínicas adicionales • Comenzar con la cadera derecha, en ligera rotación interna de la pierna, y a continuación: 1. Aplicar gel directamente sobre la piel, no sobre el transductor 2. Cuidar la posición de los dedos del explorador, ¡no flexionarlos! 3. Dedos 4. Transductor (entrenar la posición) 5. Mano
Proceso de exploración	
• Adelante-atrás-adelante-atrás-menos-menos-*stop* (congelar la imagen) • Buscar el «borde inferior»	• Concentrarse sólo en el borde inferior del ilion, no intentar conseguir primero el plano de corte • Con la imagen parada pensar despacio dónde se ha cortado el techo acetabular (¿dorsal?, ¿ventral?); la corrección del plano de corte se realiza en función de las sensaciones que transmite la imagen estática
Girar	Al girar el plano de corte no mirar al monitor, sino al transductor para que gire en el sentido correcto
• Adelante-atrás-adelante-atrás-menos-menos-*stop* (congelar la imagen) • Buscar «borde inferior»	Mediante la corrección del plano de corte se ha perdido el borde inferior, con lo que se tiene que volver a buscar. Llegado el caso, repetir el procedimiento. El resto de partes relevantes en la imagen se obtienen con esta técnica de manera automática

Técnica de exploración

12

- Nunca se debe intentar con esta técnica colocar primero el plano de corte; debe visualizarse siempre en primer lugar el borde inferior.
- Con la imagen congelada *(stop)* valorar tranquilamente el plano de corte.
- Siguiendo la orden «girar o rotar», realizar el giro en la dirección correcta controlando con la vista el transductor y volver a presentar el borde inferior.
- Para ello cabe tener en cuenta que el explorador alterna su mirada entre el monitor y el transductor.

13 Ejercicios prácticos

El objetivo de este capítulo consiste en facilitar, a través de las imágenes ecográficas, que el lector se acostumbre y afiance en los conocimientos del ecograma de cadera y pueda desarrollar un procedimiento sistemático para determinar los hallazgos. Va dirigido especialmente a los principiantes y a los que deseen refrescar sus conocimientos adquiridos sobre el diagnóstico de la cadera del lactante.

El lector perdería el interés si tuviera la solución antes de realizar el ejercicio. Por eso este capítulo se ha dividido en dos partes:

- Parte 1: ejercicios (págs. 165-179).
- Parte 2: soluciones (págs. 180-184).

Aconsejamos que se tenga siempre papel de escribir a mano para poder apuntar las respuestas antes de pasar página para ver las soluciones.

Parte 1: ejercicios

Identificación de las estructuras anatómicas

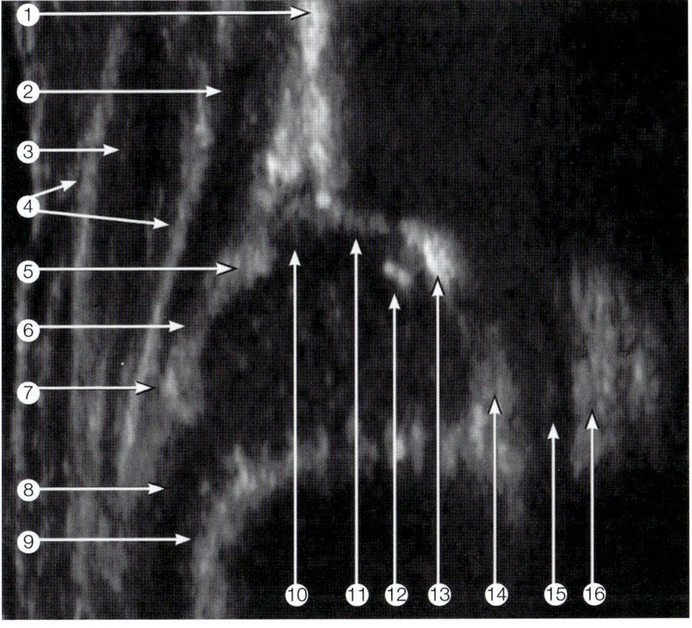

Figura 13-1.
Pregunta 1. Identifique las estructuras anatómicas señalizadas.

Figura 13-2.

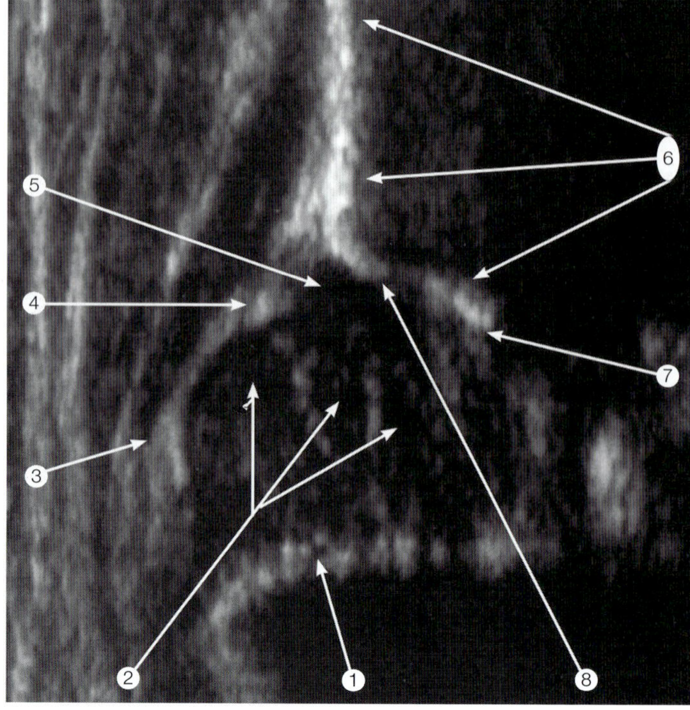

Figura 13-3.

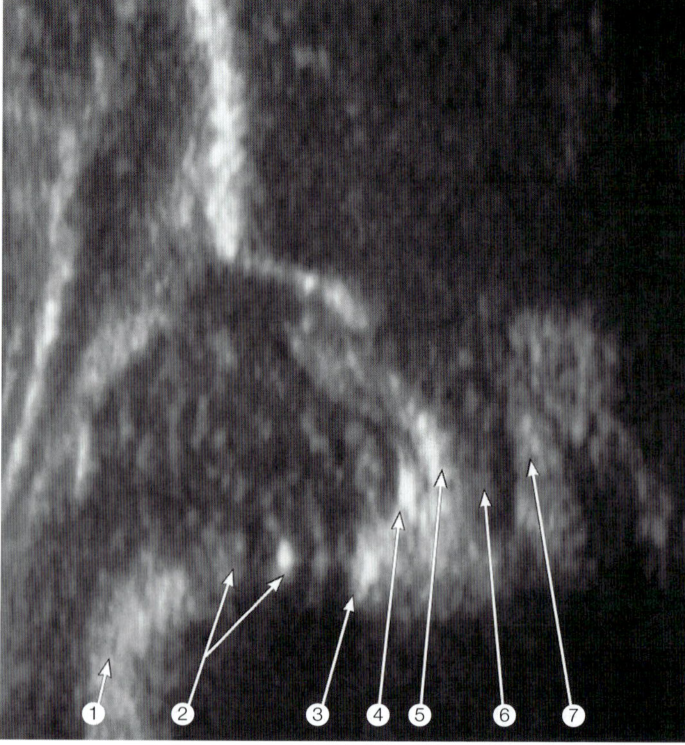

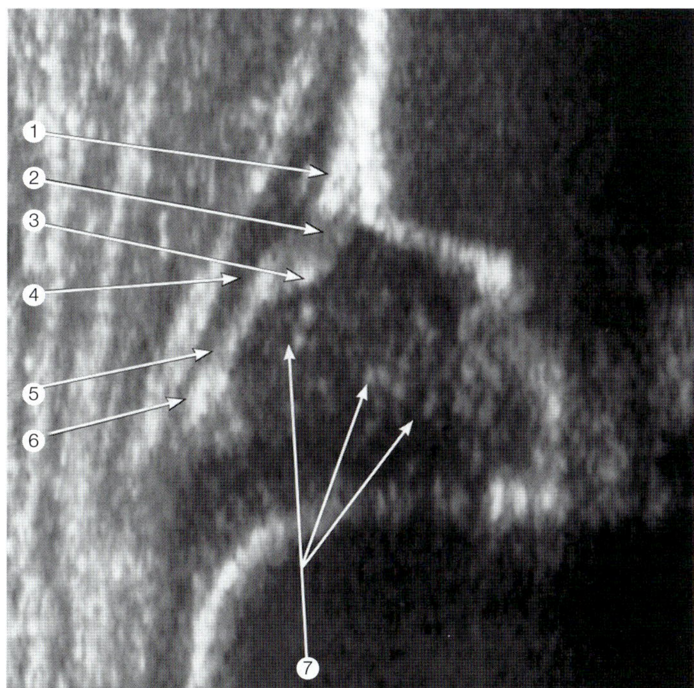

Figura 13-4.
Pregunta 4. Identifique en el ecograma adjunto las estructuras anatómicas siguientes:

1
2
3
4
5
6
7

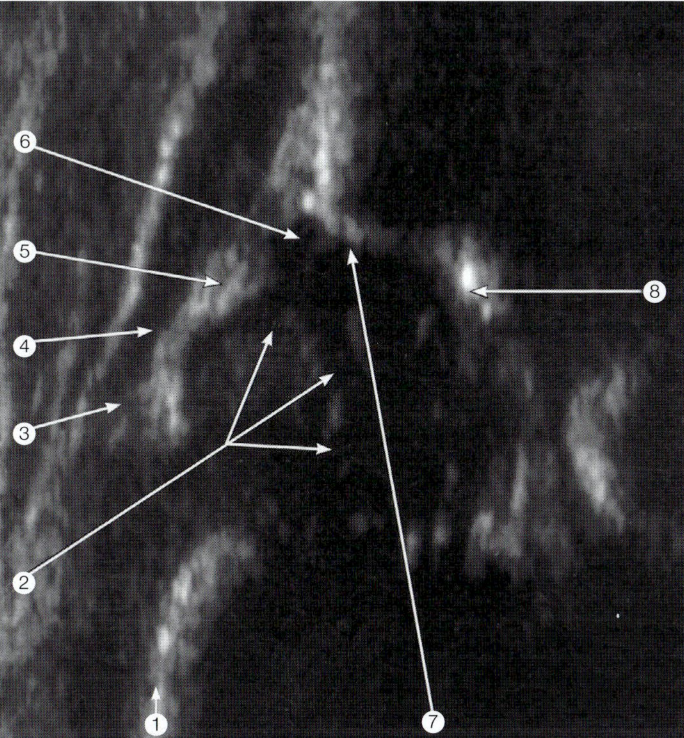

Figura 13-5.
Pregunta 5. Identifique en el ecograma adjunto las estructuras anatómicas siguientes:

1
2
3
4
5
6
7
8

13

Figura 13-6.
Pregunta 6. Identifique en el ecograma adjunto las estructuras anatómicas siguientes:

1
2
3

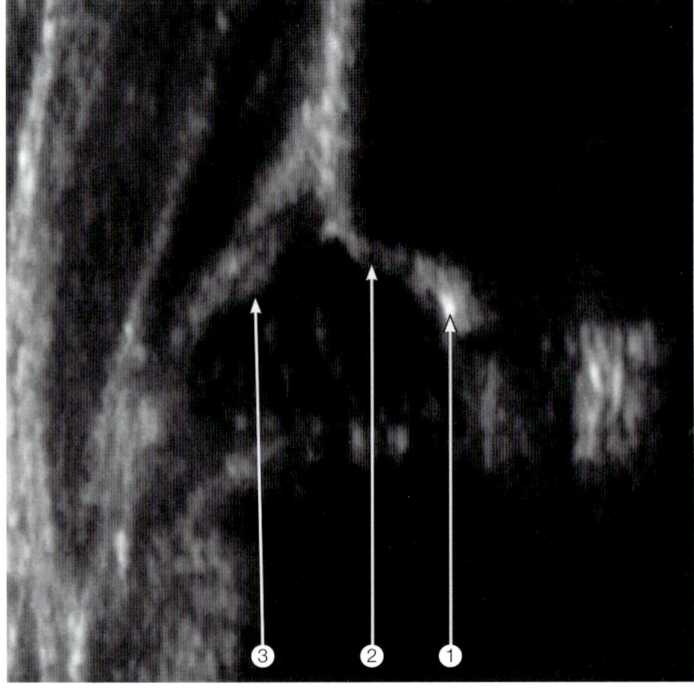

Figura 13-7.
Pregunta 7. Identifique en el ecograma adjunto las estructuras anatómicas siguientes:

1
2
3
4
5
6
7
8
9

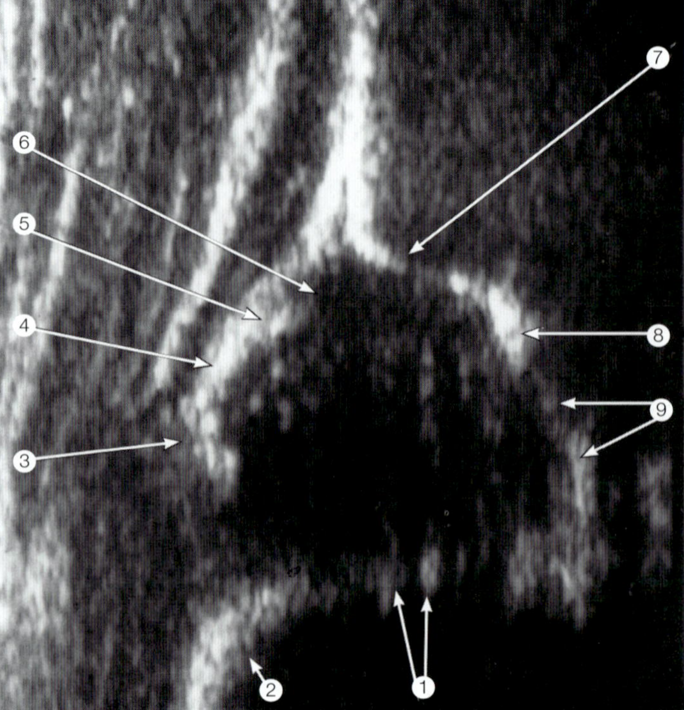

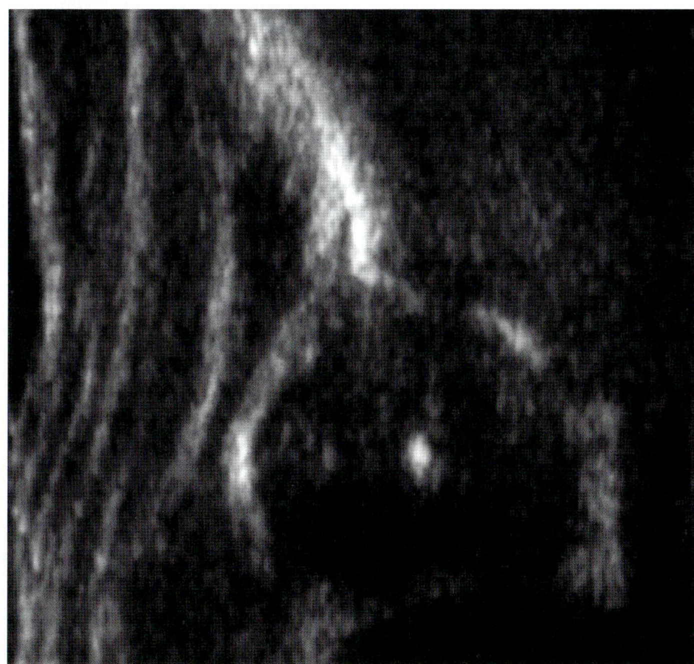

Examen de la validez del ecograma (borde inferior del ilion, corte en la región central acetabular, *labrum*)

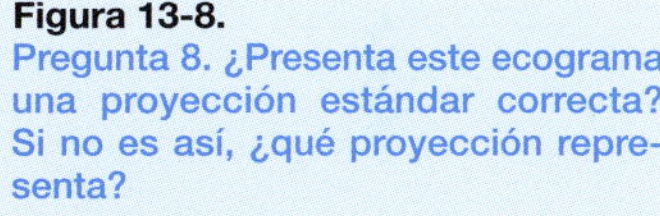

Figura 13-8.
Pregunta 8. ¿Presenta este ecograma una proyección estándar correcta? Si no es así, ¿qué proyección representa?

Figura 13-9.
Pregunta 9. ¿Expresa este ecograma los criterios de calidad? Si no es así, ¿por qué no?

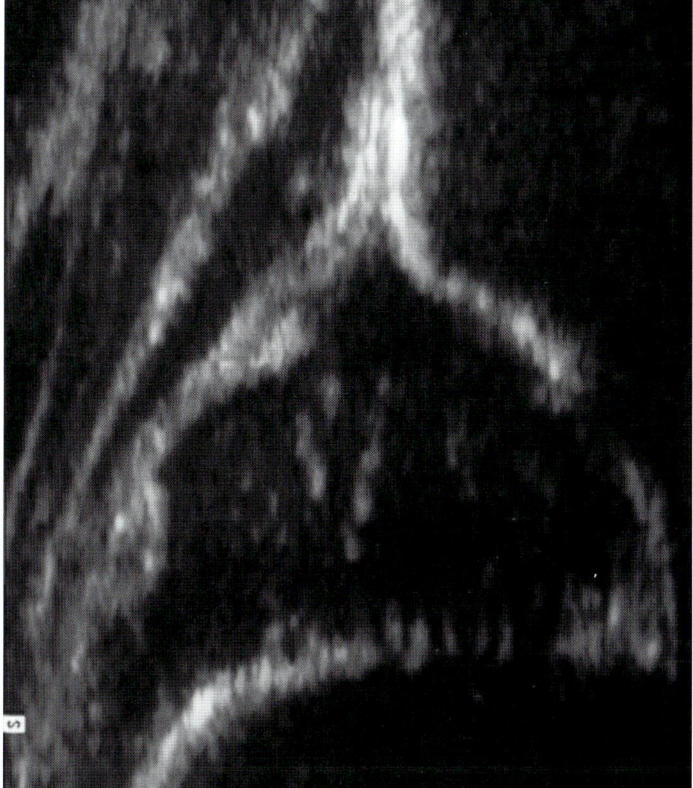

13

Figura 13-10.
Pregunta 10. ¿Diría Ud. que este eco-grama es correcto? Si no es así, ¿por qué no?

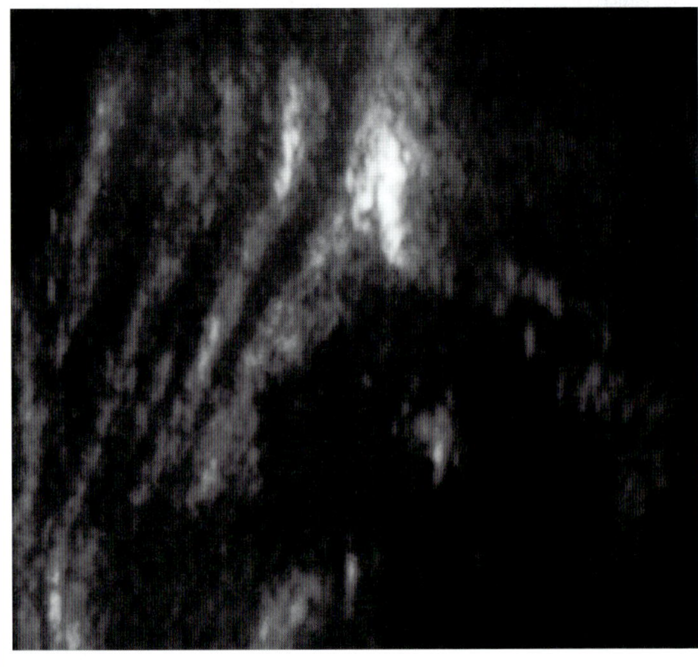

Figura 13-11.
Pregunta 11. ¿Ha sido este ecograma realizado correctamente? Si no es así, ¿por qué no?

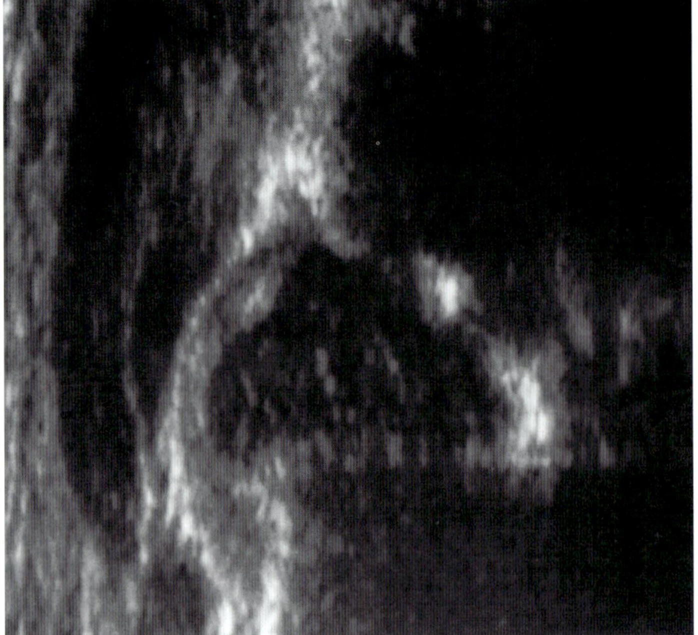

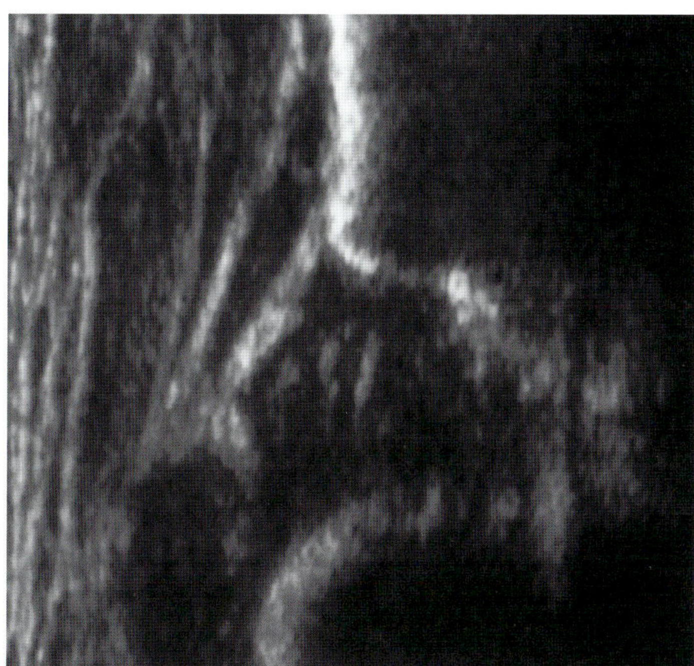

Figura 13-12.
Pregunta 12. ¿Ha sido este ecograma realizado correctamente? Si no es así, ¿por qué no?

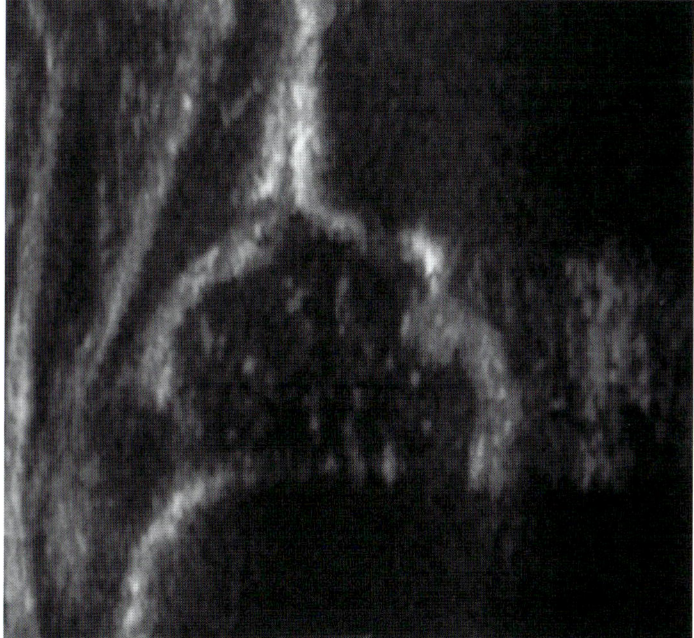

Figura 13-13.
Pregunta 13. ¿Reúne el ecograma adjunto los criterios del control de la validez? Si los reúne o no, ¿por qué?

Descripción (cobertura ósea, cobertura cartilaginosa), clasificación, medidas angulares

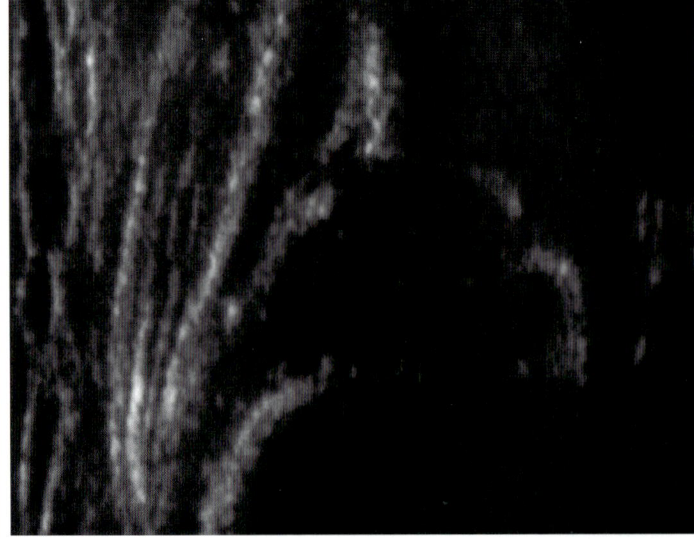

Figura 13-14.
Pregunta 14. Once semanas/cadera izquierda. Preguntas: descripción, medidas angulares y clasificación.

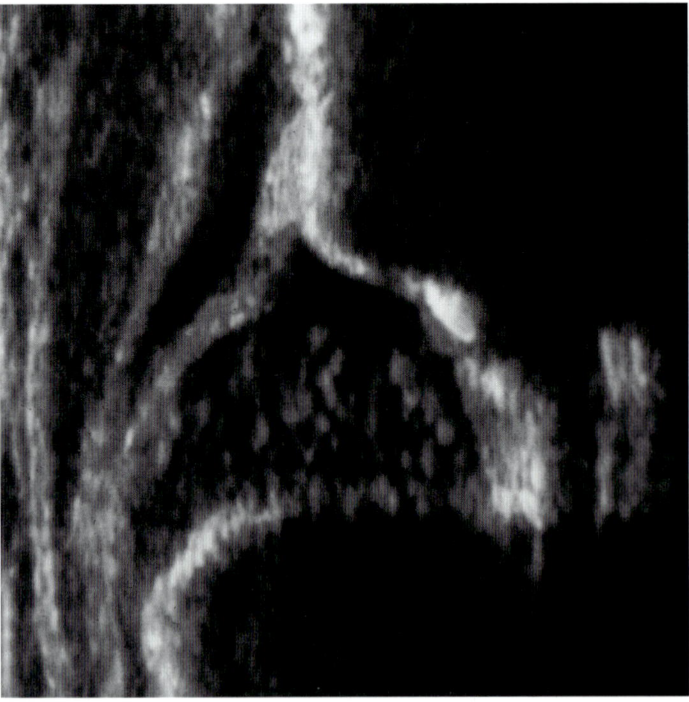

Figura 13-15.
Pregunta 15. Tres semanas/cadera izquierda. Preguntas: descripción, medidas angulares y clasificación.

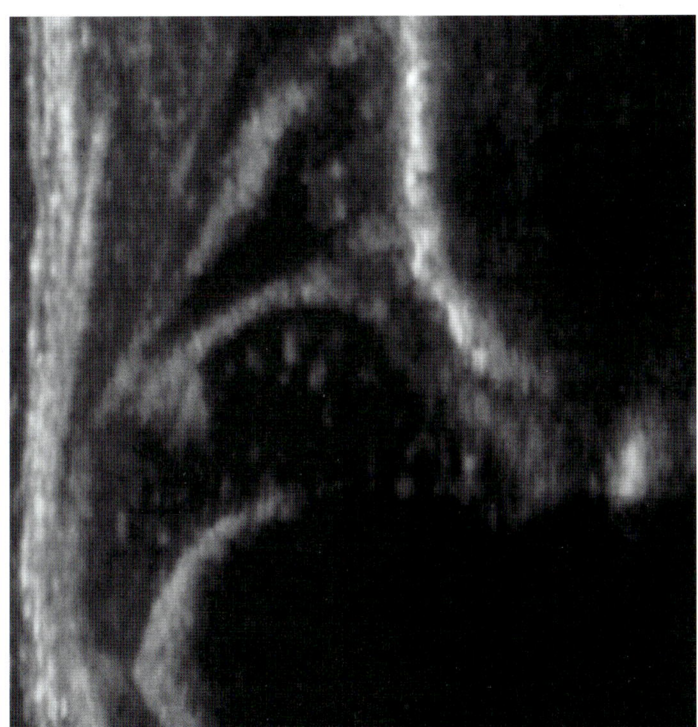

Figura 13-16.
Pregunta 16. Dos semanas/cadera derecha. Preguntas: descripción, medidas angulares y clasificación.

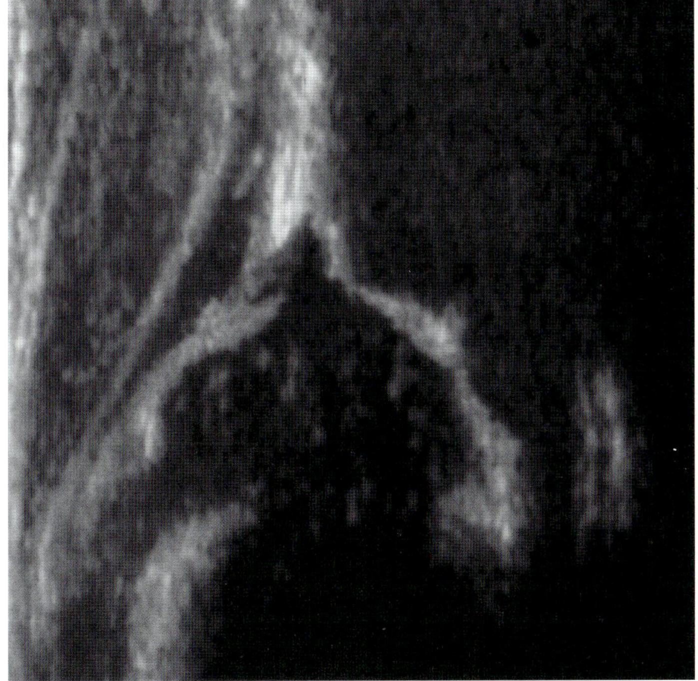

Figura 13-17.
Pregunta 17. Ocho semanas/cadera derecha. Preguntas: descripción, medidas angulares y clasificación.

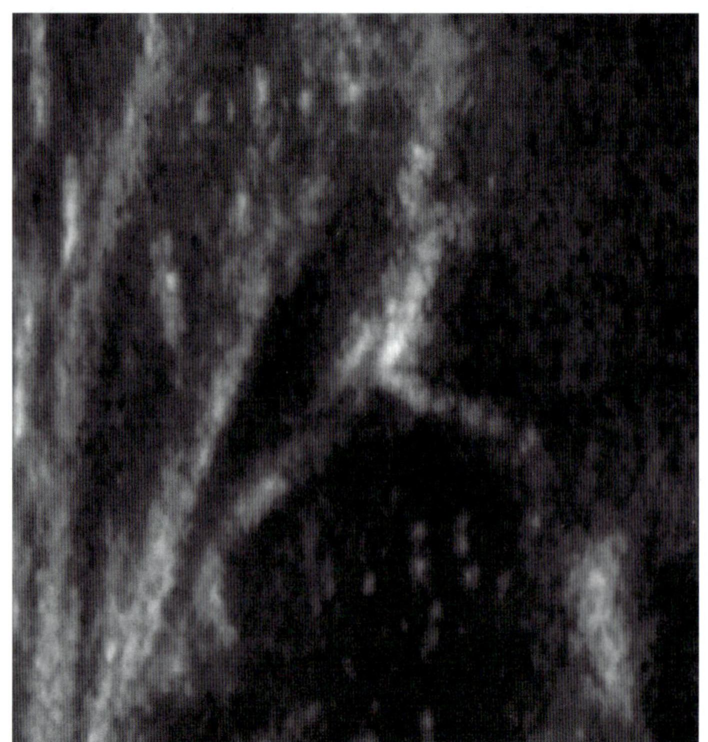

Figura 13-18.
Pregunta 18. Tres meses/cadera izquierda. Preguntas: descripción, medidas angulares y clasificación.

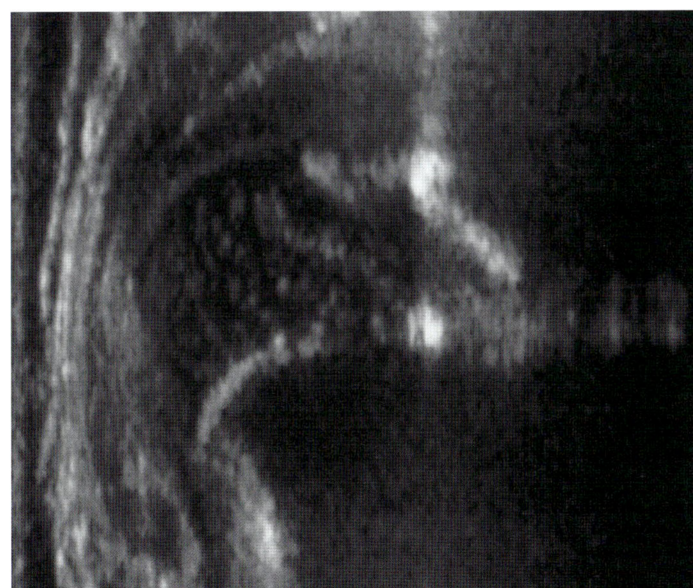

Ejercicios diversos

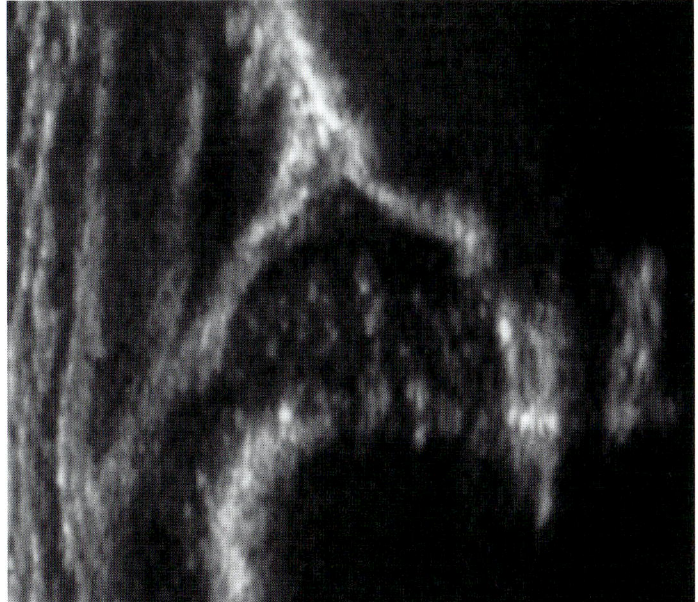

Figura 13-19.
Pregunta 19. Dos días/cadera derecha. Pregunta: ¿a qué tipo de cadera corresponde esta articulación?

Figura 13-20.
Pregunta 20. Tres semanas/cadera derecha. Pregunta: ¿reúne esta cadera los criterios mínimos exigibles de maduración?

13

Figura 13-21.
Pregunta 21. Una semana/cadera izquierda. Preguntas: descripción de los hallazgos, clasificación y medidas angulares para asegurar el diagnóstico.

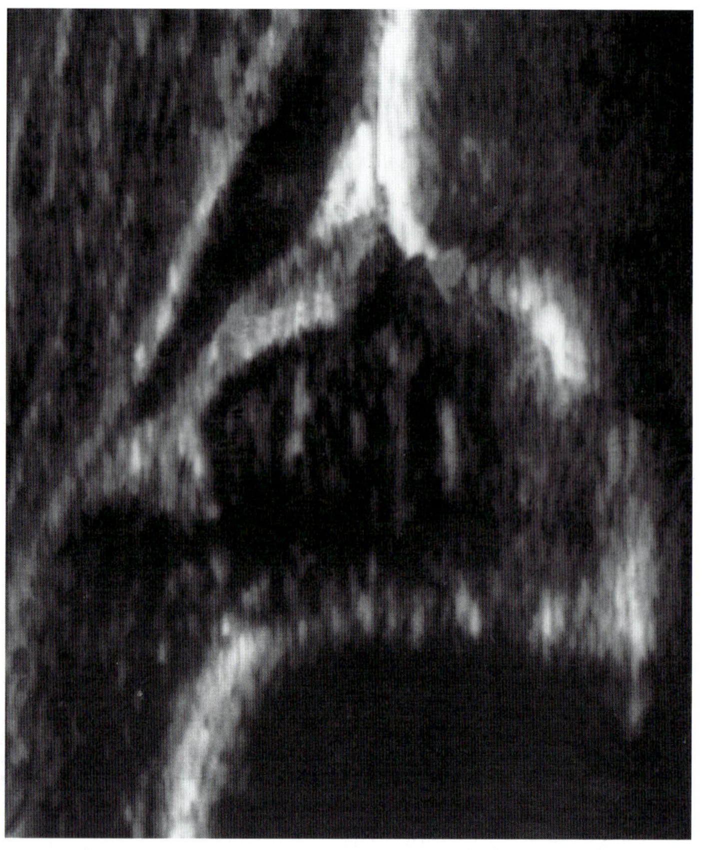

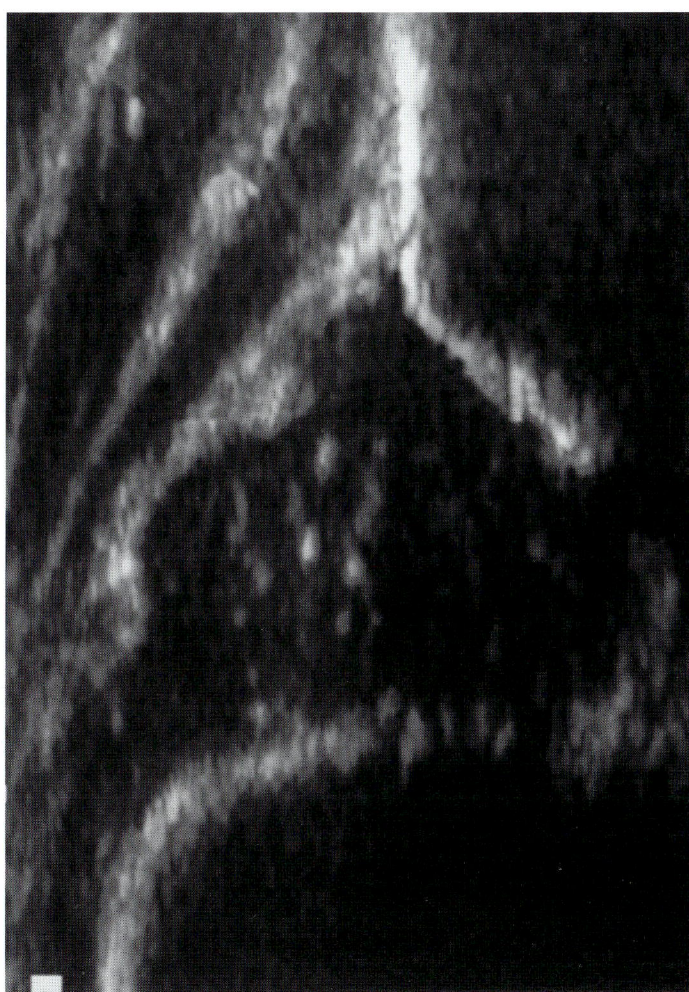

Figura 13-22.
Pregunta 22. Siete semanas/cadera izquierda. Preguntas: hallazgos, medidas angulares y clasificación.

Figura 13-23.
Pregunta 23. Trece semanas/cadera derecha. Preguntas: descripción de los hallazgos y clasificación.

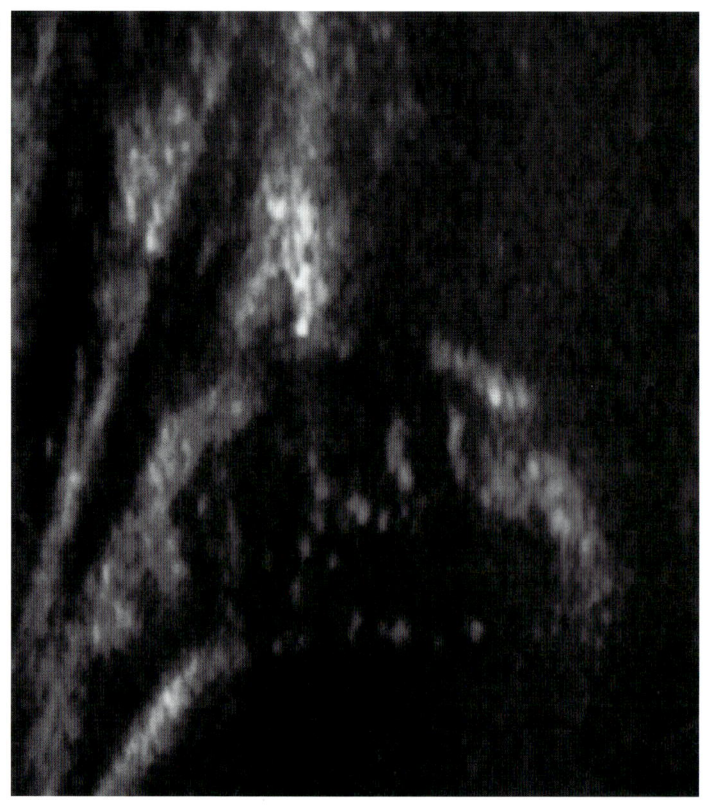

Figura 13-24.
Pregunta 24. Nueve semanas/cadera derecha. Preguntas: ¿se trata de una cadera centrada o descentrada? ¿A qué tipo de cadera corresponde esta articulación?

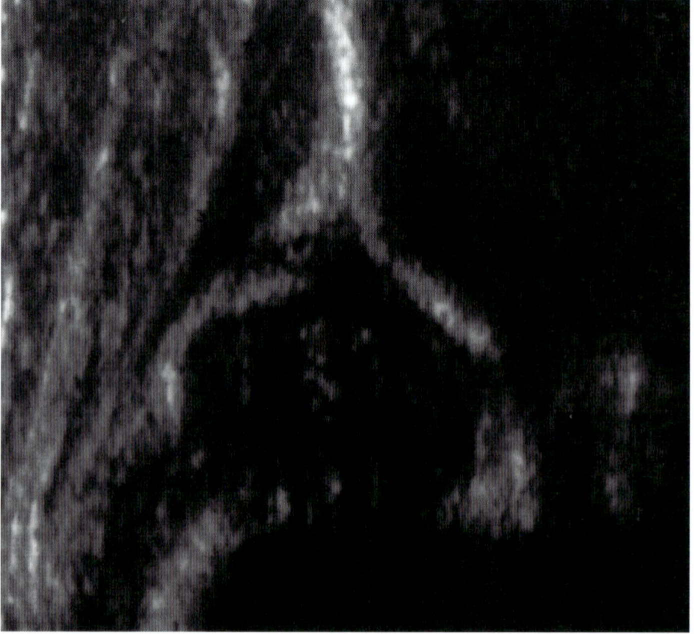

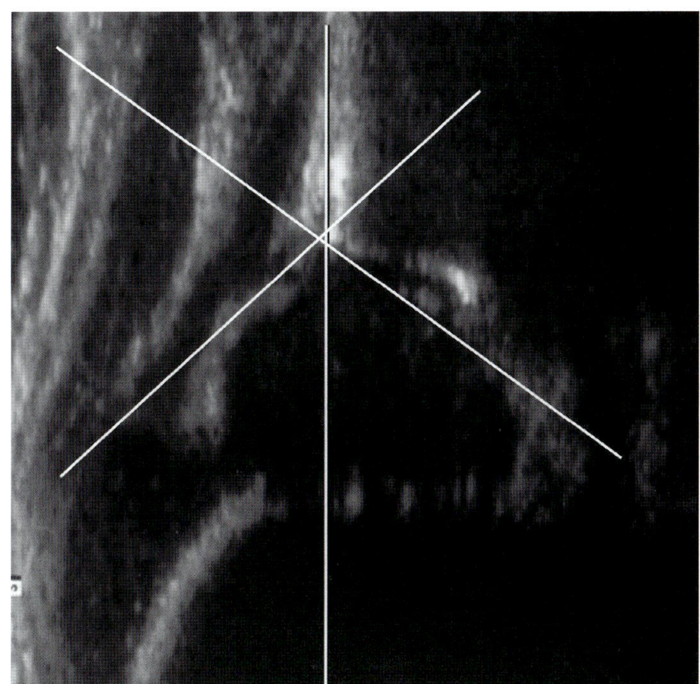

Figura 13-25.
Pregunta 25. Cinco meses/cadera izquierda. Preguntas: a) ¿es correcto el trazado de la línea del techo acetabular? b) ¿Es correcto el trazado de la línea del *labrum*?

Parte 2: soluciones

Respuesta 1

1. Hueso ilíaco
2. Músculo glúteo menor
3. Músculo glúteo mayor
4. Fascia intermuscular
5. *Labrum* acetabular
6. Cápsula articular
7. Repliegue capsular
8. Trocánter mayor cartilaginoso preformado
9. Línea oseocartilaginosa
10. Techo cartilaginoso preformado
11. Promontorio acetabular
12. Ligamento redondo
13. Borde inferior del ilion
14. Pericondrio
15. Cartílago en «Y»
16. Pericondrio

Respuesta 2

1. Línea oseocartilaginosa
2. Cabeza femoral cartilaginosa
3. Repliegue capsular
4. *Labrum* acetabular
5. Techo cartilaginoso preformado
6. Contorno óseo (ilion y techo óseo)
7. Borde inferior del ilion
8. Promontorio acetabular

Respuesta 3

1. Línea oseocartilaginosa
2. Empalizada
3. Ligamento transverso
4. Ligamento redondo
5. Pulvinar
6. Cartílago en «Y»
7. Pericondrio interno

Respuesta 4

1. Tendón del recto anterior
2. Pericondrio y cápsula articular
3. *Labrum* acetabular
4. Ligamento isquiofemoral
5. Cápsula articular
6. Repliegue capsular
7. Sinusoides

Respuesta 5

1. Línea oseocartilaginosa
2. Cabeza femoral
3. Repliegue capsular
4. Cápsula articular
5. *Labrum* acetabular
6. Techo cartilaginoso
7. Techo óseo
8. Borde inferior del ilion

Respuesta 6

1. Borde inferior del ilion
2. Promontorio acetabular
3. *Labrum* acetabular

Respuesta 7

1. Empalizada
2. Línea oseocartilaginosa
3. Repliegue capsular
4. Cápsula articular
5. *Labrum* acetabular
6. Techo cartilaginoso
7. Promontorio (cambio de dirección)
8. Borde inferior del ilion
9. Tejido graso y conjuntivo

Respuesta 8. Este ecograma no ha sido realizado en un plano de corte estándar. El corte se manifiesta en una posición muy anterior.

Respuesta 9. Este ecograma reúne los criterios de calidad (borde inferior del ilion claramente visible, corte correcto y *labrum* acetabular también nítidamente visible).

1. Borde inferior del ilion
2. Silueta ilíaca recta
3. *Labrum* acetabular

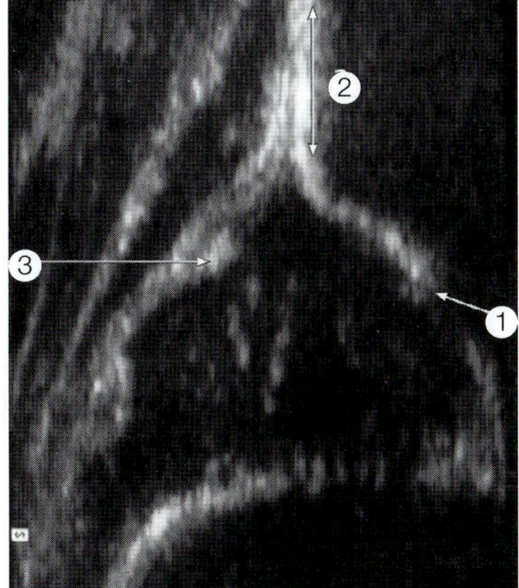

Figura 13-26.
(Solución a la figura 13-9)

13

Respuesta 10. Este ecograma no debe ser admitido, ya que falta el borde inferior del ilion.

Respuesta 11. En el estudio ecográfico la sonda se ha inclinado en dirección anteroposterior. Reconocemos este error al ver el ilion ensanchado.

Respuesta 12. En el estudio ecográfico la sonda ha estado inclinada en dirección posteroanterior. Se reconoce en el ecograma por la forma en pico de cuervo del promontorio. Simula un corte dorsal.

Respuesta 13. Es un ecograma correcto. El borde inferior del ilion está claramente identificado (1), la silueta del ilíaco está recta (2) y el *labrum* acetabular (3) está nítidamente visible.

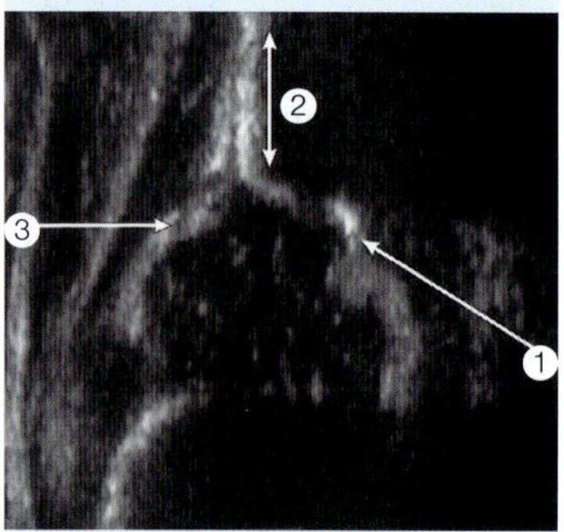

Figura 13-27.
(Solución a la figura 13-13)

Respuesta 14. La cobertura ósea es buena (suficiente), el promontorio es puntiagudo y la cobertura cartilaginosa es buena (suficiente). Tipo I.

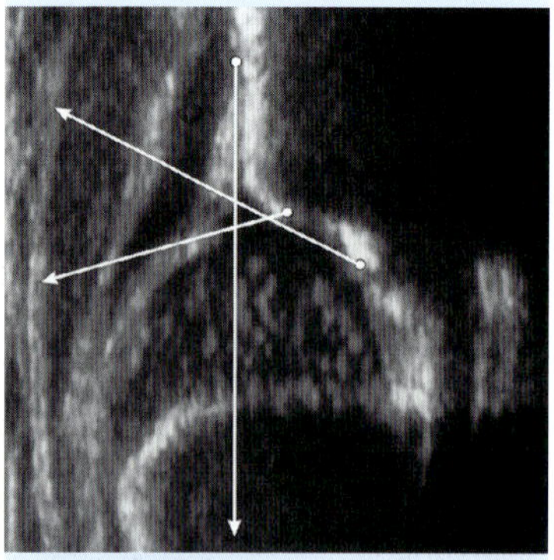

Respuesta 15. La cobertura ósea es normal, el promontorio es romo, la cobertura cartilaginosa es buena (suficiente). El ángulo alfa tiene un valor de 61°; el ángulo beta, de 75°. Se trata pues de una cadera de tipo Ib.
Nota: también habría sido correcto decir que se trata de una cadera normal.

Figura 13-28.
(Solución a la figura 13-15)

Respuesta 16. La cobertura ósea es deficiente, el promontorio es plano, la cobertura cartilaginosa se encuentra comprimida hacia arriba sin modificaciones de la estructura (tipo IIIa). La medición de los ángulos no es posible en este ecograma, ya que el borde inferior del ilion no puede ser identificado de forma clara. Sucede con frecuencia que en caderas descentradas la medición del ángulo alfa no es posible, al no encontrarse en el mismo plano la cobertura ósea y la cabeza femoral.

Respuesta 17. La cobertura ósea es deficiente, el promontorio es redondo y el techo cartilaginoso es suficiente. Ángulo alfa = 54°, ángulo beta = 75°, tipo IIa(−).

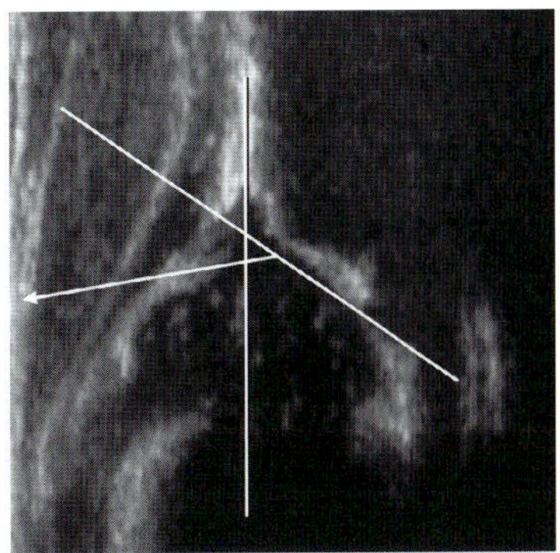

Figura 13-29.
(Solución a la figura 13-17)

Respuesta 18. Es un ecograma que no se puede utilizar. Falta el borde inferior del ilion, el corte se dirige hacia atrás y el *labrum* acetabular no es visible.

Respuesta 19. La cadera se encuentra descentrada, el techo cartilaginoso se halla comprimido hacia abajo (el trayecto del pericondrio, señalado con flechas, está arqueado o bien horizontal). Se trata de una cadera de tipo IV.

Respuesta 20. El corte se encuentra en una posición muy anterior, por lo que no es posible definir el grado de madurez de la cadera.

Respuesta 21. La cobertura ósea es suficiente, el promontorio es redondeado, la cobertura cartilaginosa es buena (tipo IIa). Ángulo alfa = 55°, ángulo beta = 74°.

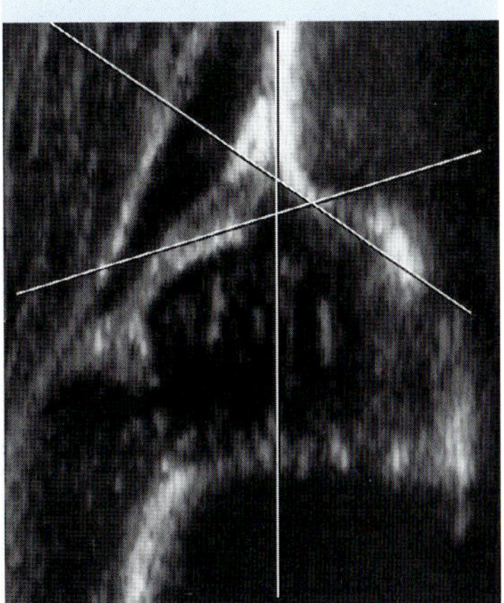

Figura 13-30.
(Solución a la figura 13-21)

13

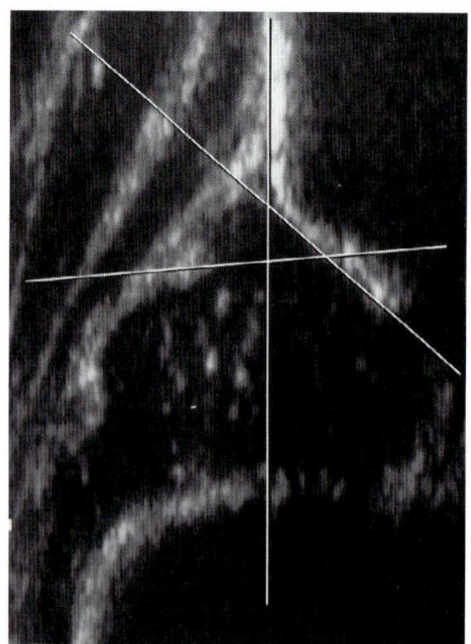

Figura 13-31.
(Solución a la figura 13-22)

Respuesta 22. La cobertura ósea es muy insuficiente, la forma del promontorio oscila entre fuertemente redondeado y plano, y el techo cartilaginoso se halla comprimido hacia arriba. Ángulo alfa = 48°, ángulo beta = 86°. Tipo D.

Respuesta 23. La cobertura ósea es buena, el promontorio acetabular es puntiagudo y la cobertura cartilaginosa es buena (suficiente). Tipo I.

Respuesta 24. La cadera se encuentra descentrada. La cobertura ósea es deficiente, el promontorio acetabular se encuentra aplanado y el techo cartilaginoso se halla desplazado hacia arriba sin cambios en su estructura. Tipo IIIa.

Respuesta 25

a) La línea que representa a la cobertura ósea no está correctamente trazada. El promontorio (punto de inflexión en la dirección) se marcó erróneamente en la inserción del ligamento redondo femoral y no en el borde inferior del ilion.
b) La línea del rodete está mal señalizada. No se trazó a partir del promontorio (punto de inflexión en la dirección).

14 Bibliografía

Abdullah U, Campell S, Dewhurst C J, Tablert D, Lukas M, Mullarkey M (1971): Effects of diagnostic ultrasound on maternal and fetal chromosomes Lancet I/II: 829

Ackermann H J, Hoferichter U (1979): Nachuntersuchungsergebnisse bei Abduktionshemmung am Hüftgelenk von Neugeborenen. Beitr Orthop Traumatol 26: 693–698

Ackermann H J (1984): Zu den Bezeichnungen von Hüftbefunden bei Neugeborenen. Beitr Orthop und Traumatol 31: 53–56

Ackermann H J, Kupper H (1984): Zum Krankheitswert des «atypical dry click» an der Neugeborenenhüfte. Beitr Orthop Traumat 31: 105–107

Anderhuber F (1997): Embryologie und Morphogenese. In: Tschauner C (1997): Die Hüfte. S. 1–3. Enke, Stuttgart

Barlow T G (1962): Early diagnosis and treatment of congenital dislocation of the hip. J Bone Joint Surg (Br) 44-B: 292–301

Batory I (1982): Ätiologie der pathologischen Veränderungen des kindlichen Hüftgelenkes. Enke, Stuttgart

Becker F (1979): Probleme und Gefahren der funktionellen Behandlung dysplastischer Hüftgelenke im frühen Säuglingsalter. Z Orthop 117: 138–146

Berman L, Klenerman L (1986): Ultrasound screening for hip abnormalities: preliminary findings in 1001 neonates. Br Med J 293: 719–722

Bernbeck R (1951): Zur Pathologie der Luxatio coxae congenita. Virchow Arch Pathol Anat 320: 238–252

Breninek A (1979): Stumme Fälle von Hüftdysplasie. Z Orthop 117: 821–823

Büschelberger H (1982): Die Luxationshüfte. In: Matzen P (Hrsg): Lehrbuch der Orthopädie. Volk und Gesundheit, Berlin

Casser H R (1992): Sonographiegesteuerte Behandlung der dysplastischen Säuglingshüfte. Enke, Stuttgart

Castelein R M, Sauter A I M (1988): Ultrasound screening for congenital dysplasia of the hip in newborns; its value. J Pediatr Orthop 8: 666–670

Castelein R M, Sauter A J M, deVlieger M, vanLinge B (1992): Natural history of ultrasound hip abnormalities in clinically normal newborns. J Pediatr Orthop 12: 423–427

Catterall A (1994): The early diagnosis of congenital dislocation of the hip. J Bone Joint Surg (Br) 76-B: 515–516

Cheng J C Y, Chan Y L, Hui P W, Shen W Y, Metreweli C (1994): Ultrasonic Hip Morphometry in Infants. J Pediatr Orthop 14: 24–28

Clarke N M P, Harcke H T, McHugh P, Lee M S, Borns P F, MacEwen G D (1985): Real-time ultrasound in the diagnosis of congenital hip dislocation and dysplasia of the hip. J Bone Joint Surg (Br) 67: 406–412

Clarke N M P (1986): Sonographic clarification of the problems of neonatal hip instability. J Pediatr Orthop 6: 527–532

Donaldson J S (1994): The Use of Sonography in Screening for Developmental Dysplasia of the Hip. AJR 162: 399–400

Dörr W M (1968): Makroskopisch-anatomische, osteologische und röntgenologische Untersuchungen an frühkindlichen Hüftluxationspräparaten. Habilitationsschrift, Uni Aachen

Dorn U, Hattwich M (1986): Die sonographische Beurteilung der Schenkelhalsantetorsion. Orthop Praxis 22: 248–253

Faber A (1938): Untersuchungen über die Ätiologie und Pathogenese der angeborenen Hüftverrenkung. Thieme, Leipzig

Fettweis E (1968): Sitz-Hock-Stellungsgips bei Hüftgelenksdysplasien. Arch Orthop Trauma Surg 63: 38–51

Fettweis E (1992): Das kindliche Hüftluxationsleiden. Die Behandlung in Sitz-Hock-Stellung (mit umfangreicher Bibliographie): ecomed, Landsberg/Lech

Fischer E P (1985): Die Welt im Kopf. Faude, Konstanz

Ganger R und Mitarbeiter (1991): Ultraschall-Screening der Neugeborenenhüfte: Ergebnisse und Erfahrungen. Ultraschall Med 12: 25–30

Gekeler J (1988): Zur Frühbehandlung der angeborenen Hüftdysplasie und Hüftluxation. Orthop Praxis 24: 216–220

Graf R (1980): The diagnosis of congenital hip joint dislocation by the ultrasonic compound treatment. Arch Orthop Traumat 97: 117–133

Graf R (1981): The ultrasonic image of the acetabular rim in infants. An experimental and clinical investigation. Arch Orthop Traumat 99: 35–41

Graf R, Tschauner Ch, Schuler P (1986): Ist die Hüftsonographie notwendig und unter welchen Voraussetzungen kann sie eingesetzt werden? Pädiat Prax 34: 129–139

Graf R, Soldner R (1989): Zum Problem der Winkelmeßfehler bei der Hüftsonographie durch Linear- und Sektorscanner. Ultraschall Klin Prax 4: 177–182

Graf R (1993): Sonographie der Säuglingshüfte. Ein Kompendium. 4. Auflage. Enke, Stuttgart

Graf R (1995): Probleme und Fehlerquellen bei der Hüftsonographie. pädiat prax 49 (1995): 467–475

Graf R (1995): Kursus der Hüftsonographie beim Säugling. Gustav Fischer, Stuttgart-Jena-NewYork

Graf R, Lercher K (1996): Erfahrungen mit einem 3-D-Sonographiesystem am Säuglingshüftgelenk. Ultraschall in Med 17 (1996): 218–224

Graf R, Tschauner Chr (1996): Ultrasound screening in the neonatal period. Baillièrés Clinical Orthopaedics Vol. 1, No. 1, August 1996: 117–133

Graf R (1997): Hüftsonographie. Grundsätze und aktuelle Aspekte. Orthopäde 26: 14–24

Graf R, Fronhöfer G (1997): Neudefinition des proximalen Perichondriums und des Perichondriumloches im Hüftsonogramm. Orthopäde 26: 1057–1061

Grill F, Müller D (1997): Ergebnisse des Hüftultraschallscreenings in Österreich. Orthopäde (1997) 26: 25–32

Harcke H T, Clarke N M P, Lee M S, Borns P F, MacEwen G D (1984): Examination of the infant hip with real-time ultrasonography. J Ultrasound Med 3: 131–137

Heipertz W, Maronna U (1982): Der Wert der Röntgenuntersuchung in den ersten sechs Lebenswochen. In: Fries G, Tönnis D (Hrsg.) Hüftluxation und Hüftdysplasie. S. 25–29. Med Lit Verlag Uelzen

Hilgenreiner W H (1925): Zur Frühdiagnose und Frühbehandlung der angeborenen Hüftgelenksverrenkung. Med Klin 21: 1385–1389, 1425–1429

Holler M (1980): Joint motion limitation in newborns. Clin Orthop 148: 94–96

Katthagen B D, Mittelmeier H, Becker D (1986): Häufigkeit und stationärer Behandlungsbeginn veralteter Luxationshüften in der Bundesrepublik Deutschland. Orthop Praxis 22: 887–888

Katthagen B D, Mittelmeier H, Becker D (1988): Häufigkeit und stationärer Behandlungsbeginn kindlicher Hüftgelenksluxationen in der Bundesrepublik Deutschland. Z Orthop 126: 475–483

Komprda J (1974): Diagnostika vrozené dysplazie kycle u novorozencu. Acta Chir Traumatol Cech 41: 448–455

Konermann W, Gruber G, Tschauner C (Hrsg) (1998): Die Hüftreifungsstörung. Steinkopff, Darmstadt

Kramps H A, Lenschow E (1978): Zur Anwendung der Ultraschall-Compound-Methode zur Weichteildiagnostik und Konturendarstellung in der Orthopädie. Neues von Picker, Bulletin 1

Matthiessen H D (1993): Dynamik des Wachstums im Pfannendach. in: Schilt M (Hrsg): Angeborene Hüftdysplasie und -luxation vom Neugeborenen bis zum Erwachsenen. Seiten 19–46. SGUMB-SVUPP-Eigenverlag, Zürich

Matthiessen H D (1993): Die «endogene» Hüftdysplasie. In:Schilt M (Hrsg): Angeborene Hüftdysplasie und -luxation vom Neugeborenen bis zum Erwachsenen. Seiten 117–133. SGUMB-SVUPP-Eigenverlag, Zürich

Matthiessen H D (1996): Forensische Probleme bei der Behandlung von Hüftdysplasien und -luxationen. Z Orthop (1996) 134: Oa 10–12

Matthiessen H D (1997): Dysplasie- und Therapiefaktor bei der Hüftreifungsstörung. Z Orthop (1997) 135: Oa 12–13

Mau H, Michaelis M (1983): Zur Häufigkeit und Entwicklung auffallender Hüftbefunde (Dysplasie-Komplex) bei Neugeborenen und Kleinkindern. Z Orthop 121: 601–609

Melzer Ch (1993): Röntgenbild – Sonographie – Anatomie (Ein Vergleich): In: Schilt M (Hrsg): Angeborene Hüftdysplasie und -luxation vom Neugeborenen bis zum Erwachsenen. Seiten 69–77. SGUMB-SVUPP-Eigenverlag, Zürich

Melzer Ch (1997): Korrelation Sono und Röntgen. Orthopäde (1997) 26: 43–48

Müller I, Engelbert S (1998): Geschichte der kongenitalen Hüftluxation. In: Grifka J und Ludwig J (Hrsg.): Kindliche Hüftdysplasie. S. 1–28. Thieme, Stuttgart-NewYork

Müller W (1998): Biophysikalische Messungen zum Effekt von Kippfehlern bei der Hüftsonographie. Mündliche Mitteilung

Niethard F U, Gärtner B M (1982): Die prognostische Bedeutung qualitativer Hüftparameter bei der Verlaufsbeobachtung der Hüftdysplasie im Säuglingsalter und Kleinkindesalter. In: Fries G, Tönnis D (Hrsg.) Hüftluxation und Hüftdysplasie. S. 56–59. Med Lit Verlag Uelzen

Niethard F U, Rössler H (1987): Die Genauigkeit von Längen- und Winkelmessungen im Röntgenbild und Sonogramm des kindlichen Hüftgelenkes. Z Orthop 125: 170–176

Niethard F U (1997): Kinderorthopädie. Thieme, Stuttgart-NewYork

Nyborg W L (1977): Physical Mechanisms for Biological Effects of Ultrasound. US Department of Health Educations and Welfare. Bureau of Radiological Health. 20857.HEW Publication and FDA/68

Oelkers H (1961): Die Sauerstofffüllung zur Diagnostik und Indikationsstellung bei der angeborenen Hüftluxation. Verh Dtsch Orthop Ges 48. Kongreß. Z Orthop 94: 327 (Beilagsheft)

Oelkers H (1981): Histologischer und röntgenologischer Vergleich zwischen einem dysplastischen Becken (Luxationsbecken) und Normalbefund. Orthop Praxis 17: 614–624

Ortolani M (1937): Un segno poco noto e sua importanza per la diagnosi precoce di prelussazione congenita dell'anca. Pediatria 45: 129–136

Pauer M, Rossak K, Meilchen I (1988): Hüftscreening der Neugeborenen. Z Orthop 126: 260–265

Peic S (1981): Technische Erleichterung für die Durchführung einer Hüftarthrographie und Verhinderung der Entstehung der Wabenstruktur im Arthrogramm. In: Fries G, Tönnis D (Hrsg.) Hüftluxation und Hüftdysplasie. S. 71–74. Med Lit Verlag Uelzen

Ponseti I V (1978): Growth and development of the acetabulum in the normal child and morphology of the acetabulum in congenital dislocation of the hip. J Bone Joint Surg (A) 60-A: 575–599

Putti V (1929): Early treatment of congenital dislocation of the hip. J Bone Joint Surg 17: 798–812

Rodegerts U, Matthiessen H D (1971): Wachstumskinetik und Histomorphometrik der Wachstumsfuge. II. Symposium des SFB 1988 – Teratologische Forschung und Rehabilitation mehrfach Behinderter der WWU Münster, Vol. 2: 551–556

von Rosen S (1969): Die konservative Behandlung der Hüftdysplasie und Hüftverrenkung. Z Orthop 106: 173–178

von Rosen S (1977): Prophylaxe, Frühdiagnostik und Frühbehandlung der Luxationshüfte. Beitr Orthop Traumatol 24: 257–264

Rosendahl K, Markestad T, Lie R T (1992): Congenital dislocation of the hip: a prospective study comparing ultrasound and clinical examination. Acta Paediatr 81: 177–181

Roser W (1864): Die Lehre von den Spontanluxationen. Arch Physiol Heilk 5: 132–142

Rott H D (1984): Ultraschall in der Medizin: Biologische Wirkung und Sicherheitsaspekte. Dtsch Ärzteblatt 81: 1071–1077

Ryder C I, Mellin W G, Calley J (1962): The infant's hip normal or dysplastic? Clin Orthop 22: 7–19

Schmitt O (1981): Die Tastuntersuchung. In: Fries G, Tönnis D (Hrsg.) Hüftluxation und Hüftdysplasie. S. 51–55. Med Lit Verlag Uelzen

Schultheiss H (1965): Frühbehandlung der Hüftdysplasie durch atraumatische Spreizung. Z Orthop 100: Beilagenheft

Schwetlick W (1976): Die kindliche Luxationshüfte. Enke, Stuttgart

Suzuki S, Awaya G, Wakita S, Maekawa M, Ikeda T (1987): Diagnosis by Ultrasound of Congenital Dislocation of the Hip Joint. Clin Orthop 217: 172–178

Suzuki S, Kasahara Y, Futami T, Ushikubo S, Tsuchiya T (1991): Ultrasonography in Congenital Dislocation of the Hip:. Simultaneous Imaging of Both Hips from In Front. J Bone Joint Surg (Br) 73-B: 879–83

Terjesen T (1992): Femoral head coverage evaluated by ultrasonography in infants and children. Mapfre Medicina 3 (Supl. I): 41

Tönnis D, Brunken D (1968): Eine Abgrenzung normaler und pathologischer Hüftpfannendachwinkel zur Diagnsoe der Hüftdysplasie. Arch Orthop Unfall Chir 64: 197–208

Tönnis D (1984): Die angeborene Hüftdysplasie und Hüftluxation im Kindes- und Erwachsenalter. Springer, Berlin-Heidelberg-New York-Tokyo

Tönnis D (1987): Congenital Dysplasia and Dislocation of the Hip in Children and Adults. Springer, Berlin – Heidelberg – New York – Tokyo

Tschauner Ch, Klapsch W, Graf R (1990): Das sonographische Neugeborenenscreening des Hüftgelenkes. - Luxus oder Notwendigkeit? Monatsschr Kinderheilkd 138: 429–433

Tschauner C, Klapsch W, Baumgartner A, Graf R (1994): «Reifungskurve» des sonographischen Alpha-Winkels nach GRAF unbehandelter Hüftgelenke im ersten Lebensjahr. Z Orthop 132 (1994): 502–504

Wegner R D, Obe G, Mwyenburg M (1980): Has diagnostic ultrasound mutagenic effects? Hum Genet 56: 95–99

Weickert H (1975): Fortschritte in der Diagnostik und Behandlung der Luxationshüfte. Pädiatrie 14: 63–69

Weil U H (1978): Acetabular Dysplasia – Skeletal Dysplasias in Childhood. Progress in Orthopaedic Surgery 2. Springer, Berlin-Heidelberg.

Werzinger R A (1989): Die kongenitale Hüftluxation. Konservative und operative Therapie. Dissertation, Uni München

Witt H J, Woltersdorf J (1986): Zwillingsuntersuchungen zur Luxationshüfte. Dissertation, Uni Magdeburg

Wood und Loomis (1927): zitiert nach: Götz A J (Hrsg): Kompendium der medizinisch-diagnostischen Ultrasonographie. Enke, Stuttgart 1983

Zieger M, Hilperts R, Schultz D (1986): Ultrasound of the infant hip. Part I: Basic principles. Part II: Validity of the method. Pediatr Radiol 16: 483–492

Zieger M, Schultz D (1987): Ultrasound of the infant hip. Part III: Clinical application. Pediatr Radiol 17: 226–232

Bibliografía complementaria

Albinana J, Quesada J A, Certucha J A (1993): Children at High Risk for Congenital Dislocation of the Hip: Late Presentation. Journal of Pediatric Orthopaedics 13: 268–269

Andersson J E (1995): Neonatal Hip Instability: Normal Values for Physiological Movement of the Femoral Head Determined by an Anterior-Dynamic Ultrasound Method. J Pediatr Orthop 15: 736–740

Bache C E, Raut V V, Clegg J (1998): The financial aspects of a routine ultrasound screening programme for the detection and management of DDH (Abstract): J Bone Joint Surg (Br) 80-B: Supp III, 281

Becker R, Bayer M, Wessinghage D, Waertel G (1994): Hüftsonographie: Luxus oder Notwendigkeit? Deutsches Ärzteblatt 91: A-1892 - A-1898 (Heft 27)

Bennet G C (1992): Screening for congenital dislocation of the hip. J Bone Joint Surg (Br) 74-B: 643–644

Benson et al (1993): Ultrasound and DDH: A Cost-Benefit Analysis of Three Delivery Systems.(Abstract): J Pediatr Orthop 13: 120–121

Benz-Bohm G, Widemann B, Herrmann F (1987). Ist die Hüftsonographie bei Frühgeborenen als Screening-Untersuchung sinnvoll? Monatsschr Kinderheilkd 135: 838–841

Benz-Bohm G, Widemann B, Herrmann F, Weidtman V (1987). Ist die Hüftsonographie als Screeninguntersuchung sinnvoll? Fortschr Röntgenstr 146,2: 188–191

Bernsmann K, Schleberger R (1991): Ausheilungsbedingungen im Hüftscreening aufgefallener Neugeborenenhüften. Ultraschall Klin Prax 6: 232 (Abstract 475)

Boeree N R, Clarke N M P (1994): Ultrasound imaging and secondary screening for congenital dislocation of the hip. J Bone Joint Surg (Br) 76-B: 525–533

Bombelli R, Tschauner Ch, Bombelli M (1994): CDH in the pre- and post-sonographic era. Hip International Vol 4 (no. 1): 10–34

Bon R A, Exner G U (1992): Frühdiagnose der Hüftdysplasie – Argumente für ein generelles sonographisches Screening in der Schweiz. Schweiz Rundschau Med (PRAXIS) 81: 519–523

Bond Ch D, Hennrikus W L, DellaMaggiore E D (1997): Prospective Evaluation of Newborn Soft-Tissue Hip «Clicks» with Ultrasound. J Pediatr Orthop 17 (1997): 199–201

Boniforti F G, Fujii G, Angliss R D, Benson M K D (1997): The Reliability of Measurements of Pelvic Radiographs in Infants. J Bone Joint Surg (Br) 79-B: 570–5

Braukmann K, Halbhübner K (1998): Das ABC der konservativ ambulanten Therapie der Hüftgelenkdysplasie. In: Grifka J, Ludwig J (Hrsg.) (1998): Kindliche Hüftdysplasie. S. 83–98. Thieme, Stuttgart-NewYork

Brückl R (2000): Die «Restdysplasie» nach kongenitaler Hüftluxation – ein Behandlungsverlauf über 16 Jahre. Orthopädische Praxis 36, 11 (2000): 671–674

Cashman J P, Round J, Taylor G, Clarke N M P (2002): The natural history of developmental dysplasia of the hip after early supervised treatment in the Pavlik harness – a prospective longitudinal followup. J Bone Joint Surg (Br) 84-B: 418–25

Chatziandreou I, Katthagen B D (2008): Langzeitergebnisse der erfolgreich abgeschlossenen konservativen Therapie mit Fettweis-Hockgips bei Hüftluxation Typ III und IV nach Graf. Orthopädische Praxis 44, 12 (2008): 595–605

Cherry R J, Raine R A, Clegg J (1998): Outcome of screening for CDH pilot study for a national survey. J Bone Joint Surg (Br) 80-B: Supp III, 281

Clarke N M P, Clegg J, Al-Chalabi A N (1989): Ultrasound screening for hips at risk for CDH: failure to reduce the incidence of late cases. J Bone Joint Surg (Br) 71-B: 9–12

Clegg J, Bache C E, Raut V V (1999): Financial justification for routine ultrasound screening of the neonatal hip. J Bone Joint Surg (Br) 81-B: 852–857

Coleman S S (1994): Developmental Dislocation of the Hip: Evolutionary Changes in Diagnosis and Treatment. J Pediatr Orthop 14: 1–2

Coleman S S (1995): The Subluxating or Wandering Femoral Head in Developmental Dislocation of the Hip. J Pediatr Orthop 15: 785–788

Dahlström H, Friberg S, Öberg L (1990): Stabilisation and Development of the Hip After Closed Reduction of Late CDH. J Bone Joint Surg (Br) 72-B: 186–189

Deimel D, Breuer D, Alaiyan H, Mittelmeier H (1994): Verlaufsbeobachtung eines hüftsonographischen Screeningprogrammes zur Früherkennung angeborener Hüftreifungsstörungen an der orthopädischen Universitätsklinik Homburg/Saar im Zeitraum von 1985 bis 1990. Z Orthop 132: 255–259

Dias J J, Thomas I H, Lamont A C, Mody B S, Thompson J R (1993): The Reliability of Ultrasonographic Assessment of Neonatal Hips. J Bone Joint Surg (Br) 75-B: 479–82

Diaz A, Cuervo M, Epeldegui T (1994): Simultaneous Ultrasound Studies of DDH Using the Graf, Harcke, and Suzuki Approaches. Journal of Pediatric Orthopaedics Part B, 3: 185–189

Dorn U, Hattwich M (1987): Sonographisches Hüftscreening bei Neugeborenen. Ultraschall Klin Prax (1987) 2: 159–164

Dorn U, Neumann D (2005): Ultrasound for screening developmental dysplasia of the hip: a European perspective. Curr Opin Pediatr 17: 30–33

van Douveren F Q M P, Pruijs H E H, Sakkers R J B, Nievelstein R A J, Beek F J A (2003): Ultrasound in the management of the position of the femoral head during the treatment in a spica cast after reduction of hip dislocation in DDH. J Bone Joint Surg (Br) 85-B: 117–20

Düppe H, Danielsson L G (2002): Screening of neonatal instability and of developmental dislocation of the hip –. A survey of 132 601 living newborn infants between 1956 and 1999. J Bone Joint Surg (Br) 84-B: 878–85

Eastwood DM (2003): Neonatal hip screening. Lancet 361: 595–597

Eggl H, Sterzinger W, Frischhut B (1992): Die Wahrscheinlichkeit einer Reifungsstörung bei Typ IIa Neugeborenenhüften. Ultraschall Klin Prax (1992) 7: 275–278

Eggl H, Krismer M, Klestil T, Frischhut B (1993): Auswirkungen des Hüftsonographiescreenings. Eine epidemiologische Studie. Orthopäde (1993) 22: 277–279

Eimermacher V (1994): Die instabile Neugeborenenhüfte und die protrahierte Hüftdysplasie. Orthop Praxis 30: 359–365 (Heft 6/94)

Eller K, Katthagen B D (1987): Sonographische Verlaufskontrollen der Hüftdysplasie unter Spreizhosentherapie. Z Orthop 125: 534–541

Engelhardt P (1988): Das Risiko der sekundären Coxarthrose. Thieme, Stuttgart

Engelhardt P (1988): Die Bedeutung des Zentrumeckenwinkels zur Prognose der Dysplasiehüfte 50 Jahre nach Erstbeschreibung durch G. Wiberg. Orthopäde 17: 463–467

Engesaeter L B, Wilson D J, Nag D, Benson M K D (1990): Ultrasound and congenital dislocation of the hip. J Bone Joint Surg (Br) 72-B: 197–201

Exner G U, Mieth D (1987): Sonographisches Hüftdysplasiescreening beim Neugeborenen. Schweiz Med Wochenschr 117: 1015–1020

Exner G U (1988): Ultrasound screening for hip dysplasia in neonates. J Pediatr Orthop 8: 656–660

Exner G U, Frey E (1997): Hüftdysplasie im Säuglingsalter. Kernspintomographie und Computertomographie. Orthopäde (1997) 26: 59–66

Falliner A, Hassenpflug J (1994): Der Einfluß der Sonographie auf Diagnose und Behandlung der sog. angeborenen Hüftgelenksluxation. Z Orthop 132 (1994): 505–512

Falliner A, Hassenpflug J (1998): Sonographische Verlaufsbeobachtungen und Ergebnisse der sonographisch gesteuerten Frühbehandlung der Hüftdysplasie. Orthop Praxis 34: 308–311

Falliner A (2001): Die Standardebene von Graf – ein «Standardsektor»? Sonographische Untersuchungen an anatomischen Präparaten von Säuglingshüftpfannen. Z Orthop 139 (2001): 138–142

Farr S, Grill F, Müller D (2008): Wann ist der optimale Zeitpunkt für ein sonographisches Hüftscreening? Orthopäde 2008

Fettweis E (2004): Hüftdysplasie: Sinnvolle Hilfen für Babyhüften. Trias, Stuttgart 2004; ISBN 3–8304–3202-X

Fiddian N J, Gardiner J C (1994): Screening for Congenital Dislocation of the Hip by Physiotherapists. J Bone Joint Surg (Br) 76-B: 458–9

Garvey M, Donoghue V B, Gorman W A, O´Brien N, Murphy J F A (1992): Radiographic Screening at Four Months of Infants at Risk for Congenital Hip Dislocation. J Bone Joint Surg (Br) 74-B: 704–7

Gerscovich E O (1997): A radiologist´s guide to the imaging in the diagnosis and treatment of DDH: II. Ultrasonography (Review article): Skeletal Radiol (1997) 26: 447–456

Gomes H, Ouedraogo T, Avisse C, Lallemand A, Bakhache P (1998): Neonatal hip: from anatomy to cost-effective sonography. Eur Radiol 8: 1030–1039

Graf R (1981): Die operative Reposition der angeborenen Hüftluxation. Z Orthop 119: 491–497

Graf R (1982): Ultraschalldiagnostik bei Säuglingshüften. Z Orthop 120: 583–589

Graf R (1983): Die sonographische Beurteilung der Hüftdysplasie mit Hilfe der Erkerdiagnostik. Z Orthop 121: 653–659

Graf R (1983): New possibilities for the diagnosis of congenital hip joint dislocation by the ultrasonic compound treatment. J Pediatr Orthop 3: 354–359

Graf R (1985): Möglichkeiten, Probleme und derzeitiger Stand der Hüftsonographie bei Säuglingshüften. Radiologe 25: 127–132

Graf R (1986): Sonographie der Säuglingshüfte. Ein Kompendium. 2. Auflage

Graf R (1986): Guide to sonography of the infant hip. Thieme, Stuttgart

Graf R (1986): Kann die Hüftsonographie die an sie gestellten Anforderungen erfüllen? Ultraschall Klin Prax 1: 62–68

Graf R (1987): Die sonographische Diagnose von Hüftreifungsstörungen – Prinzipien, Fehlerquellen und Konsequenzen. Ultraschall 8: 2–8

Graf R, Tschauner Ch, Steindl M (1987): Ist die IIa-Hüfte behandlungsbedürftig? Monatsschr Kinderheilkd 135: 832–837

Graf R, Schuler P (1988): Sonographie am Stütz- und Bewegungsapparat bei Kindern und Erwachsenen. Lehrbuch und Atlas. VCH edition medizin, Weinheim

Graf R (1989): Sonographie am Bewegungsapparat. Orthopäde 18: 2–11

Graf R (1989): Hüftsonographie beim Neugeborenen. Gynäkol Prax 13: 435–443

Graf R (1989): Sonographie der Säuglingshüfte. Ein Kompendium. 3. Auflage. Enke, Stuttgart

Graf R (1990): Sonographie der Säuglingshüfte. Z Orthop 128: 355–356

Graf R (1992): Hip Sonography – How Reliable? Sector Scanning Versus Linear Scanning? Dynamic Versus Static Examination? Clinical Orthopaedics 281: 18–21 (August 1992)

Graf R, Tschauner Ch (1993): Neonatal Sonographic «Screening» for DDH. BMUS-Bulletin May 1993: 22–27

Graf R, Tschauner Chr, Klapsch W (1993): Progress in Prevention of Late Developmental Dislocation of the Hip by Sonographic Newborn Hip «Screening»: Results of a Comparative Follow-up Study. J Pediatr Orthop (Part B) 2: 115–121

Graf R (1994): Effects of Hip Sonography in Austria and Guidelines for Therapy. in: Renato Bombelli Farewell Meeting Proceedings, p. 12–13. RMS-Fondation Bettlach

Graf R, Tschauner Chr (1994): Sonographie der Säuglingshüfte – Fehlerquellen, Fortschritte und aktuelle klinische Relevanz. Radiologe 34: 30–38

Graf R, Wilson B (1995): Sonography of the Infant Hip and its Therapeutic Implications. Chapman & Hall, Weinheim

Graf R, Schuler P (1995): Sonographie am Stütz- und Bewegungsapparat bei Kindern und Erwachsenen. Lehrbuch und Atlas, 2. Auflage. Chapman & Hall, Weinheim

Graf R, Schuler P (1995): Die Säuglingshüfte im Ultraschallbild – ein Atlas. Chapman & Hall, Weinheim

Graf R (1995): Probleme und Fehlerquellen bei der Hüftsonographie. gynäkol. prax. 20 (1996): 223–231

Graf R (1997): Die sonographiegesteuerte Therapie. Orthopäde 26: 33–42

Graf R (1997): Hüftsonographie-Fortbildung. Praktische Pädiatrie 3: 238–247

Graf R (1997): Die aktuelle Hüftsonographie-Screeningdiskussion: Entwicklungen in Deutschland, Österreich und international. Praktische Pädiatrie 3: 274–283

Graf R (1997): Advantages and disadvantages of various access routes in sonographic diagnosis of dysplasia and luxation in the infant hip. J Pediatr Orthop (Part B) 6: 248–252

Graf R (1997): Von der sonographischen Frühestdiagnostik zur sonographiegesteuerten Therapie. In: Tschauner Ch (Hrsg.): Die Hüfte. S. 57–78. Enke, Stuttgart

Graf R (1998): Klinische Untersuchung – Hüftsonographie – derzeitiger Stand und Ausblicke. In: Grifka J und Ludwig J (Hrsg.): Kindliche Hüftdysplasie. S. 43–81. Thieme, Stuttgart-NewYork

Graf R (1998): Hüftsonographie. In: Konermann W, Gruber G, Tschauner C (Hrsg.): Die Hüftreifungsstörung. S. 103–138. Steinkopff, Darmstadt

Graf R (1998): Konservative Therapie. In: Konermann W, Gruber G, Tschauner C (Hrsg.): Die Hüftreifungsstörung. S. 323–352. Steinkopff, Darmstadt

Graf R, Farkas P (1998): State of the Art: Sonographische Diagnostik der Säuglingshüfte: Sonogramm-Diagnose-Therapie. Marseille, München

Graf R (2002): Hüftsonographie. Ein Update. Orthopäde 31: 181–9

Graf R (2003): Sonographiegesteuerte Therapie von Hüftreifungsstörungen. In Tschauner C (Hrsg.): Becken und Hüfte, S. 133–141; Thieme, Stuttgart

Graf R (2003): Fortschritte in Diagnose und Therapie der sogenannten angeborenen Hüftluxation (DDH) durch die Sonographie. Leopoldina (R.3) 48 (2003): 423–434

Graf R (2005): Früherkennung der angeborenen Hüftdysplasie und Behandlungskonzepte. MOT 1/2005; 125: 7–13

Graf R, Baumgartner F, Lercher K (2006): Ultraschalldiagnostik der Säuglingshüfte. Ein Atlas Springer – Heidelberg

Graf R, Scheitza W (2007): Sonographie bei Hüftreifungsstörungen:. Ergebnisse, Probleme, Empfehlungen. Orthopädie & Rheuma (Sonderheft 2007): 19–22

Graf R (2009): Warum ein Ausbildungskatalog für die Hüftsonographie? Orthopädische Praxis 45, 2 (2009): 67–75

Grill F, Müller D (1997): Ergebnisse des Hüftultraschallscreenings in Österreich. Orthopäde (1997) 26: 25–32

Grill F, Manner H, Müller D M (1999): Die Säuglingshüfte. Stellenwert des Ultraschallscreenings. Pädiatrie & Pädologie 4/99: 28–38

Günther KP, Stoll S, Schmitz A et al. (1998): Initial results of the evaluation study of ultrasound hip screening in Germany. Z Orthop Ihre Grenzgeb 136: 508–512

Hamel J, Becker W (1994): Sonographische Verlaufskontrolle dezentrierter Neugeborenenhüften in der Frühphase der Behandlung mit Pavlik-Bandage. Orthop Praxis 30: 354–358 (Heft 6/94)

Hangen D H, Kasser J R, Emans J B, Millis M B (1995): The Pavlik Harness and Developmental Dysplasia of the Hip:. Has Ultrasound Changed Treatment Patterns? J Pediatr Orthop 15: 729–735

Hauck W, Seyfert U T (1990): Die Ultraschalluntersuchung der Neugeborenenhüfte: Ergebnisse und Konsequenzen. Z Orthop 128: 570–574

Hefti F (1997): Offene Repostionsverfahren. Orthopäde (1997) 26: 67–74

Heimkes B, Stotz S, Lutz R, Posel H (1989): Der Wandel der konservativen Repositionsmethoden in der Therapie der kongenitalen Hüftluxation im Zeitraum 1955 bis 1987. Orthop Praxis 25: 343–353

Hell A K, Becker J C, Rühmann O, von Lewinski G, Lazovic D (2008): Inter- und intraindividuelle Messabweichungen in der Säuglingshüftsonographie nach Graf. Z Orthop Unfall 2008; 146: 624–629

Hensinger R N (1995): The Changing Role of Ultrasound in the Management of Developmental Dysplasia of the Hip (DDH). Editorial. J Pediatr Orthop 15: 723–724

Hernandez R J, Cornell R G, Hensinger R N (1994): Ultrasound diagnosis of neonatal congenital dislocation of the hip. A decision analysis assessment. J Bone Joint Surg (Br) 76-B: 539–543

Hinderaker Th, Daltveit A K, Irgens L M, Uden A, Reikeras O (1993): The impact of intra-uterine factors on neonatal hip instability. An analysis of 1 059 479 children in Norway. Acta Orthop Scand 65–3 (1994): 239–242.

Hoffstetter I, Huhle P R (1995): Münsteraner Konzept zur Frühbehandlung der kongenitalen Hüftdysplasie und -luxation. Med Orth Tech 115: 123–129

Holen K J, Terjesen T, Tegnander A, Bredland T, Saether O D, Eik-Nes St H (1994): Ultrasound Screening for Hip Dysplasia in Newborns. Journal of Pediatric Orthopaedics 14: 667–673

Holen K J, Tegnander A, Eik-Nes S H, Terjesen T (1999): The use of ultrasound in determining the initiation of treatment in instability of the hip in neonates. J Bone Joint Surg (Br) 81-B: 846–851

Holen K J, Tegnander A, Bredland T, Johansen O J, Saether O D, Eik-Nes S H, Terjesen T (2002): Universal or selective screening of the neonatal hip using ultrasound –. A prospective, randomised trial of 15 529 newborn infants. J Bone Joint Surg (Br) 84-B: 886–90

Homer C J, Baltz R D, Hickson G B, Miles P V, Newman T B, Shook J E, Zurhellen W M (2000): Clinical Practice Guideline: Early Detection of Developmental Dysplasia of the Hip. Committee on Quality Improvement of the American Academy of Pediatrics. Pediatrics Vol. 105, No. 4, April 2000: 896–905

Horii M, Kubo T, Hachiya Y, Nishimura T, Hirasawa Y (2002): Development of the Acetabulum and the Acetabular Labrum in the Normal Child: Analysis With Radial-Sequence Magnetic Resonance Imaging. J Pediatr Orthoped 2002; 22(2): 222–227

Ihme N, Schmidt-Rohlfing B, Lorani A, Niethard F U (2003): Die konservative Therapie der angeborenen Hüftdysplasie und –luxation. Orthopäde 32 (2003): 133–8

Ihme N, Altenhofen L, von Kries R, Niethard F U (2008): Sonographisches Hüftscreening in Deutschland: Ergebnisse und Vergleich mit anderen Screeningverfahren. Orthopäde 2008

Jari S, Paton R W,, Srinivasan M S (2002): Unilateral limatation of abduction of the hip –. A valuable clinical sign for DDH? J Bone Joint Surg (Br) 2002, 84-B: 104–7

Jellicoe P, Aitken A, Wright K (2007): Ultrasound screening in developmental hip dysplasia: do all scanned hips need to be followed up? J Pediatr Orthop B 16: 192–195

Joller R, Waespe B (1991): Generelles sonographisches Hüftscreening auch in der Schweiz? Ultraschall Klin Prax 6: 232 (Abstract 473)

Jomha N M; McIvor J, Sterling G (1994): The Role of Ultrasonography in the Diagnosis of Developmental Hip Dysplasia. J Bone Joint Surg (Br) 76-B: Supp 1: 24

Jones D A, Powell N (1990): Ultrasound and neonatal hip screening. J Bone Joint Surg (Br) 72-B: 457–459

Jones D A (1991): Neonatal Hip Stability and the Barlow Test. J Bone Joint Surg (Br) 73-B: 216–8

Jones D (1998): Neonatal Detection of Developmental Dysplasia of the Hip (DDH) (**Editorial**): J Bone Joint Surg (Br) 80-B: 943–945

Jones D, Dezateux C A, Danioelsson L G, Paton R W, Clegg J (2000): Topic for Debate: At the Crossroads – Neonatal Detection of Developmental Dysplasia of the Hip. J Bone Joint Surg (Br) 82-B: 160–164

Jüsten H P, Wessinghage D, Waertel G, Kißlinger E (1997): Sonographisches Hüftgelenk-Screening und daraus resultierende Behandlung von Hüftreifungsstörungen. Orthop Praxis 33: 71–75 (Heft 2/97)

Klapsch W, Tschauner Ch, Graf R (1990): Führt die Vorverlegung des Diagnosezeitpunktes der Hüftdysplasie zu merkbar besseren Behandlungsergebnissen? Orthop Praxis 26: 401–405

Klapsch W, Tschauner Ch, Graf R (1991): Behandlungsergebnisse dezentrierter Hüftgelenke seit Einführung der Hüftsonographie. Orthop Praxis 27: 353–354

Klapsch W, Tschauner Ch, Graf R (1991): Kostendämpfung durch die generelle sonographische Hüftvorsorgeuntersuchung. Monatsschr Kinderheilkd 139: 141–143

Klapsch W, Tschauner Ch, Graf R (1992): Sonographisches Neugeborenenhüftscreening. Z Orthop 130: 512–514

Klapsch W, Tschauner Ch (1993): Kongenitale Hüftdysplasie – Entwicklung der stationären Behandlungskosten – Vergleich der Jahre 1977 bis 1979 zu 1986 bis 1988. Orthop Praxis 29: 248–251

Klisic P (1987): Let´s Adopt the Term: «Developmental Displacement of the Hip» (DDH). Proceedings No 86 of International Meeting on Care of Babies´ Hips, Beograd, Oct.1–3,1987

Köse N, Omero lu H, Ozyurt B et al. (2006): Our three-year experience with an ultrasonographic hip screening program conducted in infants at 3 to 4 weeks of age. Acta Orthop Traumatol Turc 40: 285–290

Kohler G, Hell AK (2003): Experiences in diagnosis and treatment of hip dislocation and dysplasia in populations screened by the ultrasound method of Graf. Swiss Med Wkly 133: 484–487

Kokavec M, Makai F, Maresch P (2003): Present status of screening and prevention of developmental dysplasia of the hip in the Slovak Republic. J Pediatr Orthop B 12: 106–108

Konermann W, Gruber G, Tschauner C (Hrsg) (1999): Die Hüftreifungsstörung. Steinkopff, Darmstadt

Kries von R, Ihme N, Oberle D et al. (2003): Effect of ultrasound screening on the rate of first operative procedures for developmental hip dysplasia in Germany. Lancet 362 (9399): 1883–1887

Krikler S J, Dwyer N St J P (1992): Comparison of Results of Two Approaches to Hip Screening in Infants. J Bone Joint Surg (Br) 74-B: 701–3

Krismer M, Klestil T, Morscher M, Eggl H (1993): The effect of ultrasonographic screening on the incidence of DDH. International Orthopaedics (SICOT) (1996) 20: 80–82

Krolo I, Viskovi K, Kozi S et al. (2003): The advancement in the early diagnostics of developmental hip dysplasia in infants–the role of ultrasound screening. Coll Antropol 27: 627–634

Landauer F, Dorn U (2005): Die orthopädietechnischen Möglichkeiten bei der Behandlung der Hüftdysplasie. MOT 1/2005; 125: 39–42

Lauen J, Hofem R (2006): Pediatric sonography. Orthopaede 35: 596–599

Lehmann HP, Hinton R, Morello P, Santoli J (2000): Developmental dysplasia of the hip practice guideline: technical report. Committee on quality improvement, and subcommittee on Developmental Dysplasia of the Hip. Pediatrics 105: 57

Lennox I A C, McLauchlan J, Murali R (1993): Failures of Screening and Managment of Congenital Dislocation of the Hip. J Bone Joint Surg (Br) 75-B: 72–5

Lorenz A (1920): Die sogenannte angeborene Hüftverrenkung. Enke, Stuttgart

Macnicol M F (1990): Results of a 25-Year Screening Programme for Neonatal Hip Instability. J Bone Joint Surg (Br) 72-B: 1057–60

Marks D S, Clegg J, Al-Chalabi A N (1994): Routine Ultrasound Screening for Neonatal Hip Instability. J Bone Joint Surg (Br) 76-B: 534–538

Matthiessen H D (1997): Das Problem der «endogenen» Dysplasie. In: Tschauner C (Hrsg): Die Hüfte. S. 45–57. Enke, Stuttgart

Matthiessen H D (1999): Wachstum, Reifung und Dynamik im Säuglingshüftpfannendach – Experimentelle Untersuchungen an Wachstumsfugen. In: Konermann W, Gruber G, Tschauner C (Hrsg): Die Hüftreifungsstörung. S. 37–89. Steinkopff, Darmstadt

Mau H (1988): Sekundäre Abflachungen der Hüftpfannen bei Kindern. Z Orthop 126: 377–386

Melzer Ch (1989): Nutzen und Gefahren der Sonographie des Säuglingshüftgelenkes. Pädiat Prax 38: 101–109

Melzer Ch, Sniezynski R (1993): Langzeitergebnisse der offenen Reposition der angeborenen Hüftluxation. Thieme Copythek, Stuttgart-NewYork 1993

Merk H, Mahlfeld K, Wissel H, Kayser R (1999): The congenital dislocation of the hip joint in ultrasound examination – frequency, diagnosis and treatment. Klin Padiatr 211: 18–21

Mittelmeier H (1988): Behandlung der Hüftdysplasie mit der «Aktiv»-Spreizhose und neueren Modifikationen. Med Orth Tech 108: 42–46

Müller D M (1995): Die Diagnostik der Hüftgelenksdysplasie in Österreich –. Eine Effizienzbetrachtung des Ultraschallscreenings der Neugeborenenhüfte. Dissertation, Universität Freiburg im Breisgau (BRD), 1995

Müller W, Lercher K, DeVaney T T J, Giner F, Graf R (2001): Untersuchungsfehler durch Schallkopfkippung bei der Hüftsonographie nach Graf. Ultraschall in Med 22 (2001): 48–54

Myles J W (1990): Secondary Screening for Congenital Displacement of the Hip. J Bone Joint Surg (Br) 72-B: 326–327

Neidel J, Tönnis D (1994): Perzentil-Graphiken für die Dokumentation des Pfannendachwinkels bei Kindern und Jugendlichen. Z Orthop 132 (1994): 512–515

Nelitz M, Reichel H (2008): Konservative Behandlung der Hüftreifungsstörung. Orthopäde 2008

Niethard F U, Günther K P, von Kries R, Allhoff P, Altenhofen L (2000): Klinisches und sonographisches Screening der Säuglingshüfte. Deutsches Ärzteblatt 97, Heft 23, 9. Juni 2000, Seiten A-1593 – A-1599.

Nimityongskul P, Hudgens R A, Anderson L D, Melhem R E, Green A E, Jr, Saleeb S F (1995): Ultrasonography in the Managment of Developmental Dysplasia of the Hip (DDH). J Pediatr Orthop 15: 741–746

Ortolani M (1976): Congenital hip dysplasia in the light of early and very early diagnosis. Clin Orthop 119: 6–10

O'Sullivan M E, O'Brien T (1994): Acetabular Dysplasia Presenting as Developmental Dislocation of the Hip. J Pediatr Orthop 14: 13–15

Palmen K (1984): Prevention of congenital dislocation of the hip. Acta Orthop Scand 55 (suppl 208): 1–107

Paranjape M, Cziger A, Katz K (2002): Ossification of Femoral Head: Normal Sonographic Standards. J Pediatr Orthoped 2002; 22(2): 217–218.

Parsch K, dePellegrin M (1989). Ruolo dell'ecografia nella diagnosi precoce della displasia e lussazione congenita d'anca. Rivista italiana di ortopedia e traumatologia pediatrica 5: 183–188

Partenheimer A, Scheler-Hofmann M, Lange J, Kühl R, Follak N, Ebner A, Fusch C, Stenger R, Merk H, Haas J P (2006): Populationsbasierte Studie zu Prädispositionsfaktoren und Häufigkeit der Hüftgelenksdysplasie. Ultraschall in Med 2006; 27: 364–367

Pearse M F, Perez J, Eyre-Brook A, Witherow P J (1994): The Long Term Results of Treated Congenital Dislocation of the Hip. J Bone Joint Surg (Br) 1994, 76-B: supp II&III, p. 144

dePellegrin, M, Graf R (1989): La diagnosi ecografica dell'anca infantile: problemi di terminologia. Rivista italiana di ortopedia e traumatologia pediatrica 5: 121–126

dePellegrin M, Tessari L (1992): L'ecografia dell'anca infantile. significato e ruolo nella diagnosi precoce di displasia congenita. Medico e bambino 11: 25–29

dePellegrin M (1992): L'ortopedico ecografista nella diagnosi precoce e nella valutazione del trattamento della displasia congenita dell'anca. Rivista italiana di ortopedia e traumatologia pediatrica 8: 89–92

Pfeil J, Niethard F U, Barthel S (1988): Klinische und sonographische Untersuchung der Säuglingshüfte: Eine prospektive Studie. Z Orthop 126: 629–636

Portinaro N M A, Matthews S J E, Benson M K D (1994): The Acetabular Notch in Hip Dysplasia. J Bone Joint Surg (Br) 76-B: 271–273

Portinaro N M A, Boniforti F G, Hubble M J, Gargan M F (1999): Normal anatomy of the hip joint at birth. Hip International 9/2: 99–103

Portinaro N M A, Case R D, Gargan M F (1999): Pathological anatomy of developmental dysplasia of the hip joint. Hip International 9/3: 158–162

Portinaro N M A, Murray D W, Benson M K D (2001): Microanatomy of the acetabular cavity and its relation to growth. J Bone Joint Surg (Br) 2001, 83-B: 377–83

Poul J, Bajerova J, Sommernitz M, Straka M, Pokorny M, Wong F Y H (1992): Early diagnosis of congenital dislocation of the hip. J Bone Joint Surg (Br) 74-B: 695–700

Puhan M A, Woolacott N, Kleijnen J, Steurer J (2003): Observational Studies on Ultrasound Screening for DDH in Newborns – a Systematic Review. Ultraschall in Med 24: 377–382

Roovers E A, Boere-Boonekamp M M, Geertsma T S A, Zielhuis G A, Kerkhoff A H M (2003): Ultrasonographic screening for DDH in infants –. Reproducibility of assessments made by radiographers. J Bone Joint Surg (Br) 85-B: 726–30

Roovers EA, Boer-Boonekamp MM, Castelein RM et al. (2005): Effectiveness of ultrasound screening fpr developmental dysplasia of the hip. Arch Dis Child Fetal Neonatal Ed 90: 25–30

Roovers EA, Boere-Boonekamp MM, Mostert AK et al. (2005): The natural history of developmental dysplasia of the hip: sonographic findings in infants of 1–3 months of age. J Pediatr Orthop B 14: 325–330

vonRosen S (1956): Early diagnosis and treatment of congenital dislocation of the hip joint. Acta Orthop Scand 26: 136–140

Rosenberg N, Bialik V (2002): The effectiveness of combined clinical-sonographic screening in the treatment of Neonatal hip instability. Eur J Ultrasound 15: 55–60

Rosendahl K, Toma P (2007): Ultrasound in the diagnosis of developmental dysplasia of the hip in newborns: The European approach. A review of methods, accuracy and clinical validity. Eur Radiol 17(8): 1960–1967

Rühmann O, Lazovic D, Schmolke S (1998): Sonographisch kontrolliertes Behandlungskonzept bei kongenitaler Hüftdysplasie. Orthop Prax 43, Nr. 4 (1998): 219–220

Sachers P (1994): Kongenitale Hüftdysplasie: Alpha-Normalverteilung und Geschlechtsdifferenz. Pädiat Prax 48: 331–334

Saito S, Kuroki Y, Ohgiya H, Obara S, Yamazaki K (1994): A Comparative Study of X-rays, Ultrasonograms and Arthrograms of Infants with Congenital Dislocation of the Hip. J Bone Joint Surg (Br) 76-B: Supp 1: 30

Saito S et al (1995): Long-Term Study of Developmental Dysplasia of the Hip Treatment by Pavlik Harness in Japan. (Abstract): J Pediatr Orthop 15: 837

Schilt M, Joller R (1996): Die sonographische Diagnose der angeborenen Hüftdysplasie und -luxation. Schweizerische Ärztezeitung 77 (Heft 17/1996): 701–5

Schilt M (2001): Optimaler Zeitpunkt des Hüftsonographie-Screenings. Ultraschall in Med 22 (2001): 39–47

Schilt M (2004): Hüftsonographie-Screening bei Neugeborenen. Schweiz Rundschau Med Prax 93 (2004): 597–614

Schilt M (2004): Die angeborene Hüftluxation – ein heikles Problem der Therapie? Orthop Prax 40: 317–320

Schilt M (2004): Frühzeitiges Hüftsonographie-Screening – nur eine Vermehrung der Kontrollen und Kosten? Orthop Prax 40: 321–324

Schleberger R, Lenz G, Jantea Ch, Bernsmann K (1996): Späte Hüftluxation – Behandlungsergebnisse von 1193 Hüften in der abgeschwächten Beuge-Spreizstellung (Hanausekposition): Z Orthop 134 (1996): 44–50

Schlepckow P (1990): Vergleichende sonographische und röntgenologische Beurteilung der Hüftdysplasie im 2. Lebenshalbjahr. Pädiat Prax 41: 479–485

Schüle B, Wissel H, Neumann W, Merk H (1999): Verlaufskontrollen von Hüftbefunden im sonographischen Neugeborenenscreening. Ultraschall in Med 20: 161–164

Schuler P (1983): Erste Erfahrungen mit der Ultraschalluntersuchung von Säuglingshüftgelenken. Orthop Praxis 19: 761–770

Schuler P (1984): Die sonographische Differenzierung der Hüftreifungsstörungen. Orthop Praxis 20: 218–227

Schuler P, Rossak K (1984): Sonographische Verlaufskontrollen von Hüftreifungsstörungen. Z Orthop 122: 136–141

Schuler P (1987): Möglichkeiten der sonographischen Hüftuntersuchung. Ultraschall 8: 9–13

Schuler P, Feltes E, Griss P (1988): Ist die Hüftsonographie als Screeninguntersuchung sinnvoll? Rö Fo 148/3: 319–321

Schwend RM, Schoenecker P, Richards BS et al. (2007): Pediatric Orthopaedic Society of North America: Screening the newborn for developmental dysplasia of the hip: now what do we do? J Pediatr Orthop 27(6): 607–610

Shipman SA, Helfand M, Moyer VA et al. (2006): Screening for developmental dysplasia of the hip: a systematic literature review for the US Preventive Services Task Force. Pediatr 117(3): 557–576

Sellier T, Mutschler B (1988): Erfahrungen und Ergebnisse mit dem sonographischen Hüftscreening von. 555 Neugeborenen. in: Frank W, Eyb R (Hrsg): Sonographie in der Orthopädie. Seite 103–109. Springer, Wien

Stein V, Merck H, Weickert H (1988): Neugeborenen Hüftscreening mit Hilfe der Sonographie. Beitr Orthop Traumatol 35: 137–143

Stiegler H, Hafner E, Schuchter K, Engel A, Graf R (2003): A sonographic study of perinatal hip development: from 34 weeks of gestation to 6 weeks of age. J Pediatr Orthop B 12 (2003): 365–8

Suzuki S (1993): Ultrasound and the Pavlik Harness in CDH. J Bone Joint Surg (Br) 75-B: 483–7

Suzuki S (1994): Reduction of CDH by the Pavlik Harness. J Bone Joint Surg (Br) 76-B: 460–2

Suzuki S, Kashiwagi N, Kasahara Y, Seto Y, Futami T (1996): Avascular Necrosis and the Pavlik Harness. J Bone Joint Surg (Br) 78-B: 631–5

14

Sylkin N N (1991): Die Tendenzen der Pfannenentwicklung von konservativ behandelten Luxationshüften bei Femurkopfnekrose. Z Orthop 129: 492–499

Taylor G R, Clarke N M P (1997): Monitoring the Treatment of Developmental Dysplasia of the Hip the Pavlik Harness. The Role of Ultrasound. J Bone Joint Surg (Br) 79-B: 719–23

Teanby D N, Paton R W (1997): Ultrasound Screening of the Hip for CDH: A Comparison of Two Methods. J Bone Joint Surg (Br) 1994, 76-B: supp II&III, p. 153

Teanby D N, Paton R W (1994): Ultrasound Screening for Congenital Dislocation of the Hip: A Limited Targeted Programme. J Pediatr Orthop 17 (1997): 202–204

Tegnander A, Terjesen T, Bredland T, Holen K J (19944): Incidence of Late-Diagnosed Hip Dysplasia After Different Screening Methods in Newborns. Journal of Pediatric Orthopaedics Part B, 3: 86–88

Terjesen T, Bredland T, Berg V (1989): Ultrasound for hip assessment in the newborn. J Bone Joint Surg (Br) 71-B: 767–773

Terjesen T, Holen K J, Tegnander A (1996): Hip Abnormalities Detected by Ultrasound in Clinically Normal Newborn Infants. J Bone Joint Surg (Br) 78-B: 636–640

Tessari L, De Pellegrin M (1992): Criterio morfologico o funzionale nella valutazione dell'anca neonatale? Giornale Italiano di Ortopedia e Traumatologia 18: 541–547

Tessari L, De Pellegrin M (1992): Il ruolo dell'ecografia nella displasia congenita dell'anca. Medico e paziente 18: 36–38

Tomà P, Valle M, Rossi U, Brunenghi GM (2001): Paediatric hip–ultrasound screening for developmental dysplasia of the hip: a review. Eur J Ultrasound 14: 45–55

Tönnis D (1985): Frühdiagnose der angeborenen Hüftluxation durch Ultraschalluntersuchung. Deutsche Med Wochenschr 110: 881–882

Tönnis D, Storch K, Ulbrich H (1990): Results of newborn screening for CDH with and without sonography and correlation of risk factors. J Pediatr Orthop 10: 145–152

Tredwell S J (1990): Economic Evaluation of Neonatal Screening for Congenital Dislocation of the Hip. Journal of Pediatric Orthopaedics 10: 327–330

Tönnis D (1997): Röntgenuntersuchung und Arthrographie des Hüftgelenks im Kleinkindesalter. Orthopäde (1997) 26: 49–58

Tönnis D (1999): Vergleichende Untersuchungen zur Wirksamkeit von Orthesen und Gipsverbänden bei Hüftdysplasie – Multicenterstudie des Arbeitskreises Hüftdysplasie der DGOT. In: Konermann W, Gruber G, Tschauner C (Hrsg) (1999): Die Hüftreifungsstörung. S. 370–400. Steinkopff, Darmstadt

Tönnis D (2004): Diagnostik und Behandlung der Hüftdysplasie – wo liegt das Optimum? Orthop Praxis 40: 309–316

Tschauner Ch (1989): Diagnosi precoce di displasia dell'anca mediante ecografia. Apparato Locomotore 3: 7–20

Tschauner Ch (1990): Earliest diagnosis of congenital dislocation of the hip by ultrasonography. Historical background and present state of Graf's method. Acta Orthopaedica Belgica 56: 65–77

Tschauner Ch (1990): Die Bedeutung des Ultraschallscreenings von Hüftreifungsstörungen im Rahmen der Vorsorgemedizin. Der Praktische Arzt 44: 776–778

Tschauner Ch, Klapsch W, Graf R (1990): Wandel der Behandlungsstrategien und Behandlungsergebnisse im Zeitalter des sono= graphischen Neugeborenenscreenings. Orthop Praxis 26: 693–698

Tschauner Ch, Klapsch W, Graf R (1991): Ermöglicht das sonographische Neugeborenescreening merkbar bessere Behandlungsergebnisse? – Vergleich der Jahre 1982 und 1987. Orthop Praxis 27: 351–352

Tschauner Ch, Klapsch W, Graf R (1991): Läßt sich die Rate der Hüftkopfnekrosen durch ein sonographisches Screening beeinflussen? In: Stuhler Th (Hrsg): Hüftkopfnekrose. Seiten 235–240. Springer, Berlin-Heidelberg

Tschauner Ch, Klapsch W, Graf R (1991): 10 Jahre Sonographie der Säuglingshüfte – Fortschritte in der Behandlung sonographisch instabiler und dezentrierter Hüftgelenke. in: Walser J, Haselbach H, Brandtner W (Hrsg): Ultraschalldiagnostik ´90, Seiten 299–302. Springer, Berlin – Heidelberg – NewYork – London – Paris – Tokyo – HongKong – Barcelona – Budapest

Tschauner Ch, Graf R (1992): Sonographische Diagnostik von Hüftreifungsstörungen – derzeitiger Stand und Zukunftsperspektiven. Pädiatrie und Pädologie 27: A19-A22

Tschauner Ch, Klapsch W, Graf R (1993): Einfluß der sonographischen Neugeborenenhüftvorsorge auf die Hüftkopfnekroserate und die Rate an operativen Interventionen. Orthopäde (1993) 22: 268–276

Tschauner C (1993): Optimierte Behandlungsergebnisse nach Frühesttherapie aufgrund der sonographischen Neugeborenenvorsorge. In: Schilt M (Hrsg): Angeborene Hüftdysplasie und -luxation vom Neugeborenen bis zum Erwachsenen. Seiten 105–113. SGUMB-SVUPP-Eigenverlag, Zürich

Tschauner C (1993): Der spontane Verlauf der Pfannendachentwicklung. In: Schilt M (Hrsg): Angeborene Hüftdysplasie und -luxation vom Neugeborenen bis zum Erwachsenen. Seiten 85–89. SGUMB-SVUPP-Eigenverlag, Zürich

Tschauner C (1996): Möglichkeiten und Grenzen der Sonographie bei Hüftreifungsstörungen. Sozialpädiatrie und Kinderärztliche Praxis 18 (6/ 1996): 335–336

Tschauner C (2001): Sonographiegesteuerte Behandlung von Hüftreifungsstörungen – Biomechanische Grundlagen und praktische Konsequenzen. Med Orth Tech 121 (2001): 40–46

Tschauner C, Fodor G, Pittschieler K (2007): La terapia ecoguidata dell`anca displasica neonatale. In: Manuale dell'ecografia pediatrica (2007); pp 1742–1747

vanMoppes F I, deJong R O (1986): Experience Using Sonography for Infant Hip Dysplasia After GRAF´s Method. JBR-BTR 69: 247–257

Vedantam R, Bell M J (1995): Dynamic Ultrasound Assessment for Monitoring of Treatment of Congenital Dislocation of the Hip. J Pediatr Orthop 15: 725–728

vonKries R, Ihme N, Oberle D, Lorani A, Stark R, Altenhofen L, Niethard F (2003): Effect of ultrasound screening on the rate of first operative procedures for developmental hip dysplasia in Germnay. Lancet 2003; 362: 1883–1887

Walpert J, Stock T, von Deimling U, Frank D (1998): Zur Meßgenauigkeit der maschinell unterstützten Hüfttypbestimmung beim sonographischen Hüftscreening des Neugeborenen. Orthop Prax 43, Nr. 4 (1998): 215–218

Wenger D R, Lee Ch S, Kolman B (1995): Derotational Femoral Shortening for Developmental Dislocation of the Hip:. Special Indication and Results in the Child Younger Than 2 Years. J Pediatr Orthop 15: 768–779

Williams et al (1993): Simplified Sonographic Classification of Neonatal Congenital Dislocation of the Hip.(Abstract): J Pediatr Orthop 13: 808–812

Wirth T, Stratmann L, Hinrichs F (2004): Evolution of late presenting developmental dysplasia of the hip and associated surgical procedures after 14 years of neonatal ultrasound screening. J Bone Joint Surg (Br) 86-B: 585–9

Woolacott NF, Puhan MA, Steurer J, Kleijnen J (2005): Ultrasonography in screening for developmental dysplasia of the hip in newborns: systematic review. Br Med J 330: 1413

Yawn BP, Mabry IR, Ko S (2006): Ultrasonography in the assessment of developmental dysplasia of the hip. Am Fam Phys 74: 1284–1285

Zenios M, Wilson B, Galasko C S B (2000): The Effect of Selective Ultrasound Screening on Late Presenting DDH. J Pediatr Orthop B, 9: 244–247

Ziegler J, Thielemann F, Mayer-Athenstaedt C, Günther K P (2008): Natürlicher Verlauf von Hüftreifungsstörungen und Hüftdysplasie. Eine Metaanalyse publizierter Literatur. Orthopäde 2008

Índice analítico